U0188685

2023
中医药发展报告

主编
沈建忠　张伯礼

上海科学技术出版社

内 容 提 要

本书由中国生物技术发展中心牵头，组织并联合全国相关中医药高等院校及研究所共同编撰。全书系统回顾了 2023 年我国中医药事业发展现状及突出成绩，从中医药相关政策与部署、中医药科学研究、中医药行业产业发展状况、中医药国际化、中医药标准和专利等方面进行了梳理。本书重点展示了中医药研究领域的最新进展，有利于读者了解中医药行业年度状况和发展趋势，为中医药传承创新发展提供参考。

本书可供政府相关决策部门、中医药院校、中药生产企业、中药相关研究机构及中医医疗机构参考使用。

图书在版编目（CIP）数据

2023中医药发展报告 / 沈建忠，张伯礼主编. 上海 ：上海科学技术出版社，2024. 10. -- ISBN 978-7-5478-6863-8

Ⅰ. F426.77

中国国家版本馆CIP数据核字第2024HR8190号

本书出版受到以下项目支持：

中国工程院战略研究与咨询项目(2023－PP－05)。

2023 中医药发展报告

主　编　沈建忠　张伯礼

上海世纪出版(集团)有限公司
上 海 科 学 技 术 出 版 社　出版、发行

(上海市闵行区号景路 159 弄 A 座 9F－10F)

邮政编码 201101　www.sstp.cn

浙江新华印刷技术有限公司印刷

开本 787×1092　1/16　印张 19.25

字数：350 千字

2024 年 10 月第 1 版　2024 年 10 月第 1 次印刷

ISBN 978－7－5478－6863－8/R・3128

定价：258.00 元

编 委 会

前 言

中医药学是中国古代科学的瑰宝，也是打开中华文明宝库的钥匙。党的十八大以来，党中央、国务院高度重视中医药工作，将传承创新发展中医药上升为国家战略予以大力支持。习近平总书记多次对中医药工作作出重要指示批示，强调要遵循中医药发展规律，传承精华，守正创新，加快推进中医药现代化、产业化，推动中医药事业和产业高质量发展，推动中医药走向世界。

2023 年，是全面贯彻落实党的二十大精神的开局之年，也是中医药事业传承创新发展的关键时期。国务院办公厅印发了《中医药振兴发展重大工程实施方案》(国办发〔2023〕3 号)，明确了中医药振兴发展的指导思想、基本原则和建设目标，明确了通过实施一系列重点任务和配套措施，为中医药的振兴发展提供了坚实的政策保障和一揽子项目支持。

为了更好地总结 2023 年中医药发展情况，分享经验和成果，由中国生物技术发展中心牵头，组织全国多个高等院校和科研院所的专家编写了《2023 中医药发展报告》。本书在继承《2022 中医药发展报告》编写经验和体例的基础上，对 2023 年度中医药发展的相关政策、中医药现代化、产业化和国际化发展情况进行了系统总结和梳理。全书共分七部分：第一章为总论，对中医药传承创新发展情况进行概述，并对年度发展特征和发展趋势进行分析；第二章对国家和地方出台的中医药相关政策与部署情况进行梳理，总结推动中医药传承创新发展的相关制度改革和政策；第三章总结了中医药科学研究成果，包括论文情况、中药及非药物治疗临床研究、科技创新与制药工程、重大成果及中医药医疗科研平台建设情况；第四章介绍中医药行业产业发展状况，包括中医临床服务、工业企业运营、中药新药研发、中药资源发展、大健康产业发展等；第五章介绍中医药国际发展情况，重点描述中药进出口和国际注册情况；第六章介绍中医药标准化工作进展和专利。附录部分对中医药年度发展重要文

件，以及获奖情况、人才培养等信息进行列表汇总。

本书的编写，旨在总结过去一年中医药发展的成绩，分析面临的形势与挑战，也有利于明确下一步发展方向。希望本书的出版，能够为相关部门政策制定提供参考依据，为中医药行业从业者提供有益借鉴，为广大读者了解中医药发展动态提供窗口。由于编撰时间限制、数据来源和可及性不同等因素，本书内容的整体性和全面性可能存在一些不足，希望相关部门、同行专家、广大读者提出宝贵意见和建议。

最后，对推动中医药传承创新发展的相关机构、专家学者、各界人士表示衷心感谢！

编者

2024 年 9 月

目录

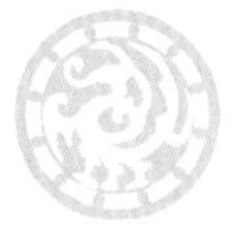

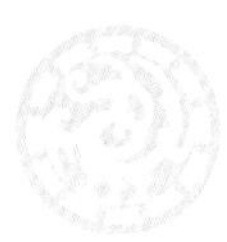

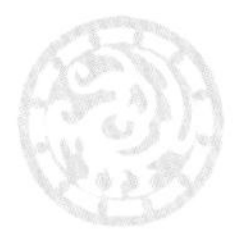

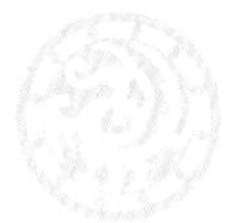

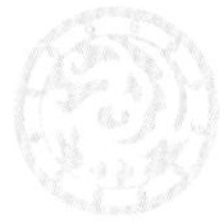

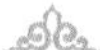

2023

中医药发展报告

第一章

总　论

第一节
中医药传承创新发展概况

中医药传承创新在2023年迎来了高质量发展的关键一年。国务院相关部门、地方政府出台了一系列支持中医药发展的政策文件，在完善中医药服务体系、增强中医药服务能力、提升中医药科技创新能力、培养高水平人才队伍、弘扬中医药文化、提高中医药国际影响力等方面实施多个重大项目工程，将进一步夯实中医药传承发展的基础，也将为全面推进健康中国建设提供重要支撑。

一、政策引领中医药事业创新发展

2023年2月，国务院办公厅出台《关于印发中医药振兴发展重大工程实施方案的通知》，统筹部署中医药健康服务高质量发展工程、中西医协同推进工程、中医药传承创新和现代化工程、中医药特色人才培养工程（岐黄工程）、中药质量提升及产业促进工程等8项重点工程以及26个中医药建设项目。各级部门积极响应国家政策，细化政策措施，强化人才队伍建设，提升服务能力，推动中药研究与标准化建设；地方政府结合本地实际情况，制定了科学可行的发展计划，为中医药在基层的传承发展提供了有力支持。

为全面贯彻落实《中共中央 国务院关于促进中医药传承创新发展的意见》，加快推进完善"三结合"中药审评证据体系，2023年2月，国家药品监督管理局发布了《中药注册管理专门规定》（以下简称《专门规定》）。调整后的中药注册分类尊重中药研发规律、突出中药特色，鼓励具有中医药特点的中药复方制剂创新，注重以临床价值为导向，不再以物质基础作为划分注册类别的依据。《专门规定》按照调整后的中药注册分类（中药创新药、中药改良型新药、古代经典名方中药复方制剂及同名同方药等）的不同特点，分章节系统阐释。依法简化古代经典名方中药复方制剂审批，构建与制剂特点相适应的审评模式，促进古代经典名方中药复方制剂研发。《专门规定》将药品的基本要求与中药特殊性有机结合，辩证处理好中药传承与创新的关系，充分尊重中药人用经验，系统阐释了中药注册分类研制原则要求，明确了中药疗效评价指标的多元性，是中药监管科学发展的一项标志性成果。

二、科学研究成果与能力建设成果显著

在 2023 年，中医药中文学术论文发表超过 9 万篇，涉及中医基础医学、中药学、中医内科学、中医临床医学、中医预防医学与卫生学、中医外科学等 15 个主要学科研究主题。英文发表论文 4 万余篇，由全球 160 个国家/地区参与。*JAMA*、*Annals of Internal Medicine*、*Advanced Science* 等国际知名期刊相继发表了中医药学科论文，研究主题分布在中药药理、中药化学成分及生物合成、中药制剂、中药资源、中医药临床、针刺研究等，高质量论文主要集中在中药单体或中药复方制剂的作用机制研究；多个规范设计的随机对照临床试验成果发表，产生高质量临床证据；通过多学科交叉来完成系统生物学、基因组学等结合前沿的数字化、智能化技术手段，深入探讨中医理论的科学内涵和临床应用机制，为中医理论的科学化和现代化提供了新的工具和方法。

2023 年，中医药科研平台建设取得了突出进展，国家科学技术部完成了中医药国家重点实验室的优化重组，批复 7 家中医药领域全国重点实验室，形成了中医药国家战略性科研平台。2023 年，国家发展和改革委员会联合国家卫生健康委员会和国家中医药管理局开展国家医学中心建设重大工程，确认 7 家国家医学中心（中医类）辅导类创建单位，联合发布《关于申报中西医协同“旗舰”医院建设试点项目的通知》，共设立 12 家中西医协同“旗舰”医院试点单位和 50 家中西医协同“旗舰”医院试点项目建设单位。2023 年 12 月，国家中医药管理局经逐级推荐、评估、审核等程序，确定了 31 所中医医院为中医康复中心建设单位。

三、中药产业发展呈现良好态势

2023 年，中药工业营业收入为 7 095.2 亿元；与 2022 年相比，2023 年中药工业发展指数整体回暖。2023 年，中药饮片和中成药营业收入增速分别为 14.6%和 6.5%，利润增速分别为 22.9%和 6.4%，成为营业收入、利润均保持正增长的子行业。基于中国境内上市的 73 家中药企业 2023 年报数据，实现营收 3 715.96 亿元，累计归母净利润为 444.37 亿元，综合净利润率 11.96%，相较于 2022 年度，总营收增长 6.31%，净利润增长 70.33%。此外，中药大健康产业快速发展，呈现出强劲的发展态势。

2023 年，国家药品监督管理局共批准 11 个中药品种的上市许可，包括 6 个中药创新药、

1个中药改良型新药、3个古代经典名方中药复方制剂和1个同名同方药，首次批准中药改良型新药小儿豉翘清热糖浆及同名同方药百令胶囊的上市许可申请，实现新的中药注册分类调整后4个类别的全覆盖。

四、中医药标准化工作提质加速

2023年，多个部门颁布关于中医药标准化建设的文件，国家中医药管理局印发《中医药标准管理办法》《中医药团体标准管理办法》等文件。国家药品监督管理局发布中药配方颗粒国家药品标准200项。通过积极推进中医药地方标准，广东省、吉林省、北京市、江西省、山东省、安徽省、海南省、河北省等省(市)先后完成中医药相关地方标准制定。团体标准数量增长明显，中华中医药学会发布团体标准885项，中国针灸学会发布团体标准39项，中国中西医结合学会发布团体标准27项，中国中药协会发布团体标准24项，中国中医药信息学会发布团体标准109项，中国民族医药学会发布团体标准22项，中国中医药研究促进会发布团体标准6项。

全国中医标准化技术委员会正式启动《中医体质分类与判定》《中医基础理论术语》《中医药—中医临床术语系统分类框架》《中医药—中西医结合临床术语系统分类框架》4项国家标准项目制修订工作，发布了11项国家标准，8项国家标准计划立项。中华中医药学会、中国中西医结合学会、中华医学会联合发布52项重大疑难疾病中西医结合诊疗指南，中华中医药学会发布20项重点人群和慢性病治未病干预指南、10项中医养生保健服务(非医疗)技术操作规范。中国科协2023年学会公共服务能力提升项目——高质量原创性团体标准研制与应用专项，发布了一批高质量原创性中医药团体标准。通过推动建立国家标准项目库，创新标准化工作机制，进一步完善中医药标准体系，为中医药诊疗提供参考和指导。

五、中医药国际贸易稳步发展

2023年，我国中药外贸出口放缓、进口小幅增长。中药进出口总额83.5亿美元，同比下降1.9%。其中，出口额54.6亿美元，同比下降3.3%；进口额28.9亿美元，同比增长0.7%。在出口产品方面，中药材及饮片出口金额12.7亿美元，同比下降6.6%，出口量22.2万吨，同比下降8.3%。出口中药材及饮片的前十大品种为肉桂、枸杞、红枣、人参、冬虫夏草、当归、黄芪、茯苓、地黄和山药，占全年总出口额的45.5%。植物提取物出口额32.6亿美元，同比下降6.6%，出口量11.1万吨，增速3.6%。中成药出口额3.6亿美元，同比下降6.6%。保健品出口额5.4亿美元，同比增长42%。鱼油及鱼肝油类产品增长强劲，出口额 4.5 亿美元，同比增长 66%。

2023 年中药材进口金额 6.2 亿美元，同比增长 4.4%，进口量 28.2 万吨，同比增长 30.6%。我国进口药材品种约 110 种，进口药材品种和产地相对稳定。植物提取物进口 6.8 亿美元，同比下降 12.5%；中成药进口额 4.2 亿美元，同比下降 0.9%；保健品进口额为 11.6 亿美元，同比增长 10.3%，在中药类进口商品中占比最高，达 40%。

随着中医药国际化进程的推进，中医药国际贸易面临新的机遇和挑战，需要加快推进构建全球传统医药共建共享的新格局。

第二节
中医药年度发展特征与趋势分析

2023年是中医药高质量发展的重要一年，政策支持更加有力。国务院办公厅出台中医药振兴发展重大工程实施方案，明确了八项重点工程，实实在在的支持必将推动中医药事业和产业加快实现高质量发展。国家战略性科技平台建设进入新的阶段，中医药领域的全国重点实验室建设取得历史性突破，国家医学中心建设进入实质性进展阶段。中医药临床服务、产业发展、科技创新、走向世界等各方面均取得了突出成绩。

一、中医药事业发展年度特征

（一）政策保障有力，发展环境持续优化

2019年，《中共中央 国务院关于促进中医药传承创新发展的意见》的发布，标志着中医药发展正式上升为国家战略。此后，国务院相关部门、地方政府出台了一系列配套政策，形成了支持中医药高质量发展的政策保障体系。2023年，国务院办公厅发布《中医药振兴发展重大工程实施方案》，明确了中医药在医疗、教育、科研、产业、文化、国际化等领域的发展目标和任务，为夯实中医药发展基础、提高发展动能提供实实在在的项目支持，将推动中医药全面进入跨越式发展阶段。2023年2月，国家药品监督管理局发布了《中药注册管理专门规定》，标志着尊重中药研发规律、突出中药特色的中药新药注册审评制度得到进一步完善，具有里程碑意义。

（二）临床服务能力提升，诊疗服务体系不断完善

2023年，中医药服务能力显著提升，更好地满足了人民群众多元化的健康需求。2023年，全国中医类诊疗量15.4亿人次，比上年增加3.1亿人次；中医类总诊疗量占全国总诊疗量的18.8%，较上年增加1.6%。一方面，中医医疗机构通过加强内涵建设、提高服务质量，

不断提升自身的核心竞争力；另一方面，中医医疗机构还积极拓展服务领域，开展中医治未病、中医康复、中医养老等特色服务项目，为人民群众提供更加多样化的中医药服务。同时，互联网医疗政策进一步完善，为中医药服务提供了更加便捷、高效的平台，不断满足人民群众日益增长的中医药需求。

（三）科技平台升级，战略性科技力量逐步形成

2023 年，国家科学技术部批复 7 家中医药领域全国重点实验室，涵盖中医证候、中医理论、经典名方、药材资源、中药创制等领域，中医药国家战略性科技力量初步形成。国家医学中心建设重大工程取得实质性进展，有 7 家医院被纳入国家医学中心（中医类）辅导类创建单位，有 2 家医院率先启动基础建设。

二、中药产业年度特征

（一）中药市场规模稳步增长，高质量发展特征更突出

2023 年是新冠疫情防控转段后的一年，中药工业发展没有达到 2022 年规模，但中药工业发展指数整体回暖。中成药生产指数占全国医药工业总量的四分之一；中药饮片和中成药成为营业收入、利润均保持正增长的子行业。中药产业集中趋势显现，73 家上市公司实现营收 3 715.96 亿元，约占全年中药工业产值的 52.4%。中药饮片抽检质量整体合格率不断上升，由 2018 年的 88%提高到 97%左右，中成药整体合格率长期稳定在 99%以上。

（二）中药注册审评制度优化，创新药物研发加速

2023 年，《中药注册管理专门规定》发布，中药新药注册审批制度改革，使中药新药研发的动力得到释放。本年度中药注册申请受理数量和审结数量均创近 5 年新高，药审中心受理 1 163 件需技术审评的中药注册申请，共批准临床试验 63 项，批准 11 项中药品种上市许可。此外，中药制剂技术、提取分离技术、质量控制技术等也得到推广应用，推动了中药制药技术的升级换代。

（三）中药稳步走向世界，进出口贸易呈现新形势

2023 年，在国际化进程中，中药企业重视品牌建设和市场推广工作，同时积极与国际市场接轨，了解国际市场需求和竞争态势，制定针对性的市场策略和推广计划。在美国、澳大利亚、加拿大、欧盟等多个国家和地区，多个中药品种以处方药、非处方药、膳食补充剂等多种身份获得注册许可，国际认可度不断提升。中医药国际标准化稳步推进，ISO/TC249 共发布中医药国际标准 9 项，在美国、欧洲、英国等官方药典中新增/修订多项中药内容。2023

年，受整体经济环境约束，我国中药进出口贸易相较于去年同期呈现出口放缓、进口小幅增长态势，这是中医药全球化进程的一个新现象，需要加强战略性的思考和布局。

三、中医药高质量发展趋势思考

（一）彰显疗效优势，服务人民健康

中医药在疫情防控中展现出的独特疗效优势，为其高质量发展提供了有力支撑。未来，中医药行业应继续深入挖掘中医药的疗效优势，加强临床研究和循证医学研究，提高中医药服务的质量和水平。同时，中医药行业还应积极应对人民群众对健康养生的需求变化，加强中医药服务体系建设，提高中医药服务的可及性和覆盖面。

（二）落实好政策制度，助力产业复苏

随着国家对中医药行业支持力度的不断加大，中医药行业迎来了新的发展机遇，特别需要利用好政策制度优势，加强政策研究和解读工作，及时把握政策导向和机遇。根据市场需求，企业需要对产品类型和营销策略进行调整；要加强具有临床价值优势的中药新药研发，形成新的增长点；要重视培育新质生产力，积极推动大品种升级改造，打造大品种群。在国际市场开拓方面，需要加强战略研究，特别是面向"一带一路"市场，从政策、法规、产品标准、服务渠道等多个环节系统考虑，探索国际市场开拓新策略。

（三）坚持创新驱动，推动高质量发展

创新是中医药高质量发展的核心动力。未来，中医药行业应着重加强科技创新和人才培养工作，推动中医药现代化、产业化和国际化发展。中医药企业应注重研发投入和技术创新能力的提升，同时还应加强与高校、科研机构等单位的合作与交流，共同推动中医药领域的科技创新和成果转化。需要进一步推进多学科交叉创新，积极引入大数据、人工智能等现代科技手段，加快发展中医药新质生产力，为中医药传承发展注入新动能。

第二章
中医药相关政策与部署

第一节
政策汇总

中医药学是中华民族的伟大创造，是中国古代科学的瑰宝，为中华民族繁衍昌盛做出了巨大贡献。党和政府高度重视中医药工作，特别是党的十八大以来，以习近平同志为核心的党中央把中医药工作摆在更加重要的位置。习近平总书记对做好中医药工作多次做出重要指示和批示，为中医药传承创新新发展提供了基本遵循，指明了工作方向和重点任务，倡导加强中医药的国际交流与合作，同时坚持把科技的命脉牢牢掌握在自己手中，在自立自强基础上取得更大发展。

生物医药产业是关系国计民生和国家安全的战略性新兴产业。要加强基础研究和科技创新能力建设，把生物医药产业发展的命脉牢牢掌握在我们自己手中。要坚持人民至上、生命至上，研发生产更多适合中国人生命基因传承和身体素质特点的“中国药”，特别是要加强中医药传承创新发展。

——2023 年 5 月 12 日，习近平考察河北石家庄市国际生物医药园规划展馆时强调

中方邀请中亚国家参与“文化丝路”计划，将在中亚设立更多传统医学中心，加快互设文化中心，继续向中亚国家提供政府奖学金名额，支持中亚国家高校加入“丝绸之路大学联盟”，办好中国同中亚国家人民文化艺术年和中国—中亚媒体高端对话交流活动，推动开展“中国—中亚文化和旅游之都”评选活动、开行面向中亚的人文旅游专列。

——2023 年 5 月 19 日，习近平在中国—中亚峰会上的主旨讲话

一、国家政策

为进一步发挥中医药在新冠病毒感染治疗中的作用，保障人民群众生命安全和身体健康，2023 年 1 月，国务院联防联控机制综合组和医疗救治组发布了《关于在新型冠状病毒感染医疗救治中进一步发挥中医药特色优势的通知》《关于在综合医院、专科医院进一步加强

新型冠状病毒感染中西医协同救治工作的通知》，提出具体工作要求，见表 2-1。

表 2-1 国务院有关中医药政策文件

序号	文件名称	发布机构	成文日期
1	关于在新型冠状病毒感染医疗救治中进一步发挥中医药特色优势的通知	国务院联防联控机制综合组	2023 年 1 月 2 日
2	关于在综合医院、专科医院进一步加强新型冠状病毒感染中西医协同救治工作的通知	国务院联防联控机制医疗救治组	2023 年 1 月 29 日
3	关于印发中医药振兴发展重大工程实施方案的通知	国务院办公厅	2023 年 2 月 10 日

为贯彻习近平总书记关于中医药工作的重要批示指示精神，落实《中共中央 国务院关于促进中医药传承创新发展的意见》和《“十四五”中医药发展规划》，2023 年 2 月，国务院办公厅出台《关于印发中医药振兴发展重大工程实施方案的通知》，统筹部署了中医药 8 项工程，安排了 26 个建设任务，加大“十四五”期间对中医药发展的支持和促进力度，着力推动中医药振兴发展(见图 2-1，附录一)。

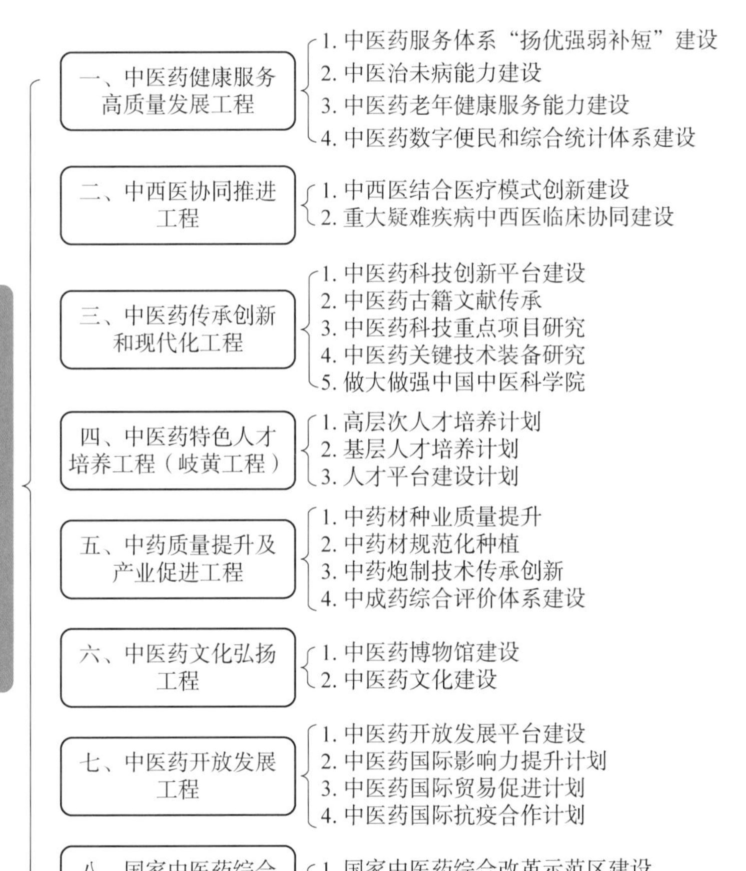

图 2-1 中医药振兴发展重大工程实施方案建设任务

二、部委政策

为贯彻落实党中央、国务院关于促进中医药传承创新发展的要求，国家中医药管理局、国家药品监督管理局、国家卫生健康委员会等部门，在强化中医人才队伍建设、提升中医药服务能力、制定中药研究技术指导和加强中医药标准化等方面，发布了一系列政策文件，明确了具体举措。

（一）强化中医人才队伍建设

中医药的振兴发展需要实施人才优先发展战略，医者德为先，为深入贯彻落实习近平总书记对广大医务人员恪守医德医风医道的要求，弘扬"大医精诚"传统医德医风，国家中医药管理局组织编写了《古代医家论医德医风医道》，切实推动弘扬廉洁文化，赓续优良传统，启迪中医药工作者形成更高层次的精神价值追求。为更好地促进中医药传承发展，规范中医医师的教育与培训，国家中医药管理局等部门制定相关管理办法，见表2-2。

表2-2 国家部委中医人才队伍建设政策文件

序号	文件名称	发布机构	成文日期
1	关于印发《中医药专业技术人员师承教育管理办法》的通知	国家中医药管理局	2023年4月17日
2	关于印发《古代医家论医德医风医道》读本 弘扬传统医德医风医道的通知	国家中医药管理局综合司	2023年5月9日
3	关于印发中医医师规范化培训实施办法等文件的通知	国家中医药管理局、国家卫生健康委员会、教育部	2023年9月28日

（二）中药研究系列技术指导

国家药品监督管理局、国家中医药管理局从中药新药（复方制剂）临床研发、中药新药临床试验用药品的制备、基于人用经验的中药复方制剂新药药学研究、古代经典名方关键信息及目录、源于古代经典名方中药复方制剂药学研究、中药饮片标签撰写和中药饮片保质期研究确定等方面发布技术指导原则，规范研究关键环节，简化审批流程，积极鼓励中药守正创新，促进源于古代经典名方和人用经验的中药复方制剂研发和新药转化，见表2-3。

表2-3 国家部委中药研究系列技术指导政策文件

序号	文件名称	发布机构	成文日期
1	关于发布《药物真实世界研究设计与方案框架指导原则（试行）》的通告	国家药品监督管理局药审中心	2023年2月6日
2	关于发布《真实世界证据支持药物注册申请的沟通交流指导原则（试行）》的通告	国家药品监督管理局药审中心	2023年2月6日

续 表

序号	文件名称	发布机构	成文日期
3	关于发布《药物临床试验期间安全性信息汇总分析和报告指导原则(试行)》的通告	国家药品监督管理局药审中心	2023 年 3 月 17 日
4	关于发布《基于动物法则的药物研究技术指导原则(试行)》的通告	国家药品监督管理局药审中心	2023 年 4 月 6 日
5	关于发布《与恶性肿瘤治疗相关中药新药复方制剂临床研发技术指导原则(试行)》的通告	国家药品监督管理局药审中心	2023 年 4 月 14 日
6	关于发布《古代经典名方关键信息表(“异功散”等儿科 7 首方剂)》的通知	国家中医药管理局综合司、国家药品监督管理局综合司	2023 年 5 月 5 日
7	关于发布《新药获益-风险评估技术指导原则》的通告	国家药品监督管理局药审中心	2023 年 6 月 20 日
8	《中药材 GAP 实施技术指导原则》和《中药材 GAP 检查指南》	国家药品监督管理局核查中心	2023 年 6 月 26 日
9	关于发布《中药新药临床试验用药品的制备研究技术指导原则(试行)》的通告	国家药品监督管理局药审中心	2023 年 7 月 21 日
10	关于发布《其他来源于古代经典名方的中药复方制剂药学研究技术指导原则(试行)》的通告	国家药品监督管理局药审中心	2023 年 7 月 21 日
11	关于发布《中药饮片标签撰写指导原则(试行)》《中药饮片保质期研究确定技术指导原则(试行)》的通告	国家药品监督管理局	2023 年 7 月 26 日
12	关于发布《以患者为中心的药物临床试验设计技术指导原则(试行)》《以患者为中心的药物临床试验实施技术指导原则(试行)》《以患者为中心的药物获益-风险评估技术指导原则(试行)》的通告	国家药品监督管理局药审中心	2023 年 7 月 27 日
13	关于发布《古代经典名方关键信息表(“竹叶石膏汤”等 25 首方剂)》的通知	国家中医药管理局综合司、国家药品监督管理局综合司	2023 年 7 月 28 日
14	关于印发《古代经典名方目录(第二批)》的通知	国家中医药管理局、国家药品监督管理局	2023 年 8 月 23 日
15	关于发布《基于人用经验的中药复方制剂新药药学研究技术指导原则(试行)》的通告	国家药品监督管理局药审中心	2023 年 10 月 16 日
16	关于发布《脂质体药物质量控制研究技术指导原则》《脂质体药物非临床药代动力学研究技术指导原则》的通告	国家药品监督管理局药审中心	2023 年 10 月 18 日
17	关于发布《糖尿病视网膜病变相关中药新药临床研发技术指导原则(试行)》的通告	国家药品监督管理局药审中心	2023 年 11 月 13 日
18	关于发布《关于加快古代经典名方中药复方制剂沟通交流和申报的有关措施》的通告	国家药品监督管理局药审中心	2023 年 11 月 22 日
19	关于发布《新药临床安全性评价技术指导原则》的通告	国家药品监督管理局药审中心	2023 年 12 月 1 日

(三) 提升中医药服务能力

为进一步落实中医药传承创新发展，相关部委完善医疗服务体系，在县级中医医疗保障、中西医协同医院建设、中医养生保健服务、重大疾病中医防治、中医儿科及老年病科建设、中医馆建设、中医医师配备、中医医院绩效考核等方面出台相关政策文件，规范中医药诊疗，充分发挥其防病治病优势，提高中医药公共卫生服务能力，实现基层中医药事业高质量发展，满足广大人民群众卫生健康需求，见表2-4。

表2-4 国家部委提升中医药服务能力政策文件

序号	文件名称	发布机构	成文日期
1	关于印发新型冠状病毒感染诊疗方案(试行第十版)的通知	国家卫生健康委员会办公厅、国家中医药管理局综合司	2023年1月5日
2	关于印发《中医诊所基本标准(2023年版)》的通知	国家中医药管理局	2023年3月10日
3	关于印发国家三级公立中医医院绩效考核操作手册(2023版)的通知	国家中医药管理局综合司	2023年2月20日
4	关于印发国家二级公立中医医院绩效考核操作手册(2023版)的通知	国家中医药管理局综合司	2023年4月17日
5	关于全面加强县级中医医院建设基本实现县办中医医疗机构全覆盖的通知	国家中医药管理局、国家发展和改革委员会、国家卫生健康委员会	2023年4月21日
6	关于印发中医养生保健服务规范(试行)的通知	国家中医药管理局	2023年4月26日
7	关于开展改善就医感受提升患者体验主题活动的通知	国家卫生健康委员会、国家中医药管理局	2023年5月23日
8	关于印发《中西医协同"旗舰"医院建设试点项目管理办法》的通知	国家中医药管理局综合司、国家发展和改革委员会办公厅、国家卫生健康委员会办公厅	2023年5月24日
9	关于开展全面提升医疗质量行动(2023—2025年)的通知	国家卫生健康委员会、国家中医药管理局	2023年5月26日
10	关于印发进一步改善护理服务行动计划(2023—2025年)的通知	国家卫生健康委员会、国家中医药管理局	2023年6月15日
11	关于印发社区卫生服务中心 乡镇卫生院中医馆服务能力提升建设标准和社区卫生服务站村卫生室中医阁建设标准的通知	国家中医药管理局综合司、国家卫生健康委员会办公厅	2023年7月3日
12	关于印发健康中国行动—癌症防治行动实施方案(2023—2030年)的通知	国家卫生健康委员会、国家发展和改革委员会、教育部、科技部、民政部、财政部、生态环境部、农业农村部、金融监督管理总局、国家医疗保障局、国家中医药管理局、国家疾病预防控制局、国家药品监督管理局	2023年10月30日
13	关于印发健康中国行动—心脑血管疾病防治行动实施方案(2023—2030年)的通知	国家卫生健康委员会、国家发展和改革委员会、教育部、科技部、工业和信息化部、民政部、财政部、市场监督管理总局、国家广播电视总局、国家体育总局、国家中医药管理局、国家疾病预防控制局、中华全国总工会、中国红十字会总会	2023年10月30日

续 表

序号	文件名称	发布机构	成文日期
14	关于进一步加强中医医院儿科建设的通知	国家中医药管理局	2023 年 11 月 20 日
15	关于深化中医馆建设　加强中医医师配备的通知	国家中医药管理局综合司、国家卫生健康委员会办公厅、教育部办公厅、人力资源和社会保障部办公厅	2023 年 12 月 6 日
16	关于进一步加强中医医院老年病科建设的通知	国家中医药管理局	2023 年 12 月 15 日
17	关于印发县级中医医院“两专科一中心”项目建设管理办法的通知	国家中医药管理局	2023 年 12 月 18 日

(四) 加强中医药标准化建设

为规范中药材生产、中药饮片标签管理、中药注册、中医药标准等，国家药品监督管理局和中医药管理局等制定相关法规，建立健全中医药监督行政执法体制机制，切实保障中医药事业的可持续发展，为中医药传承创新发展营造良好环境，见表 2-5。

表 2-5　国家部委加强中医药标准化建设政策文件

序号	文件名称	发布机构	成文日期
1	关于印发进一步加强中药科学监管促进中药传承创新发展若干措施的通知	国家药品监督管理局	2023 年 1 月 3 日
2	关于发布《中药注册管理专门规定》的公告(2023 年第 20 号)	国家药品监督管理局	2023 年 2 月 10 日
3	关于印发《中药材生产质量管理规范》监督实施示范建设方案的通知	国家药品监督管理局综合司	2023 年 6 月 8 日
4	关于发布《药品标准管理办法》的公告	国家药品监督管理局	2023 年 7 月 4 日
5	关于发布《中药饮片标签管理规定》的公告(2023 年第 90 号)	国家药品监督管理局	2023 年 7 月 12 日
6	关于印发《中医药标准管理办法》的通知	国家中医药管理局	2023 年 10 月 7 日
7	关于党参等 9 种新增按照传统既是食品又是中药材的物质公告	国家卫生健康委员会、国家市场监督管理总局	2023 年 11 月 9 日

三、地方政策

为深入贯彻落实《中共中央 国务院关于促进中医药传承创新发展的意见》、国务院办公厅发布的《关于加快中医药特色发展的若干政策措施》文件精神，加快推进中医药事业发展，各省(区、市)结合实际情况，先后制定了全面提升医疗质量行动实施方案、健康促进行动方案、改善护理服务行动计划、完善医疗卫生服务体系实施方案、推动中医药振兴发展重大工程实施方案、促进中医药产业高质量发展等文件，见表2-6和表2-7。

表2-6 各省(区、市)全面提升医疗质量行动政策文件(部分)

序号	文件名称	发布机构	成文日期
1	关于印发健康甘肃行动中医药健康促进专项活动实施方案的通知	健康甘肃行动推进办、甘肃省卫生健康委员会、甘肃省中医药管理局	2023年1月5日
2	关于印发安徽省进一步推进医养结合发展行动方案的通知	安徽省卫生健康委员会、安徽省发展和改革委员会、安徽省教育厅、安徽省民政厅、安徽省财政厅、安徽省人力资源和社会保障厅、安徽省自然资源厅、安徽省住房和城乡建设厅、安徽省应急管理厅、安徽省市场监督管理局、安徽省医疗保障局	2023年2月27日
3	关于印发《健康河北建设行动方案(2023—2027年)》的通知	河北省卫生健康委员会	2023年4月7日
4	关于印发《"四送四进四提升"健康促进行动方案》的通知	山东省卫生健康委员会	2023年5月5日
5	关于进一步推进医养结合发展的实施意见	湖北省卫生健康委员会、湖北省发展和改革委员会、湖北省教育厅、湖北省民政厅、湖北省财政厅、湖北省人力资源和社会保障厅、湖北省自然资源厅、湖北省住房和城乡建设厅、湖北省应急管理厅、湖北省市场监督管理局、湖北省医疗保障局	2023年5月6日
6	关于印发《全面提升医疗质量行动计划工作方案(2023—2025年)》的通知	山东省卫生健康委员会	2023年6月5日
7	关于印发全面提升医疗质量行动(2023—2025年)实施方案的通知	安徽省卫生健康委员会、安徽省中医药管理局	2023年6月27日
8	关于印发《河北省全面提升医疗质量行动实施方案(2023—2025年)》的通知	河北省卫生健康委员会、河北省中医药管理局	2023年6月30日
9	关于印发《黑龙江省全面提升医疗质量行动实施方案(2023—2025年)》的通知	黑龙江省卫生健康委员会、黑龙江省中医药管理局	2023年7月6日
10	关于印发全面提升医疗质量行动工作方案(2023—2025年)的通知	内蒙古自治区卫生健康委员会	2023年7月10日
11	关于印发加快"互联网+医疗健康"高质量发展实施方案的通知	宁夏回族自治区人民政府办公厅	2023年7月19日
12	关于印发自治区全面提升医疗质量行动实施方案(2023—2025年)的通知	新疆维吾尔自治区卫生健康委员会	2023年7月24日
13	关于印发《湖北省全面提升医疗质量行动实施方案(2023—2025年)》的通知	湖北省卫生健康委员会	2023年8月8日

续 表

序号	文件名称	发布机构	成文日期
14	关于印发《湖北省进一步改善护理服务行动计划实施方案(2023—2025年)》的通知	湖北省卫生健康委员会办公室	2023年8月8日
15	关于印发福建省全面提升医疗质量行动工作方案(2023—2025年)的通知	福建省卫生健康委员会	2023年8月11日
16	关于印发《山西省全面提升医疗质量行动实施方案(2023—2025年)》的通知	山西省卫生健康委员会	2023年8月16日
17	《云南省卫生健康事业高质量发展三年行动计划(2023—2025年)》	中共云南省委办公厅、云南省人民政府办公厅	2023年8月25日
18	关于印发《山东省进一步改善护理服务行动计划实施方案(2023—2025年)》的通知	山东省卫生健康委员会	2023年8月29日
19	关于印发《江苏省全面提升医疗质量行动实施方案(2023—2025年)》的通知	江苏省卫生健康委员会	2023年8月31日
20	关于印发推广“全链式”医养结合模式实施方案的通知	河南省卫生健康委员会、河南省中医管理局	2023年9月4日
21	关于印发湖南省进一步改善护理服务行动计划工作方案(2023—2025年)的通知	湖南省卫生健康委员会、湖南省中医药管理局	2023年9月4日
22	关于印发浙江省医疗质量“强基提质培优”行动方案(2023—2025年)的通知	浙江省卫生健康委员会	2023年9月25日
23	关于进一步完善医疗卫生服务体系的实施方案	中共云南省委办公厅、云南省人民政府办公厅	2023年10月14日
24	关于进一步完善医疗卫生服务体系的实施意见	江西省人民政府办公厅	2023年11月7日

表2-7　各省(区、市)推动中医药振兴发展相关政策文件(部分)

序号	文件名称	发布机构	成文日期
1	关于印发贵州省推动中医药产业高质量发展攻坚行动计划(2023—2030年)的通知	贵州省人民政府办公厅	2023年1月16日
2	关于印发2023年甘肃省中医药工作要点的通知	甘肃省卫生健康委员会	2023年3月15日
3	关于印发振兴中医药(蒙医药)行动2023年推进方案的通知	内蒙古自治区卫生健康委员会	2023年3月17日
4	关于印发辽宁省“十四五”中医药发展规划的通知	辽宁省中医药工作领导小组	2023年3月21日
5	关于印发2023年上海市中医药工作要点的通知	上海市中医药事业发展领导小组办公室	2023年3月28日
6	关于印发2023年全省中医药工作要点的通知	安徽省卫生健康委员会、安徽省中医药管理局	2023年4月17日
7	关于印发甘肃省中医药振兴发展重大工程实施方案的通知	甘肃省人民政府办公厅	2023年5月12日
8	关于印发广西中医药壮瑶医药振兴发展重大工程实施方案的通知	广西壮族自治区人民政府办公厅	2023年6月28日

续　表

序号	文件名称	发布机构	成文日期
9	关于印发云南省推进中医药振兴发展重大工程实施方案的通知	云南省人民政府办公厅	2023年7月20日
10	河北省人民政府办公厅印发关于支持中医药产业高质量发展若干措施的通知	河北省人民政府办公厅	2023年7月21日
11	关于印发贵州省推动中医药振兴发展重大工程实施方案的通知	贵州省中医药工作领导小组	2023年8月24日
12	关于印发湖北省中医药振兴发展重大工程实施方案的通知	湖北省人民政府办公厅	2023年8月27日
13	关于印发江苏省推动中医药振兴发展重大工程实施方案的通知	江苏省人民政府办公厅	2023年10月5日
14	关于印发江西省推动中医药振兴发展重大工程实施方案的通知	江西省人民政府办公厅	2023年10月14日
15	关于印发山东省中医药振兴发展重大工程实施方案的通知	山东省人民政府办公厅	2023年10月20日
16	天津市人民政府关于印发天津市中医药强市行动计划（2023—2025年）的通知	天津市卫生健康委员会	2023年10月21日
17	关于印发《宁夏实施中医药振兴发展重大工程分工方案》的通知	宁夏回族自治区卫生健康委员会	2023年10月25日

各省(区、市)制定相关政策，从提升基层中医药服务能力、促进中医药推广应用、改善患者就医感受等方面加强中医药健康服务能力，实现县级中医医疗机构全覆盖，推动中医适宜技术、中药制剂等应用，提升患者中医服务体验，提高人民群众就医获得感和满意度，见表2-8和表2-9。

表2-8　各省(区、市)提升基层中医药服务能力政策文件

序号	文件名称	发布机构	成文日期
1	关于印发江苏省基层中医药服务能力提升工程"十四五"行动计划的通知	江苏省中医药管理局、江苏省卫生健康委员会、江苏省发展和改革委员会、江苏省教育厅、江苏省财政厅、江苏省人力资源和社会保障厅、江苏省文化和旅游厅、江苏省市场监督管理局、江苏省医疗保障局、江苏省药品监督管理局	2023年1月19日
2	关于印发内蒙古自治区基层中医药(蒙医药)服务能力提升工程"十四五"行动方案的通知	内蒙古自治区卫生健康委员会、内蒙古自治区中医药管理局、内蒙古自治区发展和改革委员会、内蒙古自治区教育厅、内蒙古自治区财政厅、内蒙古自治区人力资源和社会保障厅、内蒙古自治区文化和旅游厅、内蒙古自治区医疗保障局、内蒙古自治区药品监督管理局、中国人民解放军内蒙古军区保障局	2023年2月2日

续　表

序号	文件名称	发布机构	成文日期
3	关于印发新疆维吾尔自治区基层中医药服务能力提升工程“十四五”行动计划实施方案的通知	新疆维吾尔自治区卫生健康委员会、新疆维吾尔自治区发展和改革委员会、新疆维吾尔自治区教育厅、新疆维吾尔自治区财政厅、新疆维吾尔自治区人力资源和社会保障厅、新疆维吾尔自治区文化和旅游厅、新疆维吾尔自治区药品监督管理局、新疆维吾尔自治区医疗保障局、新疆军区保障部卫生处	2023 年 2 月 9 日
4	关于加强基层中医药培训能力建设的通知	上海市卫生健康委员会、上海市中医药管理局	2023 年 2 月 22 日
5	关于印发《2023 年全省整体提升卫生健康水平攻坚行动计划“七个专项行动”工作实施方案》的通知	健康贵州行动推进委员会	2023 年 3 月 2 日
6	关于印发上海市基层中医药服务能力提升实施方案(2023—2025 年)的通知	上海市中医药管理局、上海市卫生健康委员会、上海市发展和改革委员会、上海市教育委员会、上海市财政局、上海市人力资源和社会保障局、上海市文化和旅游局、上海市医疗保障局、上海市药品监督管理局	2023 年 3 月 31 日
7	关于印发《中医医疗服务提升工程实施方案(2023—2025 年)》的通知	吉林省中医药管理局	2023 年 4 月 19 日
8	关于印发湖北省基层中医药服务能力提升工程三年行动计划的通知	湖北省卫生健康委员会、湖北省发展和改革委员会、湖北省教育厅、湖北省财政厅、湖北省人力资源和社会保障厅、湖北省文化和旅游厅、湖北省医疗保障局、湖北省药品监督管理局	2023 年 4 月 20 日
9	关于转发《关于全面加强县级中医医院建设基本实现县办中医医疗机构全覆盖的通知》的通知	黑龙江省中医药管理局、黑龙江省发展和改革委员会、黑龙江省卫生健康委员会	2023 年 5 月 25 日
10	转发国家中医药管理局　国家发展和改革委员会　国家卫生健康委员会关于全面加强县办中医医疗机构全覆盖的通知	内蒙古自治区卫生健康委员会、内蒙古自治区发展和改革委员会、内蒙古自治区中医药管理局	2023 年 5 月 30 日
11	关于加强以县级中医医院建设为重点基本实现县办中医医疗机构全覆盖的通知	陕西省中医药管理局、陕西省发展和改革委员会、陕西省卫生健康委员会	2023 年 8 月 9 日
12	关于印发 2023 年北京市基层医疗卫生服务能力提升工作计划的通知	北京市卫生健康委员会、北京市发展和改革委员会、北京市财政局、北京市人力资源和社会保障局、北京市医疗保障局	2023 年 8 月 23 日
13	关于深入推进全省紧密型县域医疗卫生共同体建设的实施意见	贵州省人民政府办公厅	2023 年 11 月 13 日

表2-9　各省(区、市)促进中医药推广应用政策文件

序号	文件名称	发布机构	成文日期
1	关于进一步加强疫情期间医疗机构中药制剂调剂使用管理工作的通知	安徽省卫生健康委员会、安徽省中医药管理局、安徽省药品监督管理局、安徽省医疗保障局	2023年1月19日
2	关于做好名医堂试点建设相关工作的通知	天津市卫生健康委员会	2023年1月29日
3	关于印发天津市名医堂试点建设方案的通知	天津市卫生健康委员会	2023年1月29日
4	关于组织做好2023年中医药(蒙医药)适宜技术推广工作的通知	内蒙古自治区卫生健康委员会办公室	2023年3月20日
5	关于加快推动综合和专科医院临床科室运用中西医结合诊疗方案的通知	上海市卫生健康委员会、上海市中医药管理局	2023年4月4日
6	关于做好2023年度山东省中医药特色疗法挖掘整理推广工作的通知	山东省卫生健康委员会、山东省文化和旅游厅	2023年6月5日
7	关于进一步推进长三角生态绿色一体化发展示范区中医联合体建设的通知	上海市中医药管理局、江苏省中医药管理局、浙江省中医药管理局、长三角生态绿色一体化发展示范区执行委员会	2023年6月26日
8	关于进一步加强全区中医药(蒙医药)适宜技术推广工作的通知	内蒙古自治区卫生健康委员会办公室	2023年8月10日
9	关于开展2023年上海市中医特色专病专科(社区)能力建设的通知	上海市卫生健康委员会、上海市中医药管理局	2023年8月25日
10	关于加强全省中医药适宜技术推广应用工作的通知	吉林省中医药管理局	2023年8月28日
11	关于进一步做好中医药适宜技术推广工作的通知	福建省卫生健康委员会	2023年10月18日
12	关于开展糖尿病“三师共管”中西医协同诊疗模式试点工作的通知	福建省卫生健康委员会、福建省中医药管理局	2023年11月27日

为充分发挥中医药独特优势和作用，各省(区、市)落实国务院及国家各部委发布的促进中医药在新型冠状病毒感染、冬春呼吸道疾病、儿童呼吸道感染和肺炎支原体肺炎等疾病防治的应用，制定了相关政策，见表2-10。

表2-10　各省(区、市)中医药防治疾病相关政策文件

序号	文件名称	发布机构	成文日期
1	转发国务院联防联控机制综合组关于在城乡基层充分应用中药汤剂开展新冠病毒感染治疗工作的通知	广东省新冠病毒感染防控指挥办医疗救治组	2023年1月1日
2	关于进一步加强在城乡基层充分应用中药汤剂(蒙药散丸剂)开展新冠病毒感染治疗工作的通知	内蒙古自治区新型冠状病毒感染防控工作指挥部医疗防控组	2023年1月5日
3	关于转发《关于在新型冠状病毒感染医疗救治中进一步发挥中医药特色优势的通知》的通知	上海市卫生健康委员会、上海市中医药管理局	2023年1月6日

续 表

序号	文件名称	发布机构	成文日期
4	关于在新型冠状病毒感染医疗救治中进一步发挥中医药特色优势的通知	山西省新冠病毒感染疫情防控工作领导小组办公室	2023 年 1 月 8 日
5	关于印发《北京市新型冠状病毒感染中医药诊疗方案(试行第七版)》的通知	北京市中医管理局	2023 年 1 月 9 日
6	转发关于在新型冠状病毒感染医疗救治中进一步发挥中医药特色优势的通知	内蒙古自治区新型冠状病毒感染防控工作指挥部医疗防控组	2023 年 1 月 9 日
7	关于印发《湖南省农村地区新冠病毒感染中医药治疗指导方案》的通知	湖南省新冠感染疫情防控指挥部综合组	2023 年 1 月 10 日
8	关于印发上海市新型冠状病毒感染中医药防治方案(2023 年第一版)的通知	上海市卫生健康委员会、上海市中医药管理局	2023 年 1 月 29 日
9	关于印发《2023 年北京春季流感中医药防治方案(试行)》的通知	北京市中医管理局	2023 年 3 月 1 日
10	关于加强全省儿童青少年脊柱侧弯中医药干预工作的通知	山东省卫生健康委员会、山东省教育厅、山东省体育局	2023 年 3 月 3 日
11	关于印发甘肃省 2023 年流感中医药防治方案的通知	甘肃省卫生健康委员会	2023 年 3 月 15 日
12	关于印发 2023 年云南省季节性流感中医药防治方案(试行)的通知	云南省卫生健康委员会办公室	2023 年 3 月 17 日
13	关于印发福建省 2023 年春季流行性感冒中医药防治方案的通知	福建省卫生健康委员会	2023 年 3 月 20 日
14	关于印发 2023 年湖南省春季流感中医药防治方案(试行)的通知	湖南省卫生健康委员会、湖南省中医药管理局	2023 年 3 月 20 日
15	关于印发《黑龙江省 2023 年春季流感中医药防治指导方案》的通知	黑龙江省中医药管理局	2023 年 3 月 24 日
16	关于印发青海省 2023 年流感中藏医药防治方案的通知	青海省卫生健康委员会办公室	2023 年 3 月 27 日
17	关于印发《广东省 2023 年春季预防流感治未病指引》的通知	广东省中医药局办公室	2023 年 3 月 29 日
18	关于印发《福建省中医药防治新型冠状病毒感染指导意见》的通知	福建省卫生健康委员会	2023 年 6 月 2 日
19	关于印发《福建省原发性骨质疏松症中西医结合防治方案(2023 年版)》的通知	福建省卫生健康委员会	2023 年 7 月 29 日
20	关于印发《儿童肺炎支原体肺炎中医药干预建议方案》的通知	四川省中医药管理局	2023 年 11 月 6 日
21	关于印发《广东省 2023 年秋冬季中医药治未病指引》的通知	广东省中医药局办公室	2023 年 11 月 14 日
22	市卫生健康委关于印发天津市 2023 年冬季儿童呼吸道疾病中医药防治推荐方案的通知	天津市卫生健康委员会	2023 年 11 月 22 日
23	关于印发陕西省 2023 年冬季儿童急性呼吸道感染性疾病中医药防治方案的通知	陕西省卫生健康委员会、陕西省中医药管理局	2023 年 11 月 29 日

续 表

序号	文件名称	发布机构	成文日期
24	关于印发《儿童肺炎支原体肺炎中医药防治方案》和《儿童流行性感冒中医药防治方案》的通知	山西省卫生健康委员会	2023年11月30日
25	关于印发《山东省儿童肺炎支原体肺炎中医诊疗方案》的通知	山东省卫生健康委员会	2023年12月11日
26	关于印发儿童急性呼吸道感染性疾病中医药、蒙医药防治方案(2023版)的通知	内蒙古自治区卫生健康委员会办公室	2023年12月11日
27	关于印发急性呼吸道感染性疾病中医药蒙医药防治方案(2023年版)的通知	内蒙古自治区卫生健康委员会办公室	2023年12月11日
28	关于印发2023—2024年广东冬春季流行性感冒中医药居家防治康指引的通知	广东省中医药局办公室	2023年12月15日
29	关于印发《福建省中西医结合诊治儿童肺炎支原体肺炎专家共识(2023年12月版)》的通知	福建省卫生健康委员会、福建省中医药管理局	2023年12月19日
30	关于印发《山东省2023年冬春季呼吸道感染性疾病中医药防治方案》的通知	山东省卫生健康委员会	2023年12月19日

各省(区、市)落实国家部委发布的关于中药材生产及加工管理、中药饮片炮制、中药配方颗粒生产、中药制剂配制、中医医疗器械注册、藏医药规范化建设等政策,制定了相关标准,保证中医药合理、规范应用,促进中医药的可持续发展,见表2-11。

表2-11 各省(区、市)中医药标准化相关政策文件

序号	文件名称	发布机构	成文日期
1	关于进一步加强中药饮片质量管理和促进产业高质量发展的通知	上海市药品监督管理局、上海市经济和信息化委员会、上海市卫生健康委员会、上海市中医药管理局	2023年1月1日
2	关于印发《陕西省中药材质量追溯体系管理办法(试行)》的通知	陕西省中医药管理局、陕西省工业和信息化厅、陕西省农业农村厅、陕西省商务厅、陕西省卫生健康委员会、陕西省林业局、陕西省医疗保障局、陕西省药品监督管理局	2023年1月28日
3	关于印发《青海省医疗机构应用传统工艺配制中药民族药制剂备案管理实施细则》的通知	青海省药品监督管理局、青海省卫生健康委员会	2023年3月15日
4	关于执行女贞子等61个中药饮片炮制规范的通知	河南省药品监督管理局综合处	2023年3月24日
5	关于印发推进中药材生产质量管理规范实施意见的通知	安徽省药品监督管理局、安徽省农业农村厅、安徽省卫生健康委员会、安徽省林业局	2023年4月2日
6	关于颁布冬葵果配方颗粒等92种中药配方颗粒质量标准(第三批)的通告	青海省药品监督管理局	2023年4月11日

序号	文件名称	发布机构	成文日期
7	关于公布《黑龙江省重点保护野生药材物种名录(试行)》的通知	黑龙江省中医药管理局、黑龙江省农业农村厅、黑龙江省药品监督管理局	2023年4月12日
8	关于印发《藏医疾病分类与代码》的通知	青海省卫生健康委员会办公室	2023年4月25日
9	关于发布河南省产地趁鲜切制加工中药材品种目录(第二批)的公告	河南省药品监督管理局	2023年4月27日
10	关于进一步推进本市中药饮片全流程追溯临床应用试点工作的通知	上海市卫生健康委员会、上海市中医药管理局、上海市药品监督管理局、上海市医疗保障局、上海市商务委员会	2023年5月23日
11	关于印发《重庆市药品监督管理局实施中药材生产质量管理规范工作指导原则》的通知	重庆市药品监督管理局	2023年8月2日
12	关于发布河南省灸疗器具产品注册审查指导原则的通知	河南省药品监督管理局	2023年9月8日
13	关于发布实施第八批13个品种《河南省中药配方颗粒标准(试行)》的公告	河南省药品监督管理局	2023年9月11日
14	关于印发《四川省推进〈中药材生产质量管理规范〉监督实施示范建设工作实施细则》的通知	四川省药品监督管理局、四川省农业农村厅、四川省林业和草原局、四川省医疗保障局、四川省中医药管理局	2023年10月9日
15	关于印发《广西地方特色食品中使用的中药材品种目录管理办法》的通知	广西壮族自治区卫生健康委员会、广西壮族自治区中医药管理局	2023年10月31日
16	关于发布《西藏自治区中(藏)药标准管理实施细则》的公告	西藏自治区药品监督管理局	2023年12月5日
17	关于发布实施《河南省中药材标准》(2023年版)的公告	河南省药品监督管理局	2023年12月8日
18	关于实施《重庆市中药材标准》(2023年版)和《重庆市中药饮片炮制规范》(2023年版)的公告	重庆市药品监督管理局	2023年12月18日

为规范中医医疗机构建设、中医诊疗行为和中药饮片/制剂使用，保证群众就医安全，深化医疗保障制度改革和医药卫生体制改革，各省(区、市)制定相关法规制度，促进中医药行业健康发展，见表2-12。

表2-12　各省(区、市)中医药管理建设政策文件

序号	文件名称	发布机构	成文日期
1	关于加强基层医疗卫生机构绩效评价实施方案(试行)的通知	广西壮族自治区卫生健康委员会办公室、广西壮族自治区中医药管理局办公室	2023年1月9日

续 表

序号	文件名称	发布机构	成文日期
2	关于印发重庆市中医医疗机构医疗质量控制中心管理办法(试行)的通知	重庆市卫生健康委员会	2023 年 1 月 19 日
3	关于印发《2023 年全省中医医疗机构依法执业监督检查工作方案》的通知	吉林省中医药管理局	2023 年 2 月 15 日
4	关于开展上海市中医药特色示范社区卫生服务站(村卫生室)建设的通知	上海市卫生健康委员会、上海市中医药管理局、上海市财政局	2023 年 2 月 24 日
5	市卫生健康委转发国家卫生健康委　国家中医药管理局关于印发诊所备案管理暂行办法的通知	天津市卫生健康委员会	2023 年 2 月 27 日
6	关于印发进一步明确全区医疗机构管理有关规定的通知	广西壮族自治区卫生健康委员会、广西壮族自治区中医药管理局	2023 年 2 月 28 日
7	《云南省中医药条例》	云南省第十四届人民代表大会常务委员会	2023 年 3 月 24 日
8	关于进一步加强冬病夏治穴位贴敷技术应用管理的通知	安徽省中医药管理局	2023 年 4 月 24 日
9	关于开展冬病夏治穴位贴敷服务技术应用管理专项评估的通知	安徽省中医药管理局	2023 年 6 月 13 日
10	关于印发《江西省非中医类别执业医师采用中医药技术方法的执业管理办法》的通知	江西省中医药管理局、江西省卫生健康委员会	2023 年 6 月 14 日
11	关于加强医疗机构中药制剂调剂使用管理的通知	吉林省中医药管理局、吉林省卫生健康委员会、吉林省药品监督管理局、吉林省医疗保障局	2023 年 6 月 25 日
12	关于印发广西壮族自治区推进紧密型县域医疗卫生共同体医保支付方式改革实施方案的通知	广西壮族自治区医疗保障局、广西壮族自治区财政厅、广西壮族自治区卫生健康委员会、广西壮族自治区中医药管理局	2023 年 6 月 29 日
13	关于开展部分中医病种付费工作的通知	广西壮族自治区医疗保障局、广西壮族自治区中医药管理局	2023 年 6 月 30 日
14	关于在区域 DRG 付费中开展中医优势病种按疗效价值付费的通知(试行)	湖南省医疗保障局、湖南省中医药管理局、湖南省卫生健康委员会	2023 年 7 月 14 日
15	关于进一步明确湖南省中医类别执业医师执业范围及规范非中医类别执业医师开展中医诊疗活动的通知	湖南省卫生健康委员会、湖南省中医药局	2023 年 7 月 25 日
16	关于加强医疗机构中药制剂调剂使用管理工作的通知	湖南省卫生健康委员会、湖南省医疗保障局、湖南省药品监督管理局、湖南省中医药管理局	2023 年 8 月 23 日
17	关于印发《重庆市医疗机构应用传统工艺配制中药制剂备案管理实施细则》的通知	重庆市药品监督管理局	2023 年 9 月 4 日
18	关于明确省直医疗机构中药饮片及中药配方颗粒集中采购政策的通知	安徽省卫生健康委员会、安徽省医疗保障局、安徽省中医药管理局	2023 年 9 月 14 日
19	关于印发北京市诊所备案管理暂行办法的通知	北京市卫生健康委员会、北京市中医管理局	2023 年 11 月 14 日

续 表

序号	文件名称	发布机构	成文日期
20	关于印发《〈辽宁省中医药条例〉宣传贯彻落实工作方案》的通知	辽宁省卫生健康委员会办公室	2023年11月22日
21	关于印发《山东省中医医院评审办法》的通知	山东省卫生健康委员会	2023年11月27日
22	关于印发《重庆市医疗机构委托中药饮片生产经营企业提供中药饮片代煎、配送服务质量管理规范(试行)》的通知	重庆市卫生健康委员会、重庆市中医管理局、重庆市药品监督管理局	2023年12月15日

各省(区、市)为促进中医药人才队伍培养、科技创新体系建设方面,结合自身情况制定了相关政策,提高中医从业人员的临床诊疗水平和科研能力,推进中医药高质量传承创新发展,见表2-13;为推动中医药文化传播交流,在中医药文化建设、古籍资料整理、旅游示范区建设方面制定了相关方案,多途径弘扬中医药传统文化,见表2-14。

表2-13 各省(区、市)中医药人才培养政策文件

序号	文件名称	发布机构	成文日期
1	关于印发福建省中医医术确有专长人员医师资格考核注册管理实施细则的通知	福建省卫生健康委员会	2023年2月9日
2	关于开展2023年全国中药特色技术传承人才培训项目培养对象选拔工作的通知	浙江省中医药管理局	2023年2月16日
3	关于印发北京中医药薪火传承"新3+3"工程实施方案的通知	北京市中医管理局	2023年3月1日
4	市卫生健康委 市教委 市人社局印发 关于加强我市新时代中医药人才工作的实施方案(2023—2025年)的通知	天津市卫生健康委员会	2023年3月7日
5	北京市中医管理局关于协助组建中医药国际交流人才库工作的通知	北京市中医管理局	2023年3月20日
6	关于印发《上海市关于加强新时代中医药人才工作的若干举措》的通知	上海市卫生健康委员会、上海市教育委员会、上海市人力资源和社会保障局、上海市中医药管理局	2023年3月28日
7	关于印发《四川省中医药专业技术人员职称申报评审基本条件》《四川省基层中医药专业技术人员高级职称申报评审基本条件》的通知	四川省中医药管理局、四川省人力资源和社会保障厅	2023年4月23日
8	关于表彰第三届河南省名中医的决定	河南省人力资源和社会保障厅、河南省卫生健康委员会、河南省中医管理局	2023年4月24日
9	关于印发重庆市非中医类别执业医师学习中医管理办法(试行)的通知	重庆市卫生健康委员会	2023年5月31日

续 表

序号	文件名称	发布机构	成文日期
10	关于印发《江西省中医药人才发展行动方案(2023—2025年)》的通知	江西省中医药管理局	2023年6月6日
11	关于印发《云南省卫生专业技术人员职称评价标准条件(试行)》的通知	云南省人力资源和社会保障厅、云南省卫生健康委员会	2023年6月6日
12	关于印发《福建省西学中高级人才研修项目实施方案》的通知	福建省卫生健康委员会	2023年6月8日
13	关于加强非中医类别医师学习中医培训基地建设的通知	浙江省中医药管理局	2023年6月9日
14	关于开展2023年中医馆骨干人才培训项目的通知	浙江省中医药管理局	2023年6月9日
15	关于印发《吉林省"中医药大讲堂"活动实施方案》的通知	吉林省中医药管理局	2023年6月26日
16	关于印发《江西省非中医类别医师学习中医培训方案》的通知	江西省中医药管理局	2023年7月20日
17	关于印发云南省名中医评选办法的通知	云南省卫生健康委员会	2023年9月6日
18	关于印发《陕西省非中医类别医师学习中医培训工作结业考核实施方案(试行)》的通知	陕西省中医药管理局	2023年9月11日
19	关于加强新时代中医药人才工作的实施意见	贵州省中医药管理局、贵州省教育厅、贵州省人力资源和社会保障厅、贵州省卫生健康委员会	2023年9月18日
20	关于开展青海省名中藏蒙医评选工作的通知	青海省人力资源和社会保障厅、青海省卫生健康委员会	2023年9月28日
21	关于印发黑龙江省首届龙江名中医和龙江青年名中医评选方案的通知	黑龙江省人力资源和社会保障厅、黑龙江省卫生健康委员会、黑龙江省中医药管理局	2023年11月9日
22	关于印发《湖北省中医药科技创新体系建设实施方案》的通知	湖北省卫生健康委员会、湖北省科技厅	2023年11月16日
23	关于印发《上海市基层非中类别医师学习中医培训大纲(试行)》的通知	上海市卫生健康委员会、上海市中医药管理局	2023年11月21日
24	《湖北省关于加强新时代中医药人才工作的实施意见》的通知	湖北省卫生健康委员会、湖北省教育厅、湖北省人力资源和社会保障厅	2023年12月22日

表2-14 各省(区、市)中医药文化传播政策文件

序号	文件名称	发布机构	成文日期
1	关于印发《2023年陕西省中医药文化建设指导意见》的通知	陕西省中医药管理局	2023年2月1日
2	关于开展中医药古籍及地方文献征集工作的通知	福建省卫生健康委员会	2023年3月23日

续　表

序号	文件名称	发布机构	成文日期
3	关于印发《四川省贯彻落实〈“十四五”中医药文化弘扬工程实施方案〉责任分工方案》的通知	四川省中医药管理局、四川省委宣传部、四川省委统战部、四川省委外事办公室、四川省教育厅、四川省商务厅、四川省文旅厅、四川省卫生健康委员会、四川省广播电视局、四川省文物局	2023年4月13日
4	关于印发《安徽省中医药文化弘扬工程行动方案》的通知	安徽省卫生健康委员会、中共安徽省委宣传部、安徽省教育厅、安徽省商务厅、安徽省文化和旅游厅、安徽省广播电视局、安徽省中医药管理局	2023年6月21日
5	关于进一步加强中医药科普工作的通知	陕西省中医药管理局	2023年7月6日
6	关于印发《贵州省中医药健康旅游示范区（基地、项目）认定管理办法（试行）》的通知	贵州省中医药管理局、贵州省文化和旅游厅、贵州省卫生健康委员会、贵州省林业局	2023年7月24日
7	关于印发进一步提升全省公民中医药健康文化素养水平指导意见的通知	福建省卫生健康委员会	2023年8月7日
8	关于印发《广东省中医药文化弘扬工程实施方案（2023—2025）》的通知	广东省中医药局、中共广东省委宣传部、中共广东省委统战部、中共广东省委外事工作委员会办公室、广东省教育厅、广东省商务厅、广东省文化和旅游厅、广东省卫生健康委员会、广东省广播电视局	2023年8月10日
9	关于印发《湖南省中医药康养旅游省级示范体验基地建设指南（试行）》的通知	湖南省中医药管理局	2023年8月18日
10	省人民政府关于组建湖北时珍实验室的通知	湖北省人民政府	2023年8月22日
11	江西省中医药文化弘扬工程实施计划（2023—2025年）	江西省中医药管理局	2023年8月25日
12	关于印发《河南省中医药文化弘扬工程实施方案》的通知	河南省卫生健康委员会、中共河南省委宣传部、河南省教育厅、河南省商务厅、河南省文化和旅游厅、河南省广播电视局、河南省文物局	2023年11月13日
13	关于确定2023年江苏省中医药健康旅游示范单位的通知	江苏省卫生健康委员会、江苏省文化和旅游厅、江苏省林业局、江苏省中医药管理局	2023年12月6日
14	关于印发《湖北省中医药文化弘扬工程行动方案》的通知	湖北省卫生健康委员会、中共湖北省委宣传部、湖北省教育厅、湖北省商务厅、湖北省文化和旅游厅、湖北省广播电视局	2023年12月11日
15	关于印发《北京中医药“三名”陈列室建设指引》的通知	北京市中医管理局	2023年7月28日

第二节 研究计划部署情况

一、科技规划部署

2023 年是贯彻党的二十大精神的开局之年，是实施“十四五”规划承前启后的关键一年，也是中医药高质量发展奋进之年。2023 年 2 月，国务院办公厅印发《中医药振兴发展重大工程实施方案》，统筹部署了中医药健康服务高质量发展工程等 8 项重点工程，安排了 26 个建设项目，进一步加大“十四五”期间对中医药发展的支持力度。作为贯彻落实党的二十大精神和习近平总书记关于中医药工作重要论述的具体体现之一，也是国家大力发展中医药事业的战略举措，为新时期中医药传承创新发展提供有力支撑，注入强劲动力。

“十四五”期间，通过实施中医药振兴发展重大工程，围绕国家战略需求及中医药重大科学问题，进一步加快中医药科技创新平台建设，加强中医药科技创新重点项目和关键技术装备项目布局，推进建设符合中医药特点的中医药科技创新体系，传承发展好中医药。在推动中医药科技创新方面布局了“中医药传承创新和现代化工程”，部署了一系列重要举措和建设任务。

1. 中医药科技创新平台建设

依托现有资源，建设若干中医药相关多学科交叉融合的全国重点实验室、中医类国家临床医学研究中心和 30 个左右国家中医药传承创新中心、100 个左右国家中医药管理局重点实验室，提升中医药科技服务能力及协同创新能力。依托国家和省级药品检验机构，建设 30 个左右国家药监局中药市场质量监控和评价重点实验室、30 个左右国家药监局中药安全监测和风险评估重点实验室，整体提升药品检验机构的中药质量评价能力。

2. 中医药古籍文献传承

一是依托现有数字平台建设中医药古籍数字图书馆，建立中医药古籍人工智能技术应用平台和中医药知识服务系统，推动中医药古籍数字化挖掘，打造中医药古籍数字化服务应用产品。二是依托现有机构，改善中医药行业古籍保护条件，全面开展中医药古籍文物定级、建档、备案工作，加大濒危珍贵古籍保护修复力度，提升中医药古籍保护及利用能力。

3. 中医药科技重点项目研究

一是开展中医药防治重大疑难疾病临床方案优化研究、中医药疗效与作用机制研究、临床循证研究及评价研究，组织筛选 50 个中医优势病种。二是开展中医药基础理论研究，推动中医理论的原始创新，阐明作用机制，助力临床精准诊疗。三是研发一批临床疗效好、科技含量高、创新性强、拥有自主知识产权的中药新药。

4. 中医药关键技术装备研究

一是开展中医特色诊断治疗装备研究，研发中医数字化辅助诊断装备、中医特色疗法智能化装备、中医治未病现代化装备。二是开展中药品质智能辨识与控制工程化技术装备研究，研发推广中药材生产与品质保障、中药饮片智能炮制控制与调剂工程化、中成药制造核心工艺数字化与智能控制等技术装备。三是开展中医药技术装备共性标准等可度量技术规范体系建设和应用转化，研发中医现代“铜人”，开展中医药技术装备在慢性病防控中的应用示范。

5. 做大做强中国中医科学院

一是调整优化中国中医科学院科技发展布局，加大对基础研究、弱势和小众学科的支持力度，做强一批在国内外有影响力的优势学科。二是加强青蒿素研究中心、中国中医药循证医学中心、中医药疫病防控中心等建设，形成具有行业领先水平的科技创新高地。三是实施中国中医科学院人才强院计划，加强中医药教育教学和人才培养。四是指导省级中医药科研院所加强能力建设。

二、科技项目设置

2023 年，国家科技部发布了“十四五”国家重点研发计划“中医药现代化”重点专项第二批项目申报指南，继续围绕“中医原创理论系统化诠释与创新”“中医药经典与经验传承创新研究”“中医药防治疾病临床价值提升”“中医药产业高质量发展关键技术攻关”四大任务，按照基础前沿技术、共性关键技术、应用示范，部署 18 个方向研究，具体见表 2 - 15。其中，在国家重点研发计划中围绕“新型中医非药物疗法的理论构建和现代诠释”“免疫相关疑难病的中医诊疗规律系统化研究”“具有重要药用价值的中药生物制造”“中药质量化学—生物评价关键技术”“中药延缓衰老的评价技术与整合机制解析”五个方向分别部署了青年科学家项目。

表 2-15　国家重点研发计划"中医药现代化"重点专项 2023 年度研究方向部署

技术方向	具体研究任务
中医原创理论系统化诠释与创新	新型中医非药物疗法的理论构建和现代诠释(平行设立青年科学家项目)
	祛邪类中药功效与配伍的科学表征研究
中医药经典与经验传承创新研究	面向重大疾病临床需求的中医药典籍挖掘与知识体系构建
	中医个性化诊疗模式的临床评价方法学构建与示范研究
	少数民族医药优势病种理论与评价系统研究
中医药防治疾病临床价值提升	恶性肿瘤的中西医结合关键技术与诊疗方案研究
	中医药应对重大新发疫病的防治一体化研究
	免疫相关疑难病的中医诊疗规律系统化研究(平行设立青年科学家项目)
	消化系统中医优势病种的诊疗规律系统化研究
	中医核心康复技术规范与应用研究
	慢性阻塞性肺疾病中西医结合诊疗方案及关键技术研究(揭榜挂帅榜单)
中医药产业高质量发展关键技术攻关	中药材品质形成的时空分析及拟境栽培研究示范
	具有重要药用价值的中药生物制造(平行设立青年科学家项目)
	中药质量化学—生物评价关键技术(平行设立青年科学家项目)
	中药质量现场快速检测技术研究
	中药饮片炒炙智能识别与生产控制技术研究
	中药延缓衰老的评价技术与整合机制解析(平行设立青年科学家项目)
	少数民族药整体质量控制及大品种研究
	中药干燥、成型绿色智能制造关键技术研究与示范

重点专项还发布了"揭榜挂帅"榜单,围绕"面向人民健康需求"重大应用场景,聚焦慢性阻塞性肺疾病(慢阻肺)肺功能下降、反复急性加重、病死率高等严重公共卫生问题,开展慢性阻塞性肺疾病中西医结合诊疗方案及关键技术研究。

同时,国家卫健委发布了"科技创新 2030—'癌症、心脑血管、呼吸和代谢性疾病防治研究'重大项目"(四大慢病)。重大项目以解决癌症、心脑血管、呼吸和代谢性疾病等重大疾病防诊治难题为重点,坚持中西医并重,围绕形成慢病防治"中国方案"部署相关发病机制、防筛技术、临床诊疗、示范推广等方面研究和攻关。围绕疾病防治关键问题,坚持需求导向、问题导向,以公开竞争、定向择优的方式启动 75 个重点研究方向,其中涉及 10 项中医药特色研究方向(表 2-16)。

此外,重大专项还部署了支撑平台技术和示范推广研究,并创新试点"青年人才培育计划"支持 35 周岁以下青年科研人员开展具有防诊治价值的临床和公共卫生研究,为青年科研人员"增机会"。

表 2-16　2023 年度"科技创新 2030—'癌症、心脑血管、呼吸和代谢性疾病防治研究'重大项目"国家重大项目部署中医药特色研究方向

技术方向	具体研究任务
癌症	中医药协同提升免疫治疗晚期肺癌临床疗效的干预方案研究
	蒽环类药物/免疫治疗相关心脏损伤的中医药干预方案研究
	放射治疗相关黏膜损伤(口腔黏膜炎、直肠炎)的中医药干预研究
心脑血管疾病	心脑血管病糖尿病共患病人群中医药降低血管事件风险研究
	冠状动脉介入治疗(PCI)后胸痛人群的中医药干预效果评价研究
	脑血管病相关认知障碍的中医药方案优化研究
呼吸疾病	肺血栓栓塞症中西医结合防治方案研究
	慢性气道疾病中西医协同防治技术与方案应用研究
代谢性疾病	中西医结合一体化治疗糖尿病微血管并发症临床评价研究
	代谢综合征的心脑血管事件风险中医药管理方案优化研究

国家自然科学基金委员会医学科学部根据国家重大需求,结合学科发展战略和优先资助方向,确定 2023 年度 42 个重点项目立项领域,其中 4 个立项领域涉及中医药研究内容,具体见表 2-17。同时,国家自然科学基金委员会设立"'未病'状态表征与机制研究"专项项目,以糖尿病为代表的慢性代谢性疾病已成为我国公共卫生领域的重大挑战,本项目拟聚焦糖尿病"未病"关键时期,根据中医病机演变理论,结合多学科交叉研究技术方法,提取可以表征"未病"状态演进的宏微观指标与核心参数,系统阐释"未病"变化规律及其生物学机制,构建"未病"状态和临界转变的数学模型,探索疾病预警和诊疗新技术,为实现早期干预、逆转重大代谢性疾病提供科学支撑。

表 2-17　2023 年度国家自然科学基金委员会医学科学部重点项目中医药立项领域

序号	立项领域名称
1	补益类中药调节神经—内分泌—免疫网络的机制
2	炎症性肠病的中西医结合防治策略与机制研究
3	"肾主生殖"理论干预生殖障碍的生物学基础研究
4	针灸调控自主神经的效应特点及机制研究

2023

中医药发展报告

第三章

中医药科学研究

第一节
中文期刊论文情况分析

在中国生物医学文献服务系统(SinoMed)中，利用分类检索功能检索“中国医学”，文献来源限定为中文文献，时间限定为2023年1月1日至2023年12月31日。具体检索式：("R2"[分类号:扩展]) AND ("2023"[时间])，最终检索到90 357篇中国医学文献。根据《中国图书馆分类法-医学专业分类法》对90 357篇文献所属学科进行梳理分类，包括“中医基础医学”相关论文48 128篇，“中药学”相关论文27 683篇，“中医内科学”相关论文21 841篇，“中医学总论”21 813篇，“中医临床医学”18 859篇，“中医预防医学与卫生学”18 766篇，“中医外科学”16 708篇，“中医肿瘤学”13 758篇，“中医神经病学与精神病学”10 361篇，“中医妇产科学”3 986篇，“中医特种医学”2 840篇，“中医儿科学”2 746篇，“中医皮肤病学与性病学”2 323篇，“中医眼科学”1 137篇，“中医耳鼻咽喉科学”1 117篇，“中医口腔科学”974篇。

一、地域分布

全国34个省级行政区参与发文数量见图3-1。排名前5位的分别是北京(n=9 164，10.3%)、河南(n=6 493，7.3%)、江苏(n=6 283，7%)、广东(n=5 758，6.5%)和山东(n=5 679，6.4%)。按照不同的地域划分，发文数量从多到少依次是华东(n=31 055，34.8%)、华北(n=16 568，18.6%)、华中(n=12 532，14.1%)、华南(n=8 864，9.9%)、西南(n=7 552，8.5%)、西北(n=6 858，7.7%)和东北(n=5 716，6.4%)。

二、研究机构

参与2023年“中国医学”相关论文发表的前20位机构如图3-2所示。发文数量前5位

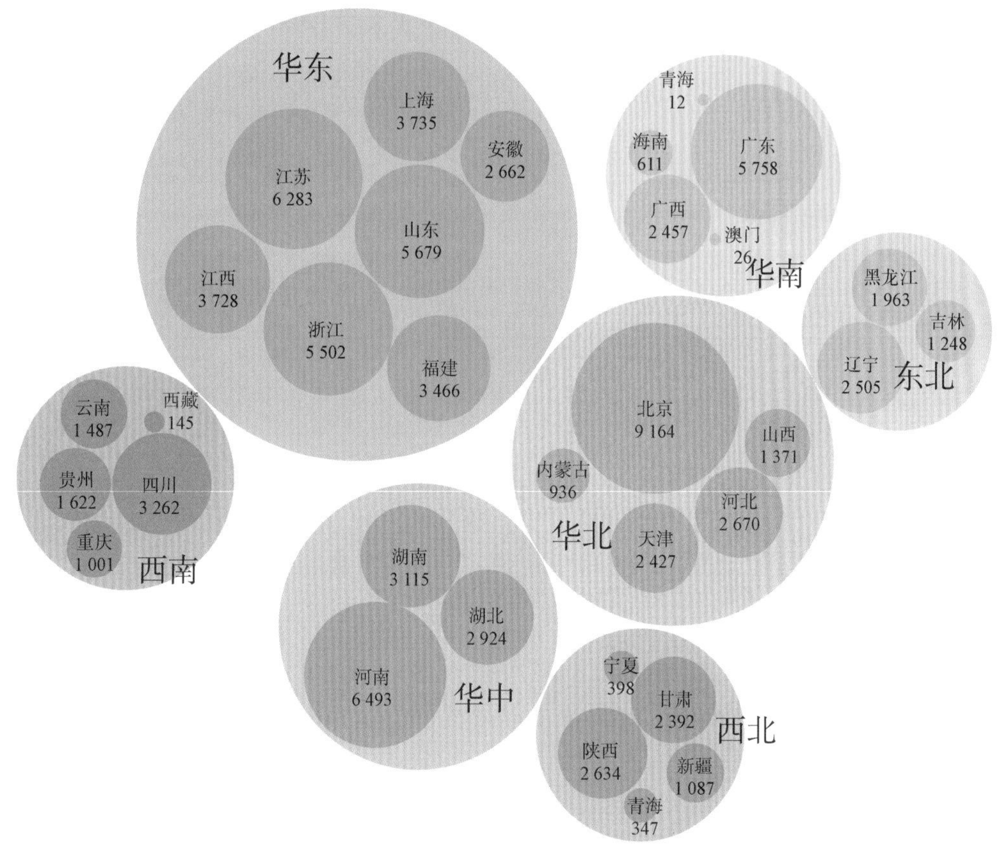

图 3-1　34 个省级行政区参与发文数量分布

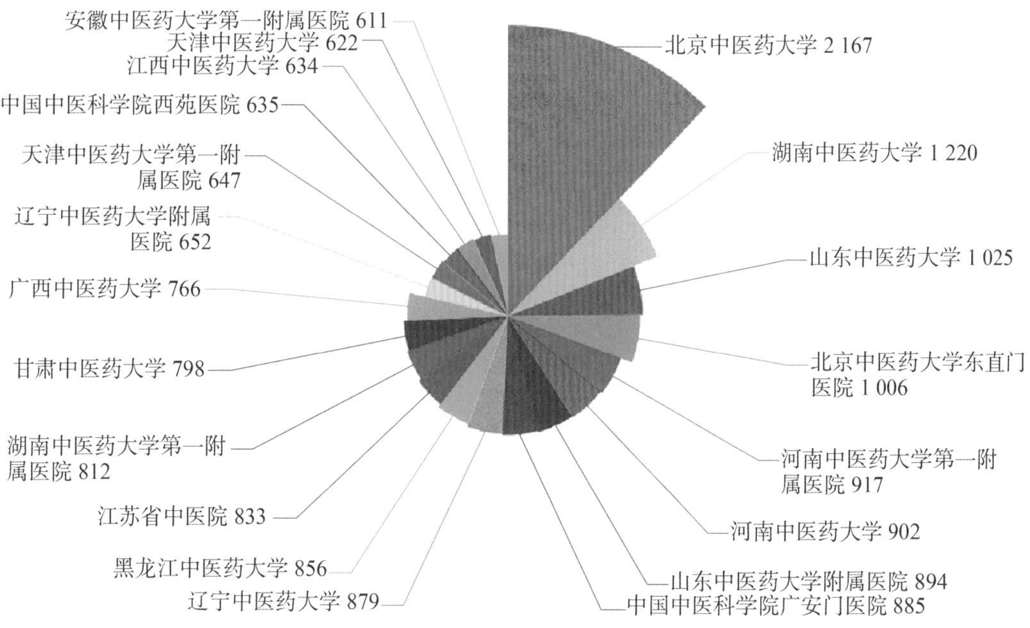

图 3-2　参与发文前 20 位机构参与发文数量

机构分别是北京中医药大学(n=2 167)、湖南中医药大学(n=1 220)、山东中医药大学(n=1 025)、北京中医药大学东直门医院(n=1 006)和河南中医药大学第一附属医院(n=917)。

三、其他参与国家

全球共16个国家参与发文,见图3-3。参与发文最多的是美国(56篇),其次是德国(12篇)、澳大利亚(9篇)、英国(8篇)、法国(8篇)和朝鲜(8篇)。

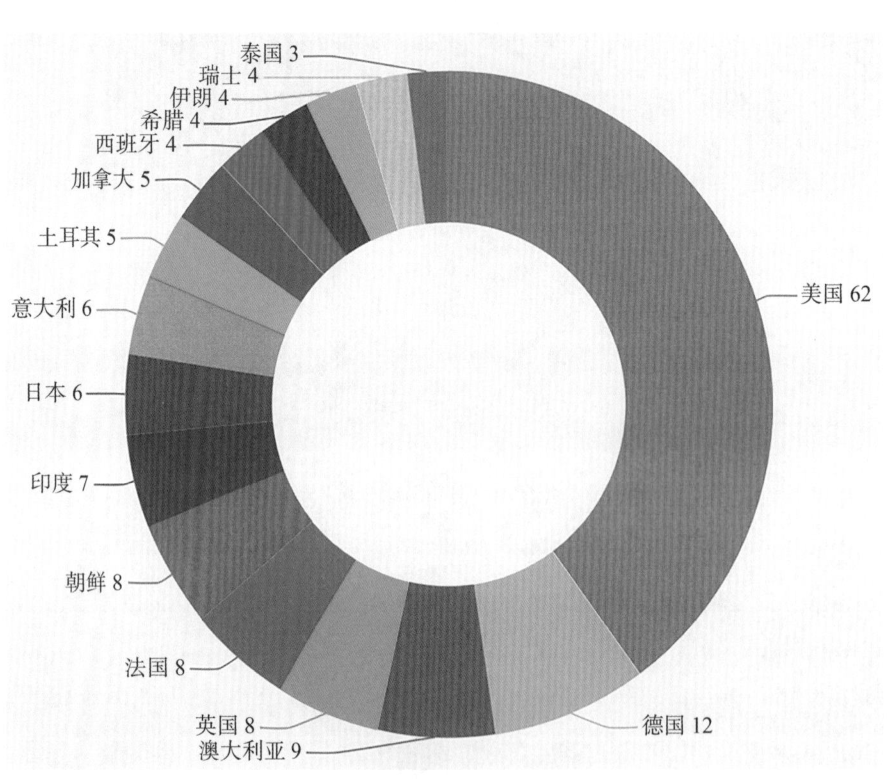

图3-3 其他国家参与发文数量分布

四、发表期刊

刊载2023年“中国医学”相关论文的前20位期刊见表3-1。前5位分别是《中医药管理杂志》(1 427篇)、《中国中医药现代远程教育》(1 307篇)、《光明中医》(1 263篇)、《中华中医药杂志》(1 150篇)和《实用中医药杂志》(1 090篇)。

表 3-1　载文前 20 位期刊信息一览表

排序	期刊名称	刊文数量(篇)	排序	期刊名称	刊文数量(篇)
1	中医药管理杂志	1 427	11	时珍国医国药	787
2	中国中医药现代远程教育	1 307	12	中国实验方剂学杂志	781
3	光明中医	1 263	13	中成药	727
4	中华中医药杂志	1 150	14	辽宁中医杂志	688
5	实用中医药杂志	1 090	15	四川中医	645
6	中医临床研究	1 060	16	亚太传统医药	645
7	内蒙古中医药	901	17	世界中医药	638
8	新中医	870	18	中华中医药学刊	598
9	中国民间疗法	853	19	中国民族民间医药	578
10	中草药	838	20	中国中药杂志	575

五、主要学科研究主题

1. 中医基础医学

在中医基础医学领域,研究主题涉及新技术的开发与应用、疾病诊断、生理病理、体征和症状、疾病治疗、分子细胞实验等方面。具体来讲,研究技术涉及 α 促黑素、γ 促黑素、氨基酸类、肽类和蛋白质的应用,此为疾病的机制解析与治疗提供了证据。生理病理、体征和症状的分析则有助于准确诊断和监测疾病进展。疾病研究范围广泛,包括肿瘤、心血管疾病(如高血压、冠心病)、神经系统疾病(如脑脊髓炎)、消化系统疾病(如胃溃疡、肠炎)、肌骨骼疾病(如骨关节炎、肌肉萎缩)、泌尿生殖系统疾病、感染(包括各种细菌和病毒性疾病)、呼吸道疾病(如慢性阻塞性肺疾病、支气管炎)、内分泌系统疾病(如糖尿病、甲状腺疾病)、免疫系统疾病(如系统性红斑狼疮)、先天性遗传性新生儿疾病(如 Wolfram 综合征)、皮肤和结缔组织疾病(如白塞综合征)、口颌疾病、耳鼻咽喉疾病、化学诱导疾病以及环境因素诱发疾病等。研究还涉及了疾病的生物因子、酶类和辅酶类的作用机制和临床应用。例如,生物因子的功能探索能够揭示疾病的生物学基础,而酶类和辅酶类的作用机制探索则有助于理解其在病理状态中的作用及其潜在的治疗靶点。化学诱导疾病和环境因素诱发疾病则探讨了外部因素如何影响疾病发生的机制。诊断技术创新和实际应用研究对提高疾病的早期发现与精准治疗至关重要。同时,深入探讨疾病的发病机制不仅为新治疗策略提供了科学依据,还促进了治疗方法的不断改进。此外,中医麻醉与镇痛技术的开发也是基础医学中的一个重要研究方向，致力于为临床医学提供更多有效的治疗选择与技术支持。

2. 中药学

中药学的研究不仅包括传统的药效学和药理学，还涵盖了现代生物技术和药物化学的最新进展。研究主题涉及多个层面，从基础理论到临床应用，再到药物开发，形成了一个全面而系统的学科建设体系。中药学基础理论研究涵盖中药药性、药味和归经等传统知识，以及结合现代生物技术探索中药成分如 α 促黑素、γ 促黑素、氨基酸类、肽类和蛋白质的作用机制。在疾病方面，中药学不仅关注肿瘤、心血管疾病、神经系统疾病（如脑脊髓炎）、消化系统疾病、肌骨骼疾病等常见疾病，还涵盖了内分泌系统疾病、免疫系统疾病、感染、呼吸道疾病等复杂病症。这为病理状态的深入分析、诊断技术的创新以及治疗学的不断发展提供了宝贵的证据支持。药物化学研究专注于中药中有机化学品的成分，如杂环化合物及其衍生物，探讨这些成分的结构特征、化学性质及其在药物中的应用。生物因子的研究，如中药对酶类和辅酶类的影响，进一步揭示了中药在调节体内生理和病理状态中的具体作用。病理状态、体征和症状的分析则有助于准确把握中药在各种疾病中的应用效果和机制。现代中药学的研究还包括对中药复方的探讨，特别是如何将传统中药与现代药物（如化学诱导疾病的研究和新药开发）相结合，优化治疗方案。通过对设备与供应、外科手术、麻醉与镇痛等领域的研究，中药学不断推动其在现代医学中的应用进程。总之，中药学的研究主题不仅致力于提供中药在各种疾病治疗中的科学依据，也促进了中药与现代医学的结合，为未来的药物开发和临床应用奠定了坚实的基础。

3. 中医内科学

中医内科学研究致力于通过结合传统中医理论与现代科学技术，系统研究内科疾病的诊断与治疗，以揭示中医药在各种疾病治疗中的科学基础和实际效果。研究主题包括：①病因病机。通过对内科疾病病理状态和体征进行分析，结合中医理论的阴阳、气血、脏腑理论，深入探讨疾病发生的原因及其机制，揭示中医内科治疗的独特优势和科学依据。②诊断与辨证施治。研究致力于提高中医诊断的准确性和科学性，通过现代医学技术（如影像学检查、实验室检测）与中医辨证方法的结合，优化内科疾病的诊断流程。辨证施治研究强调中药方剂的个体化应用，结合疾病的不同阶段和患者的体质特点，制定针对性的治疗方案。③治疗机制与药效学研究。中医内科学的治疗机制研究涵盖中药的药效学和药理学。研究探讨药物调节内科疾病中的具体作用机制，例如，中药在抗炎、抗氧化、免疫调节等方面的探索，有助于理解其在疾病中的具体作用机制。另外，现代药物化学和药代动力学研究也为中药的开发与应用提供了新的视角。④临床应用与疗效评价。中医内科学临床应用研究关注中医药在治疗各类内科疾病中的实际效果，包括对肿瘤、心血管疾病、神经系统疾病、消化系统疾病、呼吸道疾病等的疗效。通过系统的临床试验和病例分析，评估中药的疗效、安全性和长期效果。此外，中医内科学还研究中药复方的协同作用及其与现代药物的联合应用，以提高治疗效果和减少副作用。总之，中医内科学研究不仅推动了中医药的现代化进程，也为内科疾病的诊疗提供了新的理论支持和实践指导。

4. 中医临床医学

中医临床医学是中医学科的核心领域，研究专注于将中医理论应用于临床实践，以诊断和治疗各种疾病。该领域涵盖了中医诊断技术、中药治疗、针灸疗法、推拿治疗等传统中医治疗方法，以及如何将这些方法与现代医学技术结合以提高疗效。在诊断技术方面，包括如何将中医的辨证论治与现代医学的检查手段相结合，优化诊断过程。在临床研究方面，包括中医药方剂的设计与优化，如何根据不同疾病的阶段和体质调整治疗方案，以及辨证施治在实际临床中的应用效果。针灸和推拿是中医临床医学中的传统治疗方法，包括针灸和推拿对疼痛管理、功能恢复及疾病调理的效果，并探索其与现代治疗方法的结合。另一个重要研究主题是中西医结合治疗，包括中西医结合治疗的效果评估、治疗方案的优化以及在临床中的应用实践。例如，在慢性病、肿瘤和疑难杂症的治疗中，探索中西医结合的最佳方案，以期达到更好的治疗效果和改善患者的生活质量。中医临床医学的研究还包括对各种治疗方法的疗效评价。例如，通过随机对照试验、观察性研究和大数据分析，评估中医治疗的有效性和安全性。另外，研究内容还涉及如何设计临床试验、数据分析方法以及如何将研究成果转化为临床应用。

5. 中医预防医学与卫生学

中医预防医学与卫生学是中医学科中重要的分支，通过遵循中医理论和方法，实施有效的预防措施以维护和促进健康。中医预防医学与卫生学结合了中医理论、预防医学和卫生学的相关知识，旨在预防疾病的发生与发展，提高个体及群体的健康水平。研究主题包括：①发展中医预防理论与方法。研究中医对健康和疾病的理论框架，包括阴阳平衡、气血调和、脏腑功能等，探索中医如何通过调节这些因素来预防疾病。研究个体化预防，包括饮食调理、生活方式的调整、中药的预防使用以及适合的中医体质分类和干预。另外，还研究了如何通过调整环境因素（如气候、居住条件等）来预防疾病。②中医药的预防作用。研究常用中药和中药复方的预防作用，包括其对免疫系统、内分泌系统等的调节作用。中医膳食疗法基于食物的性质、味道和作用，提供健康饮食建议以预防疾病。③中医与公共卫生的结合。研究如何通过中医理论指导的健康教育和促进活动，在社区中推广健康生活方式，预防常见病和慢性病的发生。研究中医药在流行病(如传染病、流感)防控中的作用,包括中医药对抗病毒、增强免疫的潜在机制;研究如何推广中医体质辨识和个性化健康管理,提升公众的健康意识和自我管理能力。④中医预防医学的未来发展。研究如何推动中医预防医学的科学化进程,建立系统的理论体系和规范化的操作流程。总之,通过系统的方法学探索与实践,中医预防医学与卫生学不仅丰富了预防医学的理论体系,还为全球健康事业提供了独特的视角和解决方案。

6. 中医外科学

中医外科学的新技术研究。传统的中医手术包括疮疡手术、瘘管手术、肿瘤切除等,非手术外科治疗包括拔罐、刮痧、推拿、艾灸等。中医外科手术强调在操作过程中减少对脏腑的损伤,注重术后恢复和中医药的辅助治疗。研究主题包括结合现代医学的影像学技术(如CT、MRI)对中医外科疾病进行更精确的诊断和评估;与现代微创技术(如腹腔镜、内镜)的结合,以减少对患者的创伤,缩短恢复时间;应用生物技术(如干细胞治疗、组织工程)来改善中医外科治疗的效果,探索中医药与现代生物技术的结合点。另一个研究方向是中医外用药的应用,涉及外科疾病的术前准备、术后康复以及慢性病的管理等。另外,推动中医外科学治疗的标准化也是重要研究内容之一。研究还涉及中医外科的未来发展畅想,比如中医外科学与新兴技术(机器人手术、人工智能等)的结合。

7. 中医神经病学与精神病学

在中医神经病学与精神病学领域,研究主题涵盖了神经系统及精神心理疾病的中医诊断与治疗。中医神经病学关注于神经系统疾病,如脑脊髓炎和其他神经系统疾病,这些疾病常被视为气血不足、经络阻滞或脏腑失调的结果。通过中医理论,如阴阳五行、脏腑经络等,结合现代生物因子研究、氨基酸类和蛋白质的生物化学技术,能够为这些疾病提供独特的治疗视角。例如,脑脊髓炎的治疗不仅依赖传统的中药方剂和针灸技术,还结合现代诊断技术,利用影像学和生物标志物进行综合评估。在精神病学方面,中医治疗结合现代医学的研究技术,诸如心理评估技术和脑电图技术,用以增强诊断的精准性和治疗的效果。例如,针对抑郁症的治疗,通过调节脏腑功能、疏肝解郁的方法,以及结合现代治疗学和营养代谢研究,提供了新的治疗方案。结合现代医学的进展,对肿瘤、心血管疾病、内分泌系统疾病、肌骨骼疾病等的研究提供了更为全面的治疗策略。此外,中医精神病学和神经病学的现代化进程还涉及创伤和损伤、免疫系统疾病等领域的研究,通过中西医结合的方式,推动了这些疾病的综合诊疗和预防策略的发展。

8. 中医肿瘤学

研究主题涉及中医对肿瘤的认知，包括对肿瘤的病理状态、体征和症状的分析以及诊断技术的应用。现代医学技术，如生物因子、氨基酸类、肽类和蛋白质等研究，为中医肿瘤学提供了新的视角和工具。这些技术可以帮助揭示肿瘤的分子机制，并为中医药的作用机制提供科学依据。同时，现代诊断技术的应用，如影像学检查和生物标志物的检测，使得肿瘤的早期诊断和监测更加精准，从而提高了治疗效果。此外，研究主题还涉及肿瘤相关的其他疾病和条件，包括心血管疾病、消化系统疾病、内分泌系统疾病等，这些都可能影响肿瘤的发生和发展。中医肿瘤学研究不仅结合了传统中医的治疗方法，还融入了现代生物化学技术和治疗学，如酶类和辅酶类的研究、有机化学品和无机化学品的应用等，推动了中医药在肿瘤治疗中的现代化进程。

9. 中医妇产科学

中医妇产科学在现代医学领域中发挥着重要作用，其研究涉及从女性生理期、妊娠期到产后恢复的全面健康管理。在月经疾病方面，研究内容包括利用传统的辨证施治与现代诊断技术相结合，诊断和治疗如痛经、月经不调等常见问题。比如，研究显示中医中药对调节体内的气血阴阳失衡有显著效果，这与现代研究技术所揭示的体内生物标志物和代谢产物变化密切相关。在妊娠管理方面，研究主题为调节孕妇的体质、预防孕期并发症，如高血压和糖尿病等，提供个体化的健康管理方案。比如，研究发现现代技术可以监测胎儿的发育情况以及母体的生理状态，结合中医的调理手段，如针灸和中药，达到保持孕期健康的目的。分娩及产后恢复中，研究涉及中医的应用包括调节产妇的气血、促进子宫复原、防治产后并发症等。比如，现代技术帮助监测产妇的恢复情况，结合中医的治疗方案，如使用中药促进乳汁分泌，缓解产后疲劳等问题。另外，研究主题还有女性更年期的管理，研究如何利用中医结合现代研究技术调节体内的内分泌系统、缓解潮热、盗汗等症状。

10. 中医特种医学

中医特种医学是中医药学中的又一个重要领域，涉及传统中医技术与现代科学技术的结合，形成了一套独特的诊疗体系。该领域研究内容主要是如何在传统中医学的基础上，结合现代研究技术和科研成果，为各类疾病的诊疗和预防提供创新性的解决方案。包括研究现代技术在中医特种医学中的应用，以提升对疾病的诊断和治疗效果。研究如何利用尖端的研究技术，如影像学技术和生物标志物检测，能够更精准地分析病理状态、体征和症状，从而为中医的诊断和治疗方法提供科学依据。研究如何把中医特种医学中的外科手术和创伤治疗，与现代设备和技术结合，以实现显著提高手术精确度和术后恢复速度的目标。在不同的疾病领域，比如内分泌系统疾病和营养代谢性疾病，研究如何结合现代生物化学和分子生物学技术，使中医药的个性化治疗方案得到进一步优化。中医特种医学研究主要方向是如何通过整合现代研究技术和传统中医理论，不断推动中医药学的发展和应用。

11. 中医儿科学

中医儿科学的研究主题广泛涵盖了儿童健康领域的核心问题，并综合运用了中医理论与现代研究技术。该领域重点探讨了儿童神经系统疾病的中医药干预策略，包括对脑脊髓炎和其他神经系统病症的治疗方法和疗效评估。同时，心血管疾病的中医药治疗策略和相关机制也是重要研究内容，这涉及心血管疾病的预防、诊断和个体化治疗方案的开发。消化系统疾病在儿童中的表现与治疗也是中医儿科学研究的重要方向，特别是中医药在处理消化系统疾病中的独特作用与机制。研究还关注有机化学品和无机化学品对儿童健康的影响，并探讨如何通过中医药干预来缓解这些影响。感染和呼吸道疾病的中医药管理策略，特别是在儿童群体中的应用，也成为研究的核心内容。免疫系统疾病、碳水化合物代谢异常以及营养和代谢性疾病，如 Sandhoff 病和泰-萨克斯病，都是中医儿科学研究的重要课题。在临床实践中，研究还涵盖了创伤和损伤的中医药干预、皮肤和结缔组织疾病的治疗方法以及设备和供应在治疗中的应用。先天性遗传性新生儿疾病、口颌疾病、耳鼻咽喉疾病和眼疾病等问题，都是通过中医药技术进行综合治疗的重要研究领域。麻醉与镇痛的中医药技术以及如何利用现代科学技术提升治疗效果也是中医儿科学的重要研究方向。

12. 中医皮肤病学与性病学

中医皮肤病学与性病学的研究领域涵盖了中医药在皮肤病及性病治疗中的应用，同时结合现代生物医学技术，以深入探讨其病理机制和临床疗效。这一领域的研究首先关注中医药在皮肤病治疗中的独特作用，例如应用传统中药（如黄芩、丹参、枸杞）和经典方剂（如龙胆泻肝汤、银翘散）对湿疹、银屑病、过敏性皮肤病等疾病的疗效评估及机制研究。通过辨证论治，中医药能够针对皮肤病的不同病因提供个性化的治疗方案。同时，现代科技在这一领域的应用也不可或缺。利用分子生物学（如基因表达谱分析、蛋白质组学）和免疫学技术（如细胞因子测定、免疫组化）来探究皮肤病的分子机制和免疫机制，是当前研究的前沿方向。这些技术的引入不仅有助于揭示中医药治疗皮肤病的具体作用机制，还能提升早期诊断的准确性，促进个性化治疗策略的制定。此外，研究也涉及现代化学品（包括有机化学品和无机化学品）对皮肤健康的影响，分析其在皮肤疾病中的化学作用及其治疗潜力。在性病学的研究方面，重点在于中医药治疗性传播疾病（如淋病、梅毒、尖锐湿疣等）的有效性及其作用机制。研究探讨如何将中医药与现代医学方法相结合，优化性病的预防和治疗策略，特别是在调节免疫系统和内分泌功能方面的综合应用。此外，研究还深入分析了皮肤病和性病的病理状态、体征和症状，特别是通过现代诊断技术(如皮肤镜)来补充和验证中医诊断的准确性。该研究领域通过整合传统中医理论与现代科学技术，旨在推动中医药在皮肤病和性病治疗中的科学化进程，提升疾病管理和治疗效果。

13. 中医眼科学

中医眼科学研究融合了传统中医理论与现代医学技术，以探索和优化眼部疾病的综合诊疗策略。该领域的研究集中于揭示眼部疾病的病理机制，如“肝开窍于目”理论对青光眼和视网膜病变的解释，并评估中药如枸杞和菊花在治疗眼病中的临床效果及其药理作用。通过应用现代技术，如眼底检查和视觉电生理，研究中医治疗的实际效果并提供量化依据。同时，中医眼科学探索中西医结合治疗的策略，旨在提升治疗效果并优化患者的生活质量。此外，流行病学研究揭示眼部疾病的发病率及其与环境、遗传因素的关系，为公共卫生措施提供数据支持。

14. 中医耳鼻咽喉科学

中医耳鼻咽喉科学在现代医学研究中，融合了传统中医理论和先进研究技术，形成了对耳鼻咽喉疾病的综合探讨。该领域不仅依托于中医经典理论，如“经络学说”和“脏腑学说”，还广泛应用了现代科学技术进行深入研究。研究技术方面，如内镜技术和声学分析，能够为耳鼻咽喉疾病的诊断和治疗提供精确的数据支持，从而验证传统中医治疗方法的效果。具体到病理研究，中医耳鼻咽喉科学通过分析各种生物因子和病理状态，探讨耳鼻咽喉疾病的发生机制。例如，针对鼻炎和咽喉炎的研究，结合了气道炎症的病理生理学和相关生物标志物的检测，揭示疾病的分子机制和临床表现。中医药在治疗这些疾病中的作用，如使用辛夷花和黄芪等中药进行干预，已通过临床试验显示其在缓解症状和改善患者生活质量方面的有效性。现代科技手段如蛋白质组学、基因组学等也被引入中医耳鼻咽喉科学的研究中，用以探索疾病的生物学基础。

15. 中医口腔科学

该领域的研究主题涵盖了口腔疾病的病理机制、诊断方法、治疗技术以及如何结合现代医学中的先进技术。在病理研究方面，口腔疾病的发病机制涉及了包括口腔肿瘤在内的多种病理状态。研究如何通过现代研究技术，如影像学分析、分子生物学技术和生物因子检测，来深入探讨口腔疾病的病理状态、体征和症状。例如，针对口腔肿瘤的研究，结合生物因子的作用，探讨其在病理过程中的角色和机制。在诊断方面，研究如何应用如高分辨率影像学和生物标志物检测，来提高口腔疾病的诊断精度。治疗方面，研究如何融合传统中医的治疗方法与现代医学技术。例如,研究如何把中药治疗与现代牙科技术结合,针灸和激光治疗的应用,以减少副作用的同时提高治疗效果。研究如何实现中医在口腔疾病的预防和保健方面的独到之处,尤其是在通过调整饮食和生活方式来改善口腔健康的策略上。此外,该领域的研究还涉及口腔相关的多种系统疾病,如与内分泌系统疾病、免疫系统疾病及感染相关的口腔病变。研究营养和代谢性疾病对口腔健康的影响以及与心血管疾病相关的口腔问题。

第二节
外文期刊论文情况分析

Scopus 数据库是常用的综合性学术数据库之一。一般来讲，Scopus 数据库的期刊覆盖面更广、收集了更多的文献，更新频率更高，这也意味着文献质量也许会更参差不齐。为了纳入最全的文献，本节采用 Scopus 数据库作数据来源，以“acupuncture”“acupressure”“cupping”“Chinese medicine”“herb”等为检索词，时间限定为 2023 年 1 月 1 日至 2023 年 12 月 31 日，发表语言限定为“English”，研究类型限定为“Article”，共检索到期刊收录文献 39 067 篇。根据 Scopus 数据库自定义学科类别，39 067 篇文献涵盖的前 5 位学科分别是“Medicine”(15 992 篇)，“Agricultural and Biological Sciences”(13 359 篇)，“Biochemistry, Genetics and Molecular Biology”(7 794 篇)，“Nursing”(5 652 篇)和“Pharmacology, Toxicology and Pharmaceutics”(4 485 篇)，见图 3-4。

一、国家/地区

全球 160 个国家/地区参与了 39 067 篇论文的发表，图 3-5 呈现了参与发文最多的前 20 个国家。其中，中国参与发文数量最多(n=12 690，32.5%)，其次分别是美国(n=6 252，16%)、印度(n=2 268，5.8%)、英国(n=1 950，5%)和意大利(n=1 505，3.9%)。根据不同国家所在区域统计分析发现，亚洲参与发文最多(n=20 902，53.5%)，其次是北美洲(n=7 471，19.1%)、欧洲(n=7 441，19.5%)、大洋洲(n=2 073，5.3%)、南美洲(n=1 374，3.5%)和非洲(n=824，2.1%)。

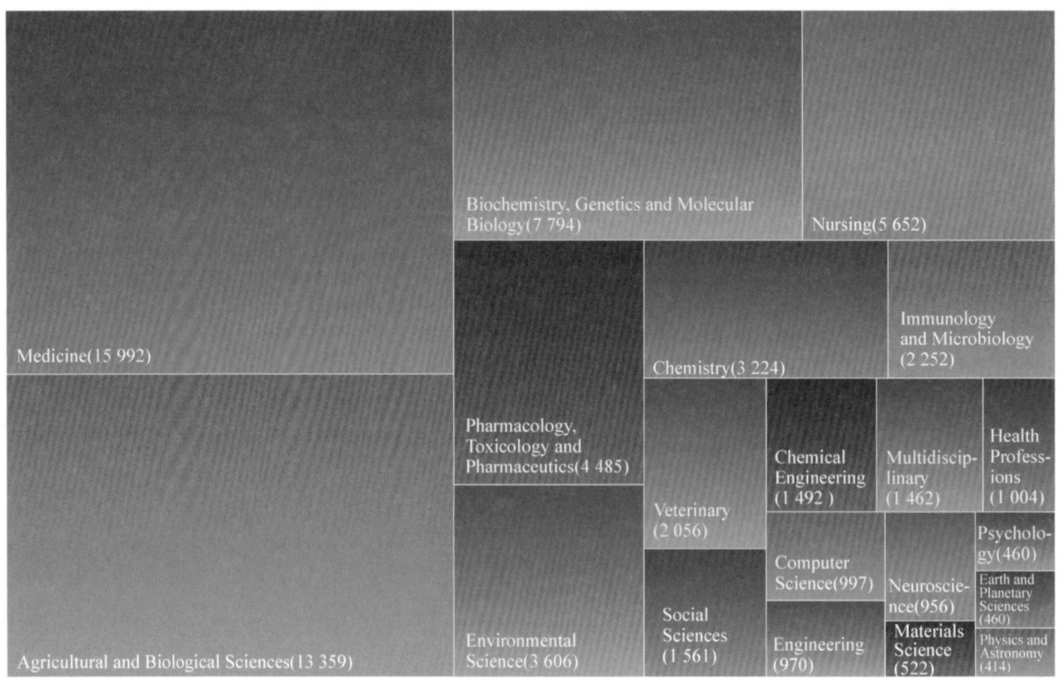

图3-4　中医类研究学科分布

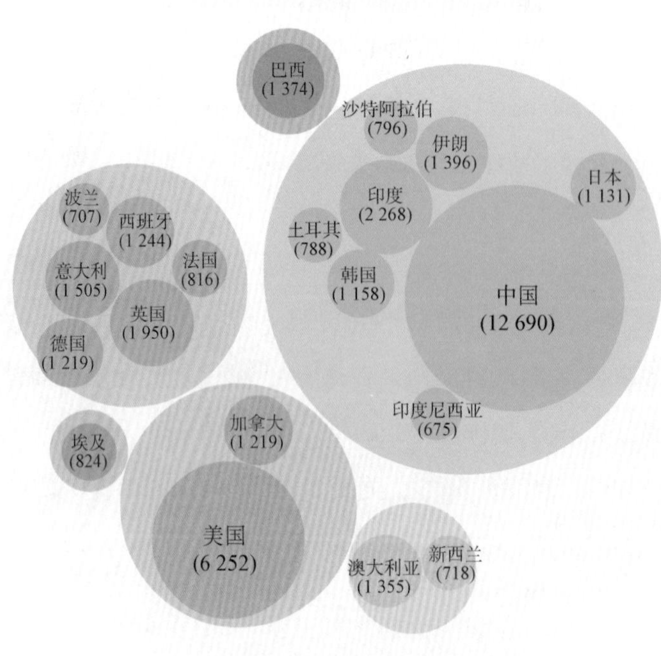

图3-5　参与中医研究发文量的前20位国家

二、研究机构

125 个机构参与发文 100 篇以上，37 个机构参与发文 200 篇以上。表 3－2 呈现了参与发文最多的前 20 位机构。其中，参与发文数量最多的是北京中医药大学（1 359 篇），其次是南京中医药大学（1 032 篇）、上海中医药大学（1 004 篇）、中国中医科学院（998 篇）和浙江大学（947 篇）。此外，参与发文较多的国外机构有圣保罗大学（354 篇）和哈佛大学（282 篇）。

表 3－2　参与中医研究发文量前 20 位机构

排序	机构	发文数量（篇）	排序	机构	发文数量（篇）
1	北京中医药大学	1 359	11	天津中医药大学	693
2	南京中医药大学	1 032	12	四川大学	675
3	上海中医药大学	1 004	13	复旦大学	666
4	中国中医科学院	998	14	南方医科大学	618
5	浙江大学	971	15	山东中医药大学	531
6	广州中医药大学	947	16	暨南大学	498
7	成都中医药大学	930	17	中国药科大学	357
8	中国科学院大学	861	18	圣保罗大学	354
9	浙江中医药大学	768	19	黑龙江中医药大学	288
10	首都医科大学	741	20	哈佛大学	282

三、发表期刊

114 个期刊刊文数量 50 篇以上，49 个期刊刊文数量 100 篇以上。由表 3－3 可知，刊文数量最多的是 *Nutrients*（1 551 篇），其次分别是 *Journal of Ethnopharmacology*（521 篇）、*Frontiers in Nutrition*（496 篇）、*Scientific Reports*（451 篇）和 *PloS One*（451 篇）。

表 3－3　载文前 20 位期刊信息一览表

排序	期刊名称	发文数量（篇）	IF_{2023}	中科院分区
1	*Nutrients*	1 551	4.8	2 区
2	*Journal of Ethnopharmacology*	521	4.8	2 区
3	*Frontiers in Nutrition*	496	4	2 区
4	*Scientific Reports*	451	3.8	2 区

续 表

排序	期刊名称	发文数量(篇)	IF_{2023}	中科院分区
5	*PloS One*	451	4.1	2区
6	*Animals*	441	2.7	2区
7	*Foods*	355	4.7	2区
8	*International Journal of Molecular Sciences*	337	4.9	2区
9	*Molecules*	329	4.2	2区
10	*Medicine*	316	1.3	4区
11	*Heliyon*	296	3.4	3区
12	*Poultry Science*	268	3.8	1区
13	*Frontiers in Pharmacology*	265	4.4	2区
14	*Aquaculture*	210	3.9	1区
15	*International Journal of Environmental Research and Public Health*	209	2.2	4区
16	*Journal of Nutrition*	203	3.7	3区
17	*British Journal of Nutrition*	194	3	3区
18	*Phytomedicine*	188	6.7	1区
19	*Food and Function*	188	5.1	1区
20	*Food Chemistry*	183	8.5	1区

四、支持基金

14 346 篇研究未报告基金支持情况，152 个基金支持研究数量在 50 个以上，67 个基金支持研究数量在 100 个以上。表 3－4 中是支持研究发表最多的前 20 位基金，其中支持发文最多的是中国国家自然科学基金（5 530 篇），其次是中国国家重点研发计划（1 504 篇）和中国国家卫健委基金（1 494 篇）。

表 3－4　支持中医研究前 20 位基金

排序	基金名称	支持发文数量(篇)
1	国家自然科学基金(中国)	5 530
2	国家重点研发计划(中国)	1 504
3	国家卫健委基金(中国)	1 494
4	欧洲卫生委员会	648
5	美国卫生与公众服务部	633

续 表

排序	基金名称	支持发文数量(篇)
6	高等人才教育基金(巴西)	613
7	国家科学技术发展委员会(中国)	587
8	中华人民共和国科学技术部基金	572
9	欧洲区域发展基金	398
10	国家研究基金会(韩国)	395
11	中央高校基金(中国)	349
12	中国博士后科学基金	321
13	日本学术振兴会基金	318
14	美国农业部基金	307
15	国家糖尿病、消化系统疾病及肾病研究基金(中国)	289
16	国家科学基金(美国)	282
17	中国农业研究会基金	268
18	国家心肺血液研究基金(中国)	257
19	德国研究基金会	246
20	科学、信息和通信技术及未来规划部基金(中国)	242

五、研究主题

利用 RStudio(4.3.3)运行 bibliometric(https://www.bibliometrix.org/home/),对 Scopus 数据库收录的中医相关论文的关键词频次进行统计分析。图 3-6 呈现了共现频次最高的 20 个关键词,除"medicine Chinese traditional"(1 102 次)外,共现频次较高的有"humans"(921 次)、"animals"(207 次)、"molecular docking simulation"(167 次)、"drugs Chinese herbal/pharmacology/therapeutic use"(155 次)和"network pharmacology"(135 次)等。

根据关键词实际含义及共现关系进行聚类分析,结果如图 3-7 所示,研究主题大致可分为 3 大类。第 1 类,针灸(红色)。与其他中医药治疗方式相比较,针灸最先被全世界所认可。研究内容涵盖包括其生物学机制(如神经、免疫和内分泌系统的作用)、在疾病治疗中的应用(如疼痛管理、心理健康和消化系统疾病)、临床效果和证据(通过随机对照试验和 Meta 分析评估其有效性)、技术和方法的研究(包括针刺技术和针具材质)、个体差异和优化(如个

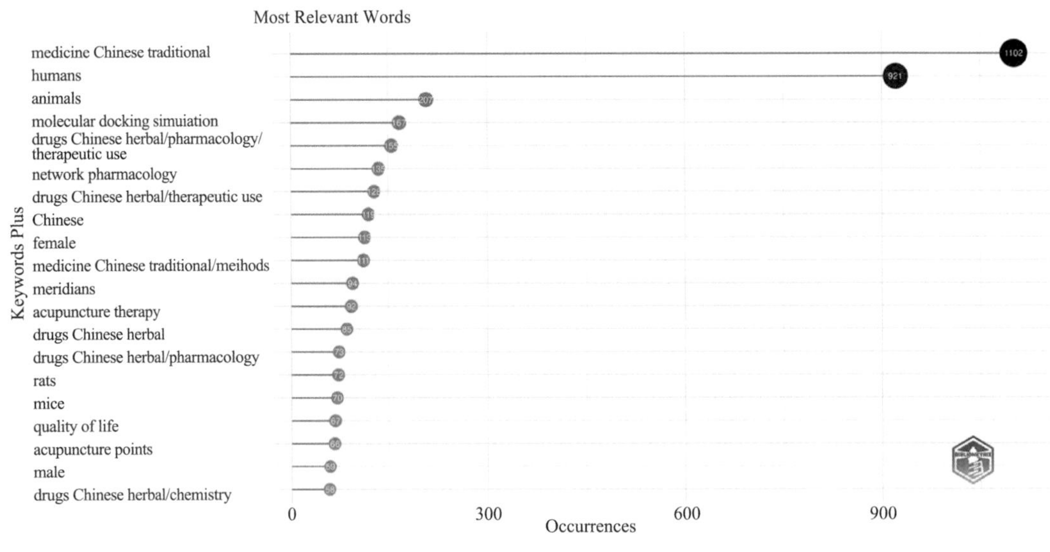

图 3-6　中医研究中共现频次最高的 20 个关键词

体化治疗和遗传因素的影响）以及历史与文化背景（包括针灸的发展演变和跨文化比较）。这些研究不仅深化了对针灸的理解，也推动了其在现代医学中的应用与发展。第 2 类，中医临床研究（绿色）。中医临床研究的主题涉及多个关键方面，包括网状 Meta 分析、随机对照试验、横断面研究、数据清洗、研究结果报告以及特定人群（如孕妇）的研究。网状 Meta 分析通过整合和比较多项研究数据，系统评估不同中医治疗方法的相对效果和安全性，为临床实践提供综合证据。随机对照试验则是评估中医药干预效果的金标准，通过严谨的实验设计验证治疗的因果关系。横断面研究提供了在特定时间点关于中医治疗应用的详细描述，有助于理解治疗效果在特定人群中的实际情况。数据清洗是确保研究数据质量和准确性的关键步骤，有助于提高分析结果的可靠性。研究结果则揭示了中医治疗的实际效果和潜在问题，对于优化治疗方案至关重要。在特定人群中，如针对孕妇的研究则尤为重要，目的在于确保中医治疗的安全性和有效性，以避免对孕妇及胎儿的潜在风险。第 3 类，中医药实验研究（蓝色）。研究内容涵盖了多个重要领域，包括实验质量控制、代谢、免疫、网络药理学、有效成分等。实验质量控制是研究的基石，通过规范实验设计、操作和数据分析，确保研究结果的准确性和可靠性。代谢研究关注中医药对机体代谢过程的影响，揭示其如何调节代谢途径。免疫研究则探讨中医药如何调节免疫系统，增强机体对疾病的抵抗力。网络药理学通过系统性分析中医药的有效成分及其作用机制，识别其潜在的靶点和治疗路径，从而揭示药物的整体作用网络。有效成分的研究重点在于提取和验证具有生物活性的中药成分，为治疗提供科学依据。

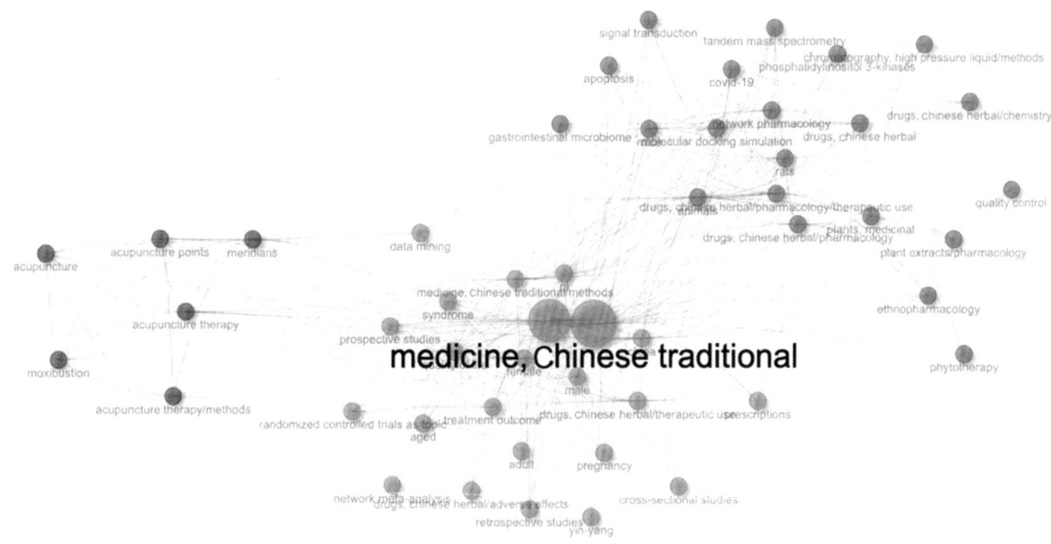

图 3-7　中医研究的主题分布

根据关键词实际含义及共现关系对中国医学研究主题发展趋势进行预测,结果见图 3-8。预测内容分为以下四类,提供了当前中国医学研究主题发展的重要线索和参考。Motor

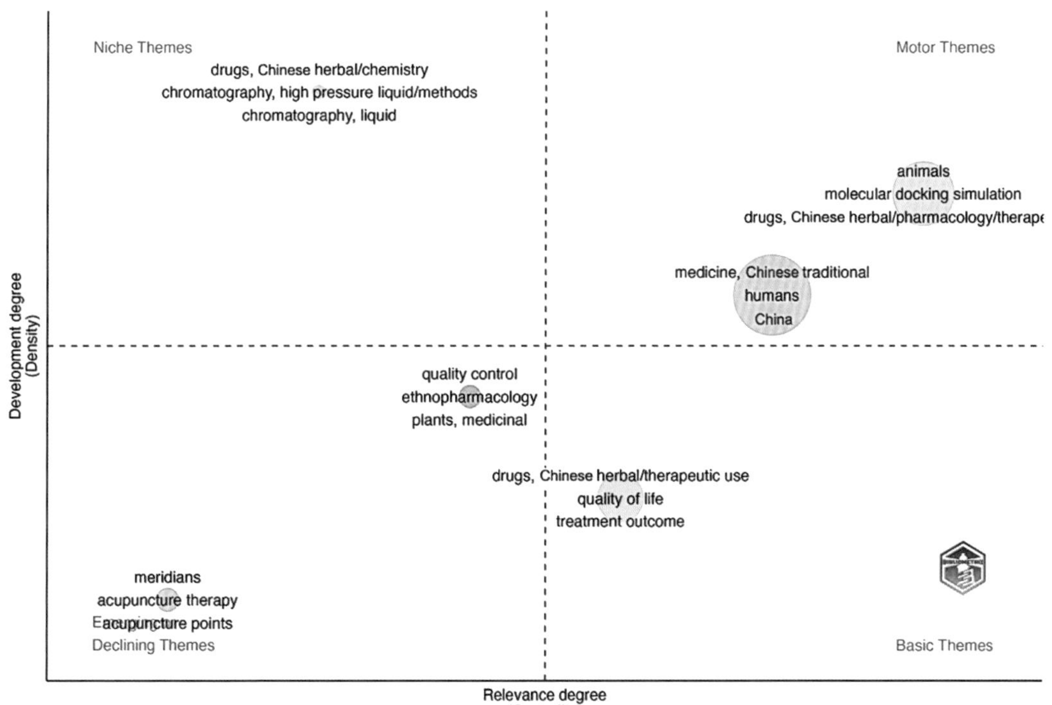

图 3-8　中医研究的主题趋势分布

Themes（右上），重要且发展良好的研究主题，其研究内容主要涉及中药动物实验和分子细胞实验，说明有关中药有效成分作用机制的探索仍然是研究热点。Basic Themes（右下），基础且重要的研究主题，主要涉及治疗结果的评估以及对生活质量的影响。Emerging or Declining Themes（左下），新兴或开始衰退的研究主题，研究内容涉及针灸以及中药植物学的开发。Niche Themes（左上），边缘但发展潜力大的研究主题，其研究内容主要涉及如何开发出中药注射剂以及其药理毒理学研究。

第三节

中成药及经典名方临床研究报告

一、中成药临床研究年度报告

检索中医药临床循证评价证据库系统(Evidence Database System, EVDS)中成药临床试验数据库，补充检索中国知网(China National Knowledge Infrastructure, CNKI)、万方(Wan Fang Data)、维普(VIP)、中国生物医学文献服务系统(SinoMed)、Cochrane Library、PubMed、Web of Science 数据库。纳入中成药临床随机对照试验(randomized controlled trial, RCT)，研究对象不做限制，试验组干预措施为中成药、中成药+其他干预，中成药剂型不限；对照组干预措施为中成药、其他干预、中成药+其他干预、空白对照或安慰剂等，评价指标不做限制。检索时限为 2023 年 1 月 1 日—2023 年 12 月 31 日。

(一) 文献发表概况

2023 年，中成药临床随机对照试验(RCT)共发表 1 443 篇，其中，中文 RCT 1 399 篇，英文 RCT 44 篇。

开展中成药 RCT 研究的地区涉及国内 31 个省(区、市)，RCT 发文量排名前 3 位的地区为河南省(230 篇)、江西省(132 篇)、山东省(127 篇)。研究参与单位覆盖三级医院、二级医院、一级医院(乡镇卫生院)、医学院校、科研机构、民营医院等。中文文献中，以三级医院作为第一单位的文献占比 78.56%(1 098/1 399)；英文文献的第一单位 100%(44/44)为三级医院。中成药 RCT 研究的地域分布见图 3-9。

(二) 发表期刊情况

2023 年中成药 RCT 发表文献涉及 301 个期刊。中文期刊 276 个，其中，北大中文核心收录期刊 30 个，发文 149 篇(10.65%)，《中华中医药学刊》发文量最多(27 篇)；中国科

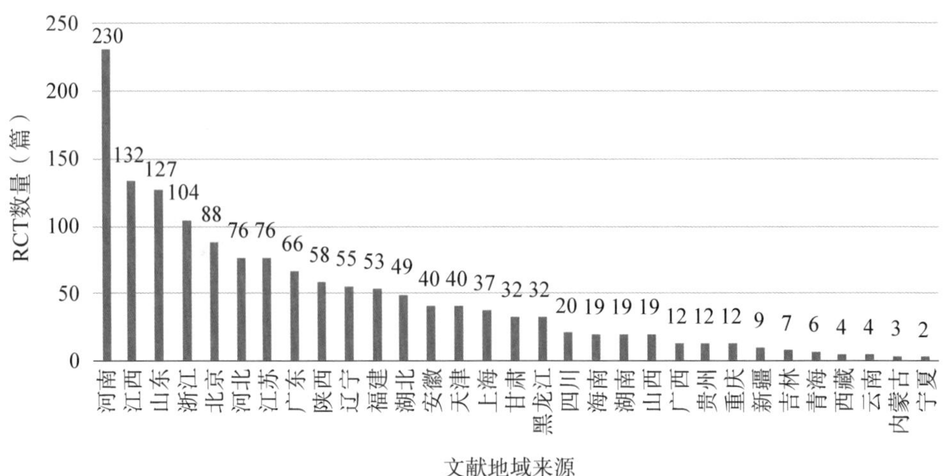

图 3-9　2023 年中成药 RCT 研究地域分布

学引文数据库(CSCD)收录期刊 113 个，发文 441 篇(31.52%)，《现代药物与临床》发文最多(75 篇)。发文量排名前 10 的中文期刊依次为《现代药物与临床》《新中医》《临床合理用药》《临床医学研究与实践》《实用中医药杂志》《中国民康医学》《中华中医药学刊》《实用中西医结合临床》《现代诊断与治疗》《辽宁中医杂志》。发文量≥20 篇的中文期刊，见表 3-5。英文期刊 25 个，其中 24 个被 SCI 收录，影响因子(impact factor，IF)介于 0.4～120.7。IF 最高的期刊为 *JAMA*(IF＝120.7，1 篇)。英文期刊发文情况，见表 3-6。

表 3-5　2023 年中成药 RCT 涉及中文期刊发文量排序(发文量≥20)

期刊名称	RCT 数量(项)	期刊名称	RCT 数量(项)
现代药物与临床[2)]	75	实用中西医结合临床	26
新中医	73	现代诊断与治疗	26
临床合理用药	37	辽宁中医杂志[1,2)]	23
临床医学研究与实践	30	内蒙古中医药	23
实用中医药杂志	28	中外女性健康研究	23
中国民康医学	28	中国现代药物应用	22
中华中医药学刊[1,2)]	27	中国中医药现代远程教育	21

[1)] 北大中文核心期刊；[2)] CSCD 收录期刊

表 3-6　2023 年中成药 RCT 英文期刊发文情况(参考 2023 年影响因子,IF≥5.0)

期刊名称	影响因子	RCT 数量(项)
JAMA	120.7	1
Journal of the National Comprehensive Cancer Network	14.8	1
JAMA Network Open	10.5	1
Pharmacological Research	9.1	1
Chinese Medical Journal	7.4	1
Phytomedicine	6.7	4
Phytotherapy Research	6.1	1

(三) 疾病类型与分布

1. 各系统疾病研究数量

根据最新发布的 ICD-11 疾病分类统计,2023 年度发表的中成药 RCT 涉及 22 类疾病,循环系统疾病发文量居首位(217 篇,15.04%),其次为呼吸系统疾病(216 篇,14.97%,包含 16 项新型冠状病毒研究)、泌尿生殖系统疾病(184 篇,12.75%),见表 3-7。

表 3-7　中成药 RCT 涉及 ICD-11 疾病分类(TOP 10)

疾病类型	RCT 数量(项)	疾病类型	RCT 数量(项)
循环系统疾病	217	某些感染性疾病或寄生虫病	68
呼吸系统疾病	216	肌肉骨骼系统或结缔组织疾病	65
泌尿生殖系统疾病	184	内分泌、营养或代谢疾病	60
神经系统疾病	145	传统医学病证	46
肿瘤	98	精神、行为或神经发育障碍	39
消化系统疾病	95	皮肤疾病	39

2. 疾病分布

对 2023 年度中成药 RCT 涉及疾病名称进行统计,发现:循环系统中,以冠心病发文量最多(70 篇,4.85%);呼吸系统中,以慢性阻塞性肺疾病发文量最多(40 篇,2.77%);泌尿生殖系统中,以糖尿病肾病发文量最多(32 篇,2.22%);神经系统中,以缺血性脑卒中发文量最多(89 篇,6.17%)。

研究热度较高(发文量前 10 位)的疾病依次为缺血性脑卒中(89 篇,6.17%)、冠心病(70 篇,4.85%)、慢性阻塞性肺疾病(40 篇,2.77%)、糖尿病肾病(32 篇,2.22%)、2 型糖尿病

(26 篇,1.80%)、慢性心力衰竭(25 篇,1.73%)、骨折(23 篇,1.59%)、流行性感冒(21 篇,1.46%)、急性上呼吸道感染(20 篇,1.39%)、骨关节炎(19 篇,1.32%)。与 2022 年相比,冠心病、骨折、骨关节炎等疾病研究比例增多,而心绞痛、心力衰竭等循环系统疾病的关注度有所下降,中成药 RCT 年度疾病分布,见图 3-10。

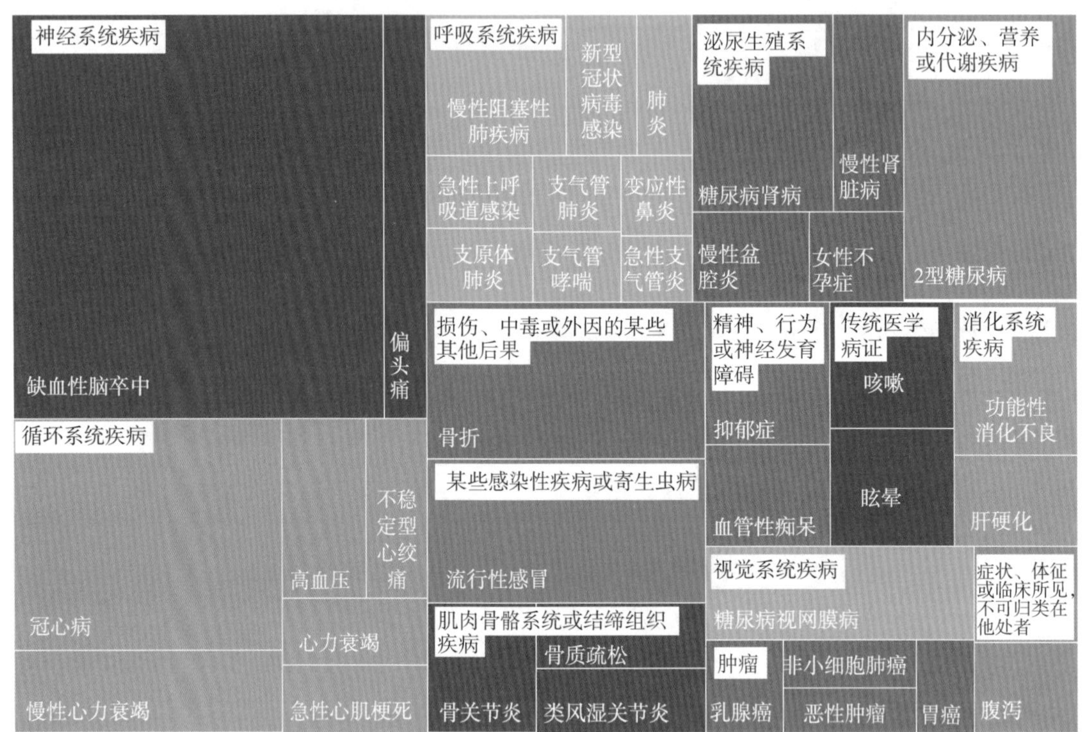

图 3-10　2023 年中成药 RCT 年度疾病分布

(四) 中成药情况

纳入 RCT 涉及中成药 585 种(口服中成药 487 种,中药注射剂 61 种,外用中成药 37 种),治疗疾病以循环系统疾病和呼吸系统疾病为主。发文量排名前 10 的口服中成药包括麝香保心丸(23 篇)、小儿豉翘清热颗粒(21 篇)、百令胶囊(20 篇)、复方丹参滴丸(17 篇)、芪参益气滴丸(16 篇)、参松养心胶囊(15 篇)、黄葵胶囊(15 篇)、雷公藤多苷片(14 篇)、苏黄止咳胶囊(13 篇)、通心络胶囊(13 篇)。

发文量排名前 10 的中药注射剂包括复方苦参注射液(23 篇)、丹参川芎嗪注射液(16 篇)、醒脑静注射液(15 篇)、丹参注射液(12 篇)、丹红注射液(12 篇)、痰热清注射液(12 篇)、参附注射液(11 篇)、银杏叶提取物注射液(11 篇)、天麻素注射液(10 篇)、紫杉醇注射液(10 篇)。发文量≥5 篇的外用中成药包括复方黄柏液涂剂(17 篇)、康复新液(9 篇)、湿润烧伤膏(5篇)、通络祛痛膏(5篇)。中成药各品种研究数量排序情况,见表3-8和表3-9。

表3-8 2023年口服中成药各品种的研究数量排序(发文量≥10篇)

药物名称	RCT数量(项)	药物名称	RCT数量(项)
麝香保心丸	23	苏黄止咳胶囊	13
小儿豉翘清热颗粒	21	通心络胶囊	13
百令胶囊	20	定坤丹	11
复方丹参滴丸	17	桂枝茯苓丸	11
芪参益气滴丸	16	连花清瘟颗粒	11
参松养心胶囊	15	芪苈强心胶囊	11
黄葵胶囊	15	养血清脑颗粒	10
雷公藤多苷片	14		

表3-9 2023年中药注射剂各品种的研究数量排序(发文量≥10篇)

药物名称	RCT数量(项)	药物名称	RCT数量(项)
复方苦参注射液	23	痰热清注射液	12
丹参川芎嗪注射液	16	参附注射液	11
醒脑静注射液	15	银杏叶提取物注射液	11
丹参注射液	12	天麻素注射液	10
丹红注射液	12	紫杉醇注射液	10

(五) 干预对照设计

纳入1443项RCT包括双臂试验1408项,三臂试验32项,四臂试验3项。双臂试验涉及42种干预对照设计,包括“中成药+西药 vs 西药”521篇(36.11%);“中成药+西药+常规治疗 vs 西药+常规治疗”349篇(24.19%);“中成药+常规治疗 vs 常规治疗”209篇(14.48%)。2023年中成药RCT干预对照设计发文量≥10篇,见图3-11。44项英文RCT中,24项研究设计了安慰剂对照,1项研究设计了空白对照。

(六) 大样本、多中心研究概况

研究共涉及患者166527例,各研究样本量介于18～3797例,平均样本量为115例。样本量<100例的研究占半数以上(853项,59.11%),样本量介于100～199例的研究485项(33.61%),样本量介于200～499例的研究93项(6.44%),样本量≥500例的研究仅12项占比不足1%。样本量≥500例的研究,见表3-10。

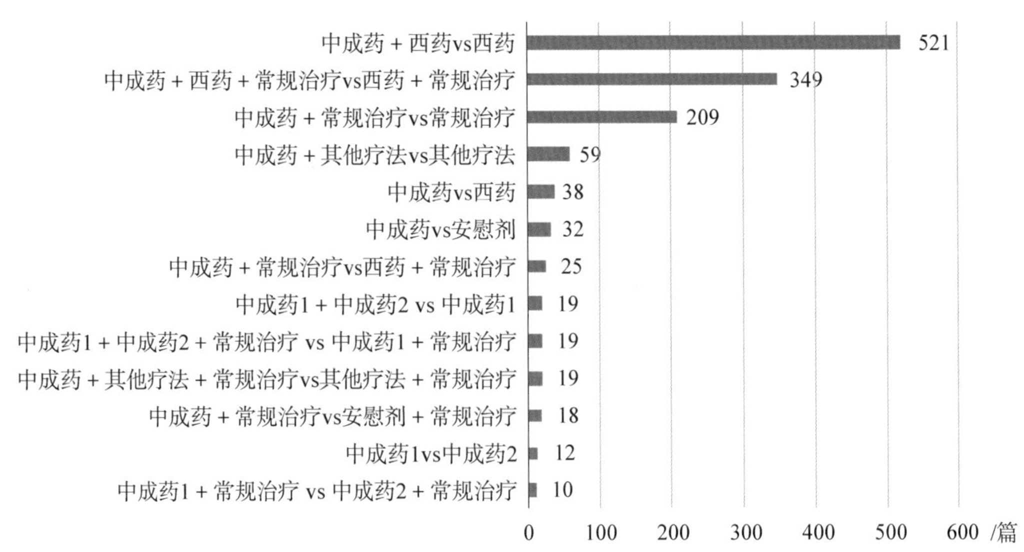

图 3－11　2023 年中成药 RCT 干预对照设计(发文量≥10 篇)

表 3－10　2023 年样本量≥500 例中成药 RCT 涉及的中成药品种、疾病

药物名称	疾病	RCT 数量(项)	样本量(例)
通心络胶囊	心肌梗死	1	3797
热炎宁合剂	新型冠状病毒感染	1	2830
滋肾育胎丸	不孕症	1	2265
血必净注射液	脓毒症	1	1817
云南白药胶囊	骨折	1	1122
连花清瘟胶囊	新型冠状病毒感染	1	815
双黄连口服液	口腔溃疡	1	750
麝香保心丸	冠心病	1	716
血必净注射液	肺炎	1	675
复方芙蓉泡腾栓	阴道炎	1	600
血栓通注射液	缺血性脑卒中	1	550
通脉养心丸	心律失常	1	500

多中心 RCT 共 74 篇(5.13%)，涉及 61 种口服中成药、5 种外用中成药 5、种中药注射剂；研究疾病类型以呼吸系统疾病(包括新冠病毒感染研究 7 项)、循环系统疾病、泌尿生殖系统疾病为主。中心数量最少为 2 家，最多为 124 家，有 6 项研究表明为多中心研究但未具体说明中心数量；4 家中心合作的研究最多(9 项)。合作中心数量>15 家的 RCT 涉及中成药、疾病情况见表 3－11。

表 3-11　2023 年多中心 RCT 涉及中成药及疾病分布(中心数≥15)

药物名称	疾病	中心数(家)	RCT 数(项)
通心络胶囊	心肌梗死	124	1
麝香保心丸	冠心病	97	1
血必净注射液	脓毒症	45	1
滑膜炎颗粒	骨关节炎	22	1
复方苦参注射液	肺癌	20	1
宣肺止嗽合剂	急性支气管炎	19	3
宣肺止嗽合剂	咳嗽	19	1
滋肾育胎丸	不孕症	19	1
喜炎平注射液	急性扁桃体炎	18	1
连花清瘟胶囊	新型冠状病毒感染	17	1
苏合香丸	新型冠状病毒感染	17	1
丹龙口服液	慢性阻塞性肺疾病	16	1

(七) 方法学质量

方法学质量方面，中文文献中，25.80%的研究存在“产生随机序列的方法”问题，主要是仅提到随机分组而未详细说明实施方法；仅 1.79%的研究报告实施“分配隐藏”；4.72%的研究报告实施受试者盲法；14.08%的研究报告实施结果评价盲法；64.05%的研究报告存在“其他偏倚”。233 篇(16.65%)研究报告使用了盲法，其中受试者盲法 66 篇，结果评价盲法 197 篇，同时采用两种盲法的研究为 30 篇(2.14%)。中文 RCT 方法学质量评估见图 3-12。

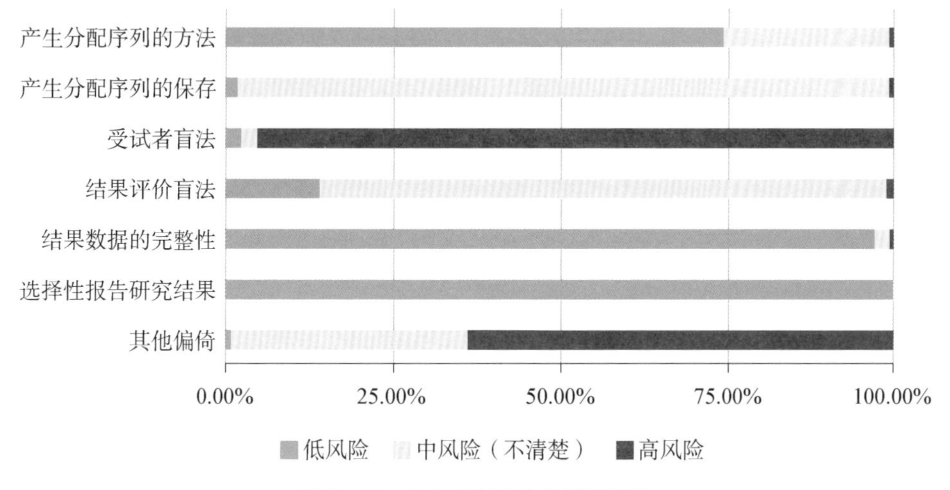

图 3-12　中文 RCT 方法学质量评估

英文文献中，29.55%的研究存在“产生随机序列的方法”问题；43.18%的研究报告实施“分配隐藏”；59.09%的研究报告实施受试者盲法；50.00%的究报告实施结果评价盲法；4.55%的研究报告存在“其他偏倚”。英文RCT方法学质量评估见图3-13。

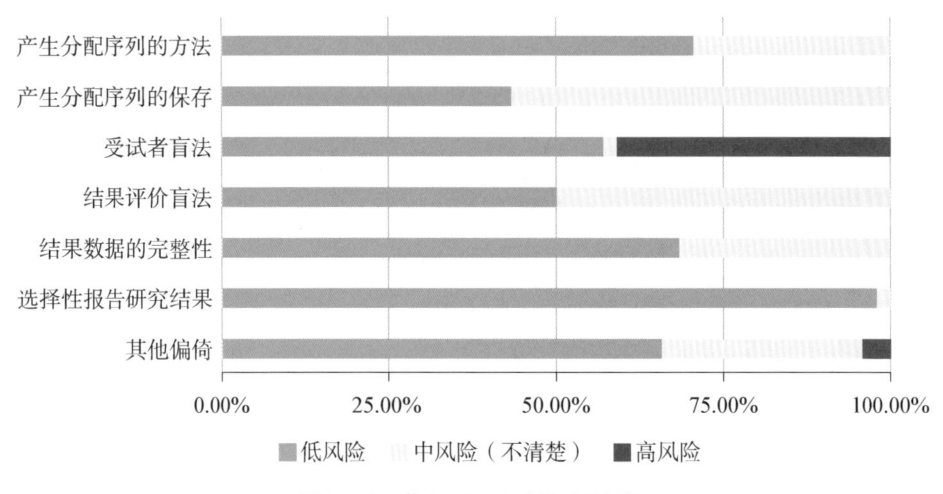

图3-13 英文RCT方法学质量评估

（八）伦理审批与方案注册

1443项RCT中，926项研究（中文882项/英文44项）报告了伦理审批，56项研究（中文19项/英文37项）报告了注册信息，表明当前的临床研究在国际规范遵循方面仍存在很大差距。

（九）小结

2023年中成药RCT共发表文献1443篇，中文期刊占比96.95%，英文期刊占比3.05%，发文量较2022年（1464篇）下降了1.43%，较2021年（2215篇）下降了34.85%，英文期刊RCT数量与2022年持平，较2021年显著提升。研究单位分布基本覆盖全国多个省（区、市），中文RCT发文量以河南省、江西省、山东省较高，英文RCT发表则以北京市、上海市为主。

期刊方面，2023年北大中文核心期刊的中成药RCT数量较2022年有明显提升。循环系统疾病依然是研究热点，呼吸系统与泌尿生殖系统发文排名较2022年有所提升；缺血性脑卒中、冠心病、慢性阻塞性肺疾病、糖尿病肾病、2型糖尿病发文量较多。开展RCT研究较多的中成药为复方苦参注射液、麝香保心丸、小儿豉翘清热颗粒、百令胶囊等，与热点疾病具有相关性。研究规模方面，研究样本量跨度较大，但仍以小样该研究（样本量<100）为主；在多中心研究中，研究发表较2022有所下降，但规模有所提升，最多为124家中心联合研

究。干预对照设计方面，以中西药联用疗效观察为主。方法学质量方面，分配隐藏、盲法应用等问题仍未得到足够重视。伦理审批及试验注册方面，英文 RCT 的报告率均较高，中文 RCT 伦理审批报告率较 2022 年上升 1.07%，而试验方案注册环节报告率较 2022 年上升 5.35%。

总体来说，本年度 RCT 研究数量有所减少，但是在研究质量和影响力上有所提升。仍需采取措施提高临床试验设计、实施、报告的水平。建议在试验设计时邀请方法学专家提供专业技术指导，基于循证中医药学理论，提升方案设计质量；研究者需要重视中成药 RCT 的试验方案注册和实施过程中的管理规范以提高中药临床试验的质量。在研究实施过程中，要重视过程质量控制，特别是随机化执行的规范性需要不断完善，避免“假随机”问题。

二、中医经典名方临床研究年度报告

检索中国知网（China National Knowledge Infrastructure，CNKI）、万方（Wan Fang Data）、维普（VIP）、中国生物医学文献服务系统（SinoMed）、Cochrane Library、PubMed、Web of Science 数据库。纳入中医经典名方临床随机对照试验（randomized controlled trial，RCT），研究对象不做限制，试验组干预措施为中医经典名方、中医经典名方＋其他干预，中医经典名方剂型不限；对照组干预措施为中医经典名方、其他干预、中医经典名方＋其他干预、空白对照或安慰剂等，评价指标不做限制。检索时限为 2023 年 1 月 1 日—2023 年 12 月 31 日。

（一）文献发表概况

2023 年，中医经典名方临床随机对照试验（RCT）共发表 334 篇，其中，中文 RCT 331 篇，英文 RCT 3 篇。

开展中医经典名方 RCT 研究的地区涉及国内 28 个省（区、市），RCT 发文量排名前 3 位的地区为河南省（50 篇）、山东省（31 篇）、江西省（26 篇）。研究参与单位覆盖三级医院、二级医院、一级医院（乡镇卫生院）、医学院校、科研机构、民营医院等，其中以三级医院作为第一单位的文献占比 70.06%（234/334）。中医经典名方 RCT 研究的地域分布见图 3-14。

（二）发表期刊情况

2023 年中医经典名方 RCT 发表文献涉及 145 个期刊。中文期刊 142 个，其中，北大中文核心收录期刊 10 个，发文 20 篇（5.97%），《辽宁中医杂志》发文量最多（7 篇）；中国科学引文数据库（CSCD）收录期刊 42 个，发文 82 篇（24.78%），《四川中医》发文最多（7 篇）。发文量排名前 10 的中文期刊依次为《实用中医药杂志》《光明中医》《内蒙古中医药》《河南中医》

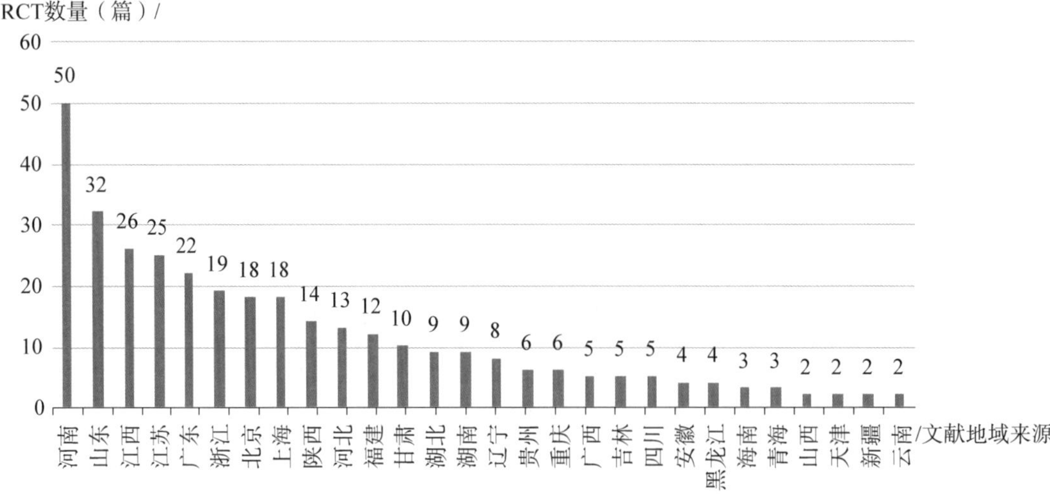

图 3－14　2023 年中药经典名方 RCT 研究地域分布

《新中医》《辽宁中医杂志》《四川中医》《实用中西医结合临床》《临床合理用药》《中国中医药现代远程教育》。发文量排名前 10 的中文期刊，见表 3－12。英文期刊 3 个，其中 2 个被 SCI 收录，影响因子（IF）介于 1～1.99。IF 最高的期刊为 *Journal of Traditional Chinese Medicine*（IF=1.99，1 篇）。英文期刊发文情况，见表 3－13。

表 3－12　2023 年中医经典名方 RCT 涉及中文期刊发文量排序（TOP 10）

期刊名称	RCT 数量(项)	期刊名称	RCT 数量(项)
实用中医药杂志	20	辽宁中医杂志[1,2]	7
光明中医	18	四川中医[2]	7
内蒙古中医药	10	实用中西医结合临床	7
河南中医	8	临床合理用药	6
新中医	8	中国中医药现代远程教育	6

[1] 北大中文核心期刊；[2] CSCD 收录期刊

表 3－13　2023 年中医经典名方 RCT 英文期刊发文情况

期刊名称	影响因子	RCT 数量(项)
Journal of Traditional Chinese Medicine	1.99	1
Medicine	1.3	1
World Journal of Clinical Cases	1.0	1

(三) 疾病类型与分布

1. 各系统疾病研究数量

根据最新发布的ICD-11疾病分类统计，2023年度发表的中医经典名方RCT涉及19类疾病，呼吸系统疾病发文量居首位(51篇，15.27%)，其次为消化系统疾病(46篇，13.77%)、循环系统疾病(44篇，13.17%)，见表3-14。

表3-14 中医经典名方RCT涉及ICD-11疾病分类(发文量≥10篇)

疾病类型	RCT数量(项)	疾病类型	RCT数量(项)
呼吸系统疾病	51	神经系统疾病	21
消化系统疾病	46	泌尿生殖系统疾病	20
循环系统疾病	44	损伤、中毒或外因的某些其他后果	18
内分泌、营养或代谢疾病	34	传统医学病证	12
肌肉骨骼系统或结缔组织疾病	30		

2. 疾病分布

对2023年度中医经典名方RCT涉及疾病名称进行统计，发现：呼吸系统中，以慢性阻塞性肺疾病发文量最多(20篇，5.99%)；消化系统中，以慢性胃炎发文量最多(7篇，2.10%)；循环系统中，以冠心病(11篇，3.29%)和高血压(9篇，2.69%)发文量最多；内分泌系统中，以2型糖尿病发文量最多(25篇，7.49%)。

研究热度较高(发文量>5篇)的疾病依次为2型糖尿病(25篇，7.49%)、慢性阻塞性肺疾病(20篇，5.99%)、骨折(17篇，5.09%)、冠心病(11篇，3.29%)、肺炎(9篇，2.69%)、高血压(9篇，2.69%)、缺血性脑卒中(9篇，2.69%)、慢性胃炎(7篇，2.10%)、支气管扩张(7篇，2.10%)。循环系统疾病和呼吸系统疾病为研究热点。中医经典名方RCT年度疾病分布，见图3-15。

(四) 中医经典名方情况

纳入RCT涉及中医经典名方179种，治疗疾病以循环系统疾病和呼吸系统疾病为主。发文量排名前11的口服中医经典名方包括桃红四物汤(20篇)、黄芪桂枝五物汤(13篇)、清金化痰汤(11篇)、半夏泻心汤(9篇)、黄连温胆汤(9篇)、葛根芩连汤(8篇)、清肺化痰汤(8篇)、参苓白术散(7篇)、身痛逐瘀汤(7篇)、真武汤(7篇)、炙甘草汤(7篇)。中医经典名方各品种研究数量排序情况，见表3-15。

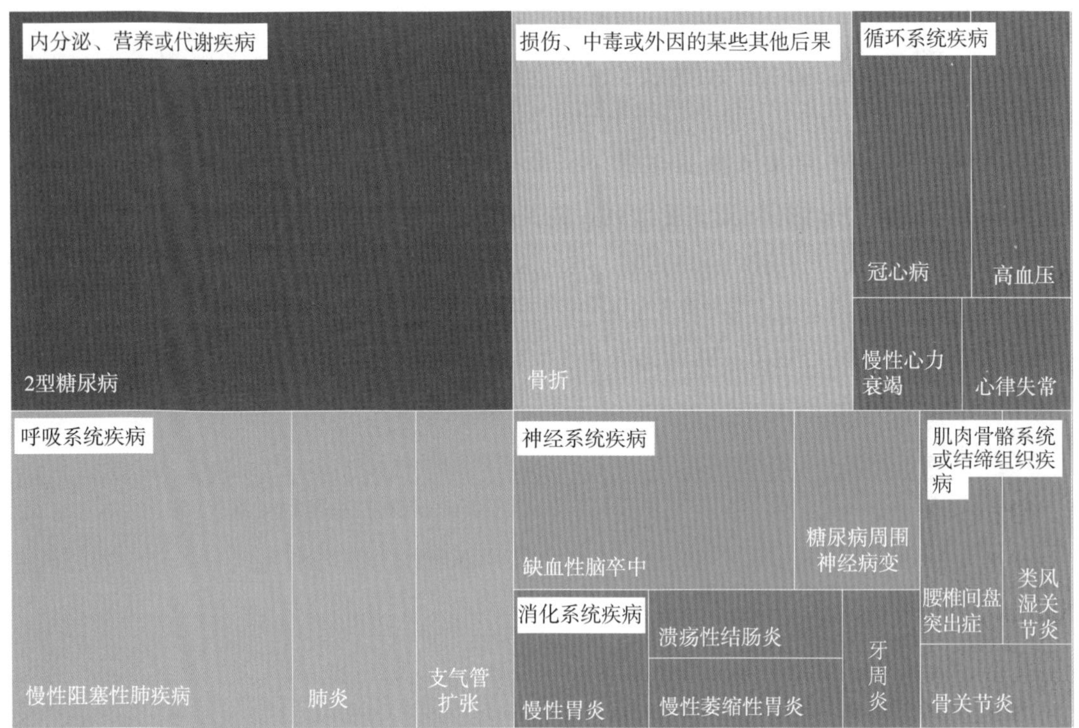

图 3-15　2023 年中成药 RCT 年度疾病分布

表 3-15　2022 年中医经典名方各方剂研究数量排序(TOP 16)

方剂名称	RCT 数量(项)	方剂名称	RCT 数量(项)
桃红四物汤	20	身痛逐瘀汤	7
黄芪桂枝五物汤	13	真武汤	7
清金化痰汤	11	炙甘草汤	7
半夏泻心汤	9	半夏白术天麻汤	6
黄连温胆汤	9	温经汤	6
葛根芩连汤	8	瓜蒌薤白半夏汤	5
清肺化痰汤	8	桂枝芍药知母汤	5
参苓白术散	7	四妙勇安汤	5

(五) 干预对照设计

纳入 334 项 RCT 包括双臂试验 318 项,三臂试验 12 项,四臂试验 4 项。双臂试验涉及 16 种干预对照设计,包括“中药汤剂+常规治疗 vs 常规治疗”91 篇(27.25%);“中药汤剂+西药 vs 西药”87 篇(26.05%);“中药汤剂+西药+常规治疗 vs 西药+常规治疗”75 篇

(22.46%)。2023 年中医经典名方 RCT 干预对照设计发文量≥10 篇,见图 3-16。

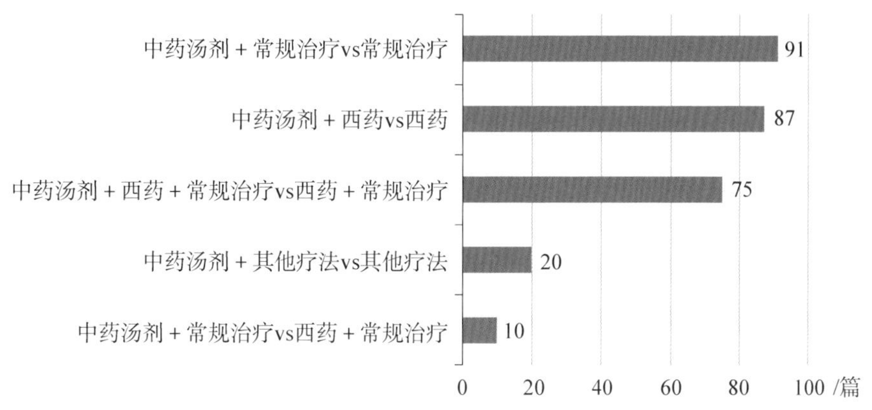

图 3-16 2023 年中药经典名方 RCT 干预对照设计(发文量≥10 篇)

(六) 样本量概况

研究共涉及患者 30 040 例,各研究样本量介于 30～507 例,平均样本量为 90 例。样本量<100 例的研究占半数以上(236 项,70.66%),样本量介于 100～199 例的研究 91 项(27.25%),样本量介于 200～499 例的研究 6 项(1.80%),样本量≥500 例的研究仅 1 项占比不足 1%。样本量≥200 例的中药经典名方 RCT 研究,见表 3-16。

表 3-16 2023 年样本量≥200 例中药经典名方 RCT 涉及的中成药品种、疾病

药物名称	疾病	RCT 数量(项)	样本量(例)
温经汤	卵巢早衰	1	507
芎芷煎	偏头痛	1	242
参苓白术散	慢性阻塞性肺疾病	1	210
清肺化痰汤	慢性阻塞性肺疾病	1	208
芍药苷草汤	胆石症	1	201
益胃活血汤	慢性胃炎	1	200
三参二梗汤	咳嗽	1	200

多中心 RCT 共 10 篇(2.99%),研究疾病类型以肌肉骨骼系统或结缔组织疾病为主。中心数量最少为 2 家,最多为 6 家;2 家中心合作的研究最多(6 项)。多中心 RCT 涉及中药经典名方及疾病分布情况见表 3-17。

表 3-17　2023 年多中心 RCT 涉及中药经典名方及疾病分布

药物名称	疾病	中心数(家)	RCT 数(项)
芎芷煎	偏头痛	6	1
当归六黄汤	前列腺癌	3	1
蠲痹汤	腰椎间盘突出症	3	1
清肺化痰汤	慢性阻塞性肺疾病	3	1
地黄饮子	血管性痴呆	2	1
清金化痰汤	慢性阻塞性肺疾病	2	1
双合汤	骨软骨病	2	1
三痹汤	强直性脊柱炎	2	1
夏枯消瘿汤	桥本甲状腺炎	2	1
阳和汤	乳腺癌	2	1

(七) 方法学质量

方法学质量方面，纳入的中医经典名方 RCT 文献中 26.35%的研究存在“产生随机序列的方法”问题，主要是仅提到随机分组而未详细说明实施方法；仅 1.80%的研究报告实施“分配隐藏”；仅 3.89%的研究提及了实施受试者盲法；11.68%的研究报告实施结果评价盲法；56.59%的研究报告存在“其他偏倚”。49 篇(14.67%)研究报告使用了盲法，其中受试者盲法 13 篇，结果评价盲法 39 篇，同时采用两种盲法的研究为 3 篇(0.90%)。中医经典名方 RCT 方法学质量评估，见图 3-17。

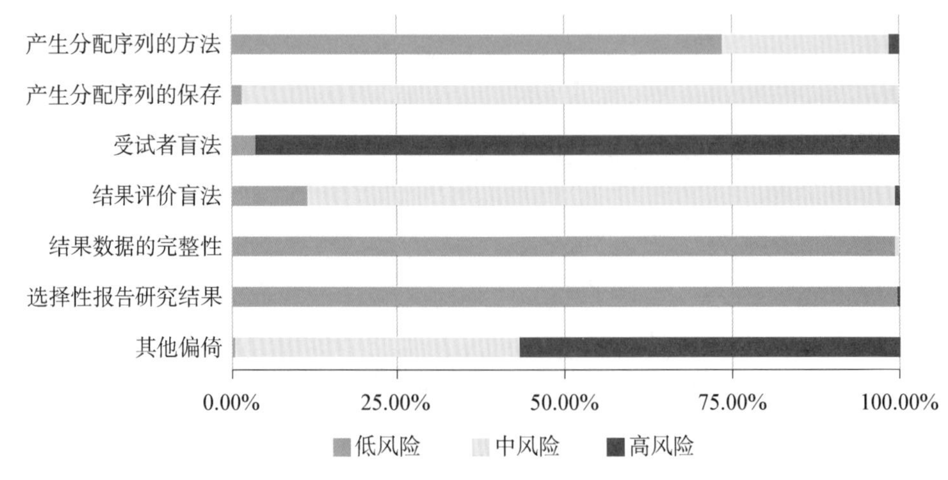

图 3-17　中医经典名方 RCT 方法学质量评估

（八）伦理审批与方案注册

334 项 RCT 中，197 项研究（中文 194 项/英文 3 项）报告了伦理审批，4 项研究（中文 1 项/英文 3 项）报告了注册信息，表明当前的中医经典名方临床研究在国际规范遵循方面仍存在很大差距。

（九）小结

2023 年中医经典名方 RCT 共发表文献 334 篇，中文 RCT331 篇，英文 RCT 3 篇，发文量较 2022 年（245 篇）有大幅度增长。研究单位分布覆盖全国大部分省份，RCT 发文量以河南省、山东省、山西省较高。发表期刊方面，2023 年北大中文核心期刊和 CSCD 期刊的中医经典名方 RCT 数量较 2022 年有所提升，但整体数量仍偏低。

循环系统疾病和消化系统疾病仍然是研究热点，呼吸系统发文排名较 2022 年有所提升；2 型糖尿病、慢性阻塞性肺疾病、骨折、冠心病、肺炎发文量较多，开展 RCT 研究较多的中医经典名方为桃红四物汤、黄芪桂枝五物汤、清金化痰汤等，与热点疾病具有相关性。研究规模方面，研究样本量跨度较大，但仍以小样研究（样本量＜100）为主。干预对照设计方面，以中西药联用疗效观察为主。方法学质量方面，分配隐藏、盲法应用等问题未得到足够重视。伦理审批及试验注册方面，半数以上中医经典名方 RCT 报告了伦理审批，而试验方案注册环节重视不足。

总体来说，本年度中医经典名方 RCT 研究数量较 2022 年有所提升，但总体数量仍较低，研究质量和影响力也存在较大问题。需注意试验设计的严谨性，设计不合理将会对治疗效果评价产生偏差。同时，研究者也需要重视中医经典名方 RCT 的试验方案注册和实施过程中的管理规范，以推动高质量中医药临床证据的生产。虽然研究内容为中医经典名方，但仍缺乏中医特色指标，建议按照核心指标集工作组（COMET）制定的核心指标集（COS）研制规范，加快研制符合中医药作用特点的评价指标体系，为科学评价中医经典名方的功效提供技术支持。

第四节
中医非药物治疗临床研究报告

针对2023年中医非药物疗法临床随机对照试验(RCT),以"针灸""针刺""灸法""推拿""传统功法""太极""八段锦"等为检索主题,英文以"acupuncture""moxibustion""Tuina""traditional exercise""Tai chi""Baduanjin"等为检索主题,检索CNKI、PubMed、Web of Science数据库,对检索结果进行初步筛查后进行数据提取及计量学分析,详细统计报告如下。

一、中医非药物治疗临床研究文献发表情况

(一)期刊类型分析

2023年,中医非药物临床RCT共发表1718篇,其中中文RCT共计1681篇,英文RCT共计37篇。

中文期刊类型共计271种,其中涉及北大中文核心期刊收录期刊23种,中国科学引文数据库(CSCD)收录期刊21种;发文数量上,北大中文核心期刊文献数量为144篇,占8.6%;CSCD文献数量为149篇,占8.9%;发文数量前十的中文期刊依次为《实用中医杂志》《光明中医》《中国中医药现代远程教育》《广州中医药大学学报》《中国针灸》《内蒙古中医药》《中国民间疗法》《针灸临床杂志》《上海针灸杂志》《中医外治杂志》;发文数量最高的《实用中医药杂志》(97篇)为普通期刊;发文数量最高的北大中文核心期刊及CSCD收录期刊为《中国针灸》(52篇)。发文量前30位的中文期刊见表3-18。

表 3-18　中医非药物临床研究发文量前 30 位的中文期刊

序号	期刊	发文量(篇)	序号	期刊	发文量(篇)	序号	期刊	发文量(篇)
1	实用中医药杂志	97	11	新中医	36	21	山西中医	16
2	光明中医	96	12	中国中医急症	35	22	按摩与康复医学	15
3	中国中医药现代远程教育	73	13	四川中医	25	23	现代中西医结合杂志	15
4	广州中医药大学学报	63	14	中医药导报	23	24	中国医学创新	14
5	中国针灸	52*▲	15	中外医疗	20	25	中国中医药科技	14
6	内蒙古中医药	51	16	辽宁中医杂志	18*	26	中医临床研究	14
7	中国民间疗法	42	17	中国医药指南	18	27	贵州医药	13
8	针灸临床杂志	40	18	现代中医药	17	28	河南中医	13
9	上海针灸杂志	39▲	19	中国实用医药	17	29	陕西中医	12
10	中医外治杂志	39	20	中外医学研究	17	30	新疆中医药	12

*:北大中文核心期刊;▲:CSCD 收录期刊

英文期刊共涉及 37 种,其中 33 个(89.2%)为美国《科学引文索引》(*science citation index*, SCI)收录期刊,IF 介于 0.1～24.33。JCR 分区 Q1 区的期刊占 54.1%。英文期刊发文情况见表 3-19。

表 3-19　中医非药物临床研究英文期刊情况

期刊名称	JRC 分区	发文量(篇)
Medicine	Q2	4
Supportive Care in Cancer	Q1	2
Alternative Therapies in Health and Medicine	Q3	2
Sports Medicine-Open	Q1	1
PloS One	Q1	1
Neuropsychological Rehabilitation	Q3	1
Medicine (Baltimore)	—	1
Medicina-Lithuania	Q1	1
Journal of Orthopaedic Surgery and Research	Q1	1
Journal of Clinical Oncology	Q1	1
Journal of Cancer Survivorship	Q1	1
Journal of Affective Disorders	Q1	1
Jama Oncology	Q1	1

续 表

期刊名称	JRC 分区	发文量(篇)
Jama Network Open	Q1	1
International Psychogeriatrics	Q1	1
International Journal of Nursing Practice	Q2	1
Integrative Cancer Therapies	Q2	1
Hong Kong Journal of Occupational Therapy	—	1
Heliyon	Q1	1
Frontiers in Public Health	Q2	1
Frontiers in Neurology	Q2	1
Frontiers in Medicine	Q1	1
Eur Arch Otorhinolaryngol	—	1
Complementary Therapies in Medicine	Q1	1
Clinical Rehabilitation	Q1	1
Clinical Kidney Journal	Q1	1
Cancer Nursing	Q1	1
Aids and Behavior	Q2	1
Aging Clinical and Experimental Research	Q2	1
Aging Cell	Q1	1
Age and Ageing	Q1	1
Acta Medica Mediterranea	—	1

(二) 研究机构分析

在研究机构方面,2023 年中医非药物研究发表中文 RCT 研究数量排名前 10 位的研究机构分别为广州中医药大学及其附属医院(63 篇)、安徽中医药大学及其附属医院(36 篇)、上海中医药大学及其附属医院(36 篇)、福建中医药大学及其附属医院(35 篇)、黑龙江中医药大学及其附属医院(32 篇)、浙江中医药大学及其附属医院(30 篇)、湖南中医药大学及其附属医院(26 篇)、河南中医药大学及其附属医院(24 篇)、北京中医药大学及其附属医院(24 篇)、广西中医药大学及其附属医院(22 篇)。地域分布方面,全国 34 个省级行政区中,中文文献发表数量前 10 位的分别为广东(175 篇)、河南(127 篇)、福建(112 篇)、江西(110 篇)、江苏(104 篇)、山东(98 篇)、浙江(91 篇)、北京(89 篇)、上海(80 篇)、湖北(66 篇),具体研究机构分布见图 3-18。英文文献发表数量较多的机构为福建中医药大学(4 篇)和香港大学(2 篇)。

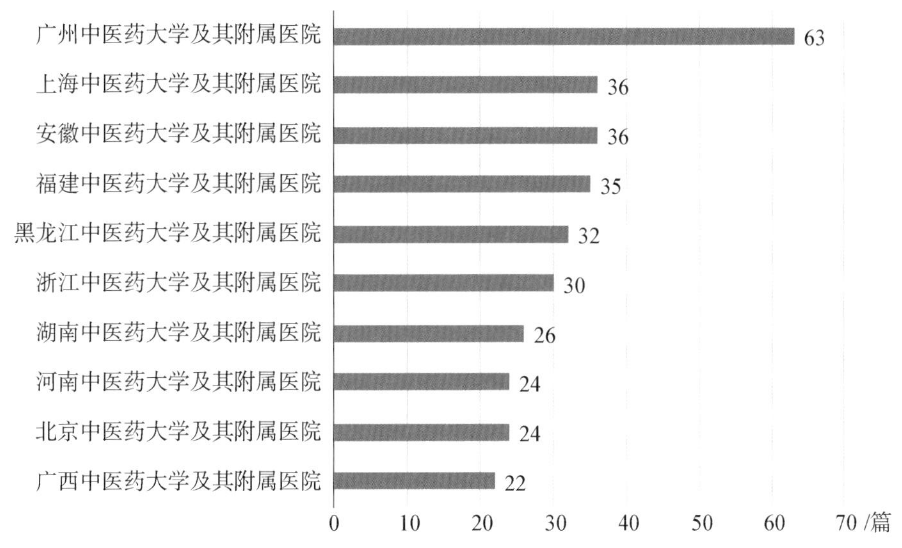

图 3-18　发表中文 RCT 研究数量排名前 10 位的研究机构

二、中医非药物治疗临床研究的疾病类型和分布

(一) ICD-11 疾病分类分析

根据 ICD-11 疾病分类统计，2023 年中医非药物临床研究涉及 20 类疾病系统及症状体征，发文数量前 10 位为肌肉骨骼或结缔组织病(326 篇)，神经系统疾病(278 篇)，消化系统疾病(98 篇)，泌尿生殖系统疾病(80 篇)，睡眠-觉醒障碍(62 篇)，呼吸系统疾病(62 篇)，精神、行为或神经发育障碍(47 篇)，皮肤疾病(46 篇)，内分泌、营养或代谢疾病(38 篇)，循环系统疾病(37 篇)，具体疾病系统分布见图 3-19。

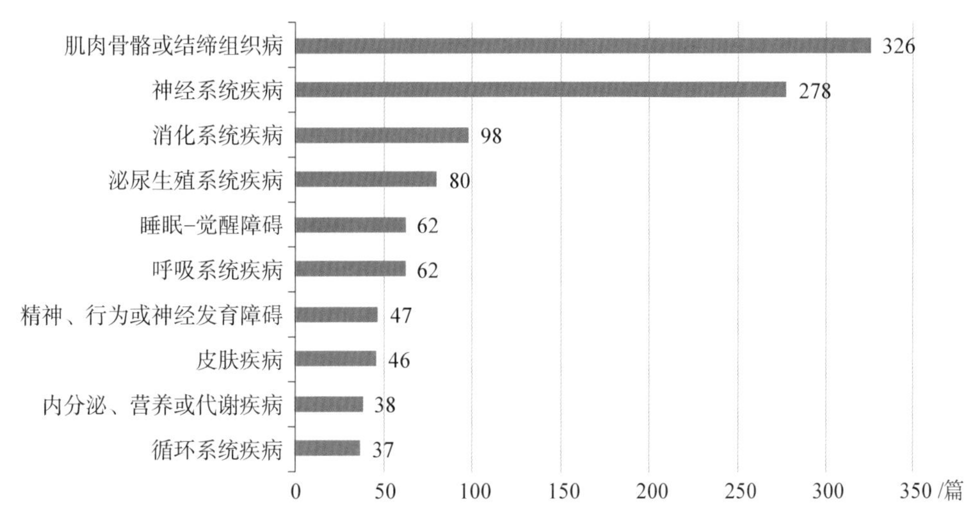

图 3-19　中医非药物临床研究文献 ICD-11 疾病分类情况

在英文文献方面，其涉及的研究主题主要为神经系统疾病(7 篇)，呼吸系统疾病(6 篇)，肿瘤(6 篇)，健康人(6 篇)，精神、行为或神经发育障碍(5 篇)，肌肉骨骼肌系统或结缔组织(3 篇)，症状/体征不可归类(2 篇)，免疫系统疾病(1 篇)，某些感染性疾病或寄生虫病(1 篇)，手术/操作相关病症(1 篇)，消化系统疾病(1 篇)。

(二) 重大疾病热点统计分析

对 2023 年度中医非药物临床研究涉及的疾病名称及主要临床症状名称进行年度热点统计，中文文献中非药物治疗主要关注的具体疾病为卒中及卒中后相关功能障碍(99 篇)；另外发文数量≥20 篇的疾病主要为膝骨关节炎(67 篇)、颈椎病(61 篇)、失眠(61 篇)、腰椎间盘突出症(60 篇)、面瘫(38 篇)、糖尿病(25 篇)，具体疾病热点分布见图 3-20。

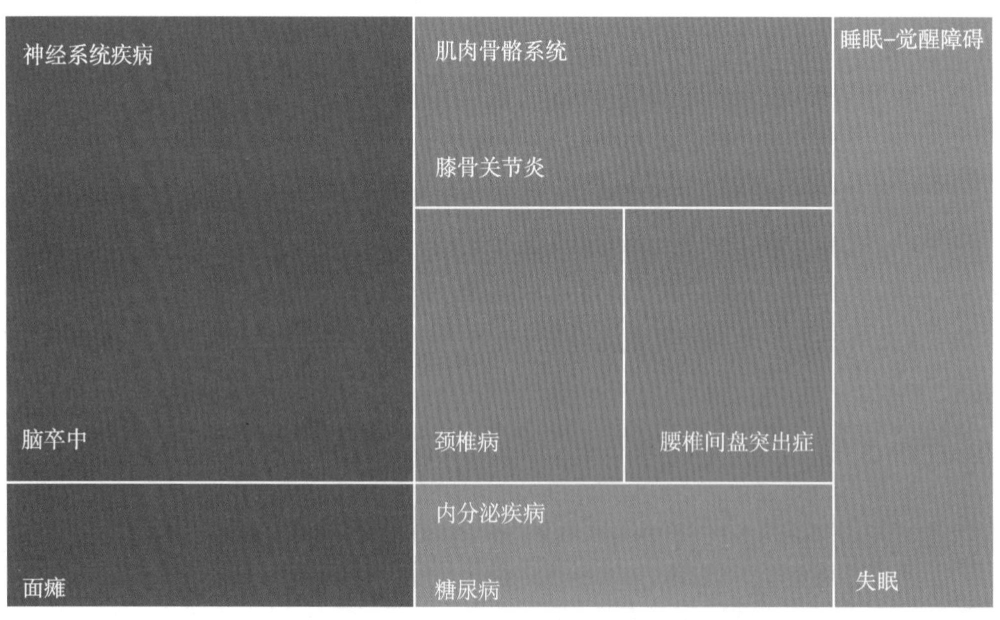

图 3-20　2023 年年度中医非药物临床研究年度重大疾病热词共现

英文文献发文量≥2 篇的主要疾病和功能障碍为新型冠状病毒感染(3 篇)、抑郁症(3 篇)、慢性阻塞性肺疾病(2 篇)、认知障碍(3 篇)、乳腺癌(2 篇)。

(三) 样本量分析

2023 年发表的中文文献中，共纳入样本 139 670 例，最小样本量为 15 例，平均样本量 85 例；样本量<100 例的研究达 1 236 项，占 75%；38 项研究的样本量≥200 例，占 2.3%。

英文文献共纳入 4 826 例样本，最小样本量为 24 例，最大样本量为 914 例。

（四）干预措施分析

在 1 681 项中文发表的非药物治疗 RCT 中，采用最多的干预方式为针刺联合药物 382 项（联合中药 213 项、西药 137 项、中西药 32 项），单纯针刺 377 项，针刺联合常规治疗 369 项，其他针灸疗法 289 项（电针 109 项、艾灸 47 项、穴位贴敷 41 项、温针灸 23 项、经皮穴位电刺激 19 项、铍针 14 项、穴位埋线 13 项、火针 11 项、穴位注射 9 项、三棱针 3 项），推拿疗法 198 项（单纯推拿 64 项、联合其他西医疗法 46 项、联合药物 42 项、联合针灸 28 项、联合其他中医疗法 17 项、联合导引法 1 项），八段锦 23 项（单纯八段锦 21 项、八段锦联合药物 2 项）、导引法 23 项（导引法联合药物 15 项、单纯导引法 8 项），太极拳 20 项。英文文献中采用的干预方式包括太极拳（20 篇），另外涉及八段锦（10 篇）、气功（3 篇）、针灸联合中医其他疗法（3 篇）、推拿（1 篇）。具体干预措施类别及分布见图 3－21。

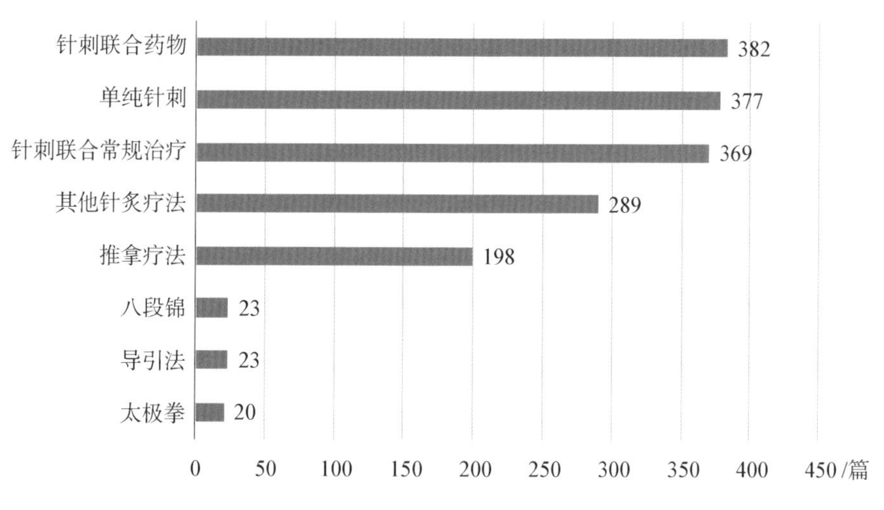

图 3－21　2023 年度中医非药物临床研究常用干预措施

（五）方法学质量分析

在临床试验伦理报告方面，17.59％的研究明确报告通过了伦理审查，58.28％的研究报告得到了不同级别的资金支持。纳入的 37 篇英文文献中，有 32 篇标注了资金支持，35 篇公布了伦理编号，26 篇报告了临床试验注册。

根据 Cochrane 偏倚风险评估量表从随机序列的产生、分配隐藏、对受试者和干预者施盲、对结果评价者施盲、结果数据完整性、选择性报告结果、其他偏倚来源 7 个条目对纳入文献的方法学质量进行评价。①随机分配序列的生成：部分研究在随机序列的产生这一条目存在高风险（0.55％）或者风险不清楚（31.96％），即随机方法错误或未提供详细信息；②分配隐藏：7.08％的研究报告了正确的分配隐藏方法，而81.86％的研究未报告分配隐藏方案，0.14％的研究报告没有采取分配隐藏或者报告了错误的分配隐藏方法；③盲法的实施：6.25％的研究对受试者和干预者进行了正确的施盲，8.80％的研究对结果评价者进行了正确的施盲，鉴于非药物疗法的特殊性，导致试验中盲法的实施相对困难，虽方法学存在较高偏倚风险，需结合临床实际情况进行评价；④结果数据完整性：37.59％的研究对结果数据完整情况进行了具体描述及分析，其余研究不论有无缺失，并未进行相关解释与描述，故无法对偏倚风险进行判断。⑤选择性报告：大部分研究(85.50％)均报告了试验方法或方案中预先设定的结局指标，偏倚风险较低，而53项研究未报告所有预设的指标(包括主要指标和次要指标)，存在较高或不确定的偏倚风险。⑥其他偏倚：24.33％的研究不存在其他偏倚来源，其余研究由于缺乏相关描述被定义为风险不清。纳入文献中部分研究尚未评价，纳入研究方法学评估结果见图3－22。

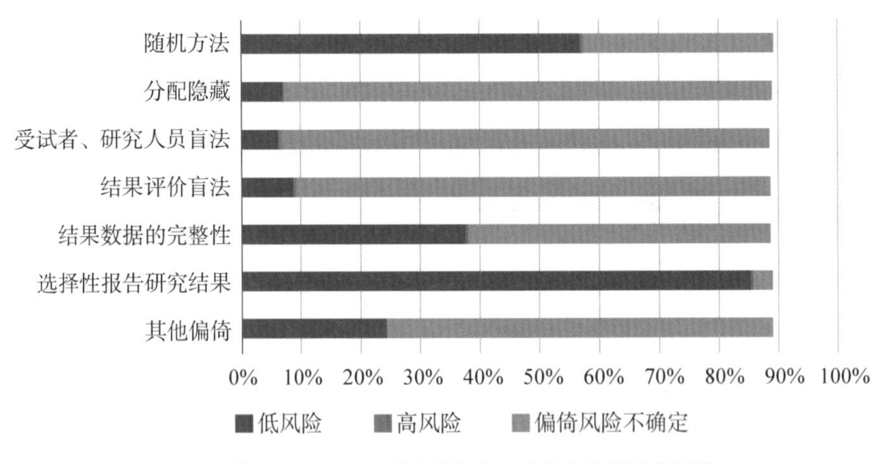

图3－22　2023年度中医非药物临床研究方法学质量评估

三、小结

文献研究显示，2023年中医非药物疗法领域共发表中文RCT研究1681篇，英文RCT研究37篇。整体发文数量与2022年基本持平，但中文核心期刊发表占比(8.6％)较2022年(7.9％)有所提升，整体发文质量较前一年有所提升。

研究间的样本量跨度较大，在15～914例浮动。发文机构几乎覆盖全国各省份，发文大于100篇的地区较2022年有所增加，涉及广东、河南、福建、江西及江苏。疾病分析报告提示，纳入文献共涉及20类疾病系统及症状体征，主要仍以神经系统疾病及肌肉骨骼系统和结缔组织疾病为主，热点疾病涉及卒中及卒中后相关功能障碍、膝骨关节炎、颈椎病、失眠、腰椎间盘突出症等，在疾病种类与具体疾病上与前两年基本保持一致，反映了中医非药物疗法在神经系统疑难杂症和骨骼肌肉损伤的独特治疗优势；英文文献还涉及新型冠状病毒感染、抑郁、慢性阻塞性肺疾病等，体现了中医非药物疗法在相关疾病领域的治疗优势。从干预措施来看，针灸复合疗法（多种针灸疗法联合）、推拿、单一针刺、针灸联合西药或其他西医疗法、针灸联合中药或其他中药疗法是最常见的非药物干预方案。在研究方法学方面，虽然随机化、盲法等方法学较 2022 年有所提升，但总体方法学质量仍偏低或无法判断风险。

总体而言，2023 年中医非药物治疗 RCT 研究数量与 2022 年基本持平，研究平均样本量及整体研究质量较前一年有所提升，但在研究质量和影响力上仍需重视提升。同时，研究者也需要重视试验注册和试验实施过程中的管理规范，以推动高质量中医药临床证据生产的科学性和规范化，增加临床试验的严谨性和可靠性，提升中医非药物疗法的临床证据质量和影响力。

第五节
中医药科技创新研究进展

一、中医药理论基础研究进展

现代科学技术的发展，为中医理论的科学化和现代化提供了新的工具和方法。2023年，中医理论研究围绕对传统中医理论的现代化解读，进一步整合现代医学的先进技术与方法，研究者们加大了多学科交叉研究的力度。通过系统生物学、基因组学等结合前沿的数字化、智能化技术手段，深入探讨了中医理论的科学内涵和临床应用机制。这些努力不仅赋予传统中医理论以新的生命力和科学支持，同时也为中医药的创新发展提供了坚实的理论基础和技术保障，显著提升了中医药在全球健康体系中的地位和影响力。

1. 构建中医药防治新冠病毒感染的全方位诊疗技术体系，解析中医疫病理论科学内涵

天津中医药大学张伯礼团队面向新冠疫情防控的重大需求，创建了中医药应对新冠病毒感染"防—治—康"全过程诊疗模式，降低转重率、提高救治成功率，取得显著临床疗效，为形成中国特色防治方案作出贡献。该项目率先开展多中心大样本中医证候学流调，明确"湿毒致疫"病因病机及"兼夹发病"临床特点，并将其应用于防治康全过程诊疗实践，丰富了中医疫病理论[*J Integr Med*. 2023,21(5):407－412]；构建了应急条件下循证评价研究方法学体系，率先提出"转重率"是核心评价指标，完成了首个临床试验，证明中医药临床价值，并开展系统的证据转化研究，为临床用药提供证据支持；创建了应急条件下中药新药发现模式和关键技术，建立"中医理论＋临床诊疗＋药物创制＋机制阐释"技术流程和关键技术，系统诠释宣肺败毒方多环节、多途径阻断新冠病毒感染的药效物质及作用机制，揭示其科学内涵；建立了中医方舱医院救治模式，制定以中医药为主的救治方案及管理规范，完善了应对突发疫情中医药救治体系。项目研究成果涵盖了理论创新、方法创新、新药创制和模式创新，成果服务于人民生命健康，取得了突出的社会效益。

2. 构建“体病预警—调体干预—动态监测”的应用模式，完善了中医体质辨识理论

北京中医药大学王琦团队通过构建中医体质辨识理论，建立多维度体质辨识新方法，研发数字化、智能化体质辨识装备，创建“体病预警—调体干预—动态监测”的治未病应用模式，形成了“体质辨识理论—辨识方法—应用模式”三位一体的完整体系，充分发挥了中医药在治未病、慢病防控中的独特优势[*J Tradit Chin Med*. 2023,43(6):1252－1258]。通过大规模流行病学调查，收集了大量健康人群和疾病人群的体质数据；基于这些数据，研究人员构建了体质辨识的多维度模型。再利用大数据分析和人工智能技术，对海量体质数据进行深度挖掘和模式识别。通过机器学习算法，研究人员建立了体质辨识的智能化系统，形成了独特的研究和防治疾病、诠释生命和健康新角度。该研究构建了全生命周期体质辨识量表，建立宏观与微观多模态体质辨识模型，并研发了数字化、智能化中医体质辨识系列装备及产品，为中医治未病、慢病防控、主动健康提供了技术支撑和现代化服务手段，并引领了全国中医体质和治未病学术的发展及成果转化。

3. 经典方剂类方研究模式与中药配伍禁忌规律性发现的关键技术及应用

南京中医药大学段金廒团队以中药配伍为核心，围绕经典方剂类方组方衍化规律解析、经典中药配伍禁忌等理论的科学实质揭示取得了系列标志性成果，为中医药事业传承创新和临床安全合理用药的安全有效做出了贡献。该研究创建了经典方剂类方据证衍化的四层次研究模式，构建了五单元关键技术体系，用于揭示类方的科学内涵，并将其转化应用于代表性类方衍化规律发现及新药创制；在方剂配伍研究中，团队构建了基于药对配伍阐释方剂组方结构的研究体系，系统揭示当归系列药对在类方衍化中的功效取向及作用机制，为组方优化和新药发现及转化应用提供了新策略。此外，该研究系统揭示了中药“十八反”配伍禁忌的科学实质，发现了传统经典“相反”配伍蕴含的若干规律，为临床合理配伍与安全用药提供了重要支撑。该项目的研究成果在中药组方规律与配伍禁忌的理论创新方面具有重要意义。相关研究论文发表于 *Theranostics*[2024,14(4):1615－1630]等期刊上。

4. 针对中医骨痿提出“三因一变”理论及“温通和补”的治法理念

中医骨痿是一种与肝、脾、肾三脏密切相关的疾病，可导致患者的骨质脆性增加，诱发全身性骨代谢性疾病。史晓林经过多年临床实践结合骨质疏松症(骨痿)病机和治法的研究与思考，从经典中汲取养分，与实际情况相结合，提出了骨痿以“虚瘀毒”为核心的“三因一变”理论——“因虚致瘀”“虚瘀致毒”“瘀毒致变”。“三因一变”理论是在中医传统理论基础上，结合现代医学和临床研究提出的，其中“三因”是指脾肾不足、气血亏虚的内因，风寒湿邪的外因及情志失调的情志因素；"一变"是指病久邪结的变化因素。以"三因一变"理论为基础，史教授进一步提出"益气温经"治法，强调补益肝肾、温通经脉、活血化瘀，并在多年的临床实践中又进一步提出了"温通和补"的治法理念，温阳补气、活血通络、和邪祛毒。依据该治法，构建了代表方强骨饮，它是益气温经治法理念的体现，该方由鹿角霜、忍冬藤、鸡血藤、秦艽、防风、骨碎补、杜仲、露蜂房、肉桂、川芎、黄芪、川断 12 味中药组成，补益肝肾、温通经络、活血化瘀止痛[中国骨质疏松杂志. 2023,29(1):41－45]。

由于骨质疏松症早期没有明显症状，极易让患者忽视，在静默中逐渐发展恶化，早期诊断早期干预尤为关键。因此，史晓林以发病率较高的绝经后骨质疏松症为主要研究对象，开展临床研究，筛选出了具有高敏感性和特异性的生物标记物，研发出了绝经后骨质疏松症诊断性蛋白芯片[时珍国医国药. 2022,33(10):2343－2345]。有别于双能 X 线易受骨质增生、体重等因素的影响以及 QCT 检测辐射较大等不利因素，蛋白芯片以血液中的生物标记物的表达量为依据，高效、无辐射、干扰因素少，结果更为精确。骨质疏松症长期以来缺乏中医药临床诊疗规范，没有规范的证型及用药标准，对临床中医师造成了极大的困扰。史晓林牵头组织标准制订团队，在中华中医药学会进行指南或共识立项，由中华中医药学会标准化办公室监督和把控指南质量，先后制订了《绝经后骨质疏松症中医诊疗标准》《骨质疏松性骨折中医诊疗标准》《糖皮质激素性骨质疏松症中医诊疗专家共识》和《老年性骨质疏松症中西医结合诊疗指南》。

5. 情志致病理论科学内涵研究取得新进展

情志致病理论是中医理论的重要组成部分，《素问·举痛论》载"百病生于气也"，提示了情志与疾病之间的密切关系。暨南大学何蓉蓉团队在中医"情志致病"与"治未病"理论的指导下，开展了系统的"疾病易感态"生物医学基础及中药干预研究。研究发现，持续的情志应激能够引起机体一系列生理功能的变化，增加对多种重大疾病的"易感性"。其中，情志应激对肝脏的损害尤为显著。该研究通过拘束应激模拟"情志失调"，有效诱导了肝损伤，发现其主要特征是肝细胞的磷脂过氧化损伤。情志应激诱导的肝细胞磷脂过氧化状态是一种高能量、高熵值的不稳定状态，可能导致机体对病毒、肿瘤等重大疾病的易感性增加。因此，该研究进一步证明了肝脏磷脂过氧化状态是中药有效干预肝脏相关疾病的重要阶段，磷脂过氧化通路的关键靶标可作为中药及其有效成分缓解肝损伤的潜在靶点；并在此基础上，有效表征了中药片仔癀保护肝损伤的作用及机制(*Phytomedicine*. 2024,129:155613)。

此外，该团队根据前期"肝郁化火"相关理论的研究成果，提出中医理论"肝郁化火，引动肝风"的部分意义可能与情志应激增加"颤证"的临床症状或疾病进程相关的科学假说。帕金森病(Parkinson's Disease, PD)在中医中被归为“颤证”范畴,其相关论述散见于文献中,如“振掉”“震颤”“肝风”等。PD 的发病主要与遗传内因和环境外因有关,同一 PD 基因型的个体在不同情志状态下,对 PD 的易感性存在差异。该研究基于 PD 经典转基因小鼠模型,通过拘束应激模拟“情志失调”,促进 PD 模型小鼠的发病进程,并从多巴胺能神经元的脂质氧化损伤角度阐明了其机制与靶标,同时筛选了中药及活性成分用于干预该病理过程。相关研究成果分别于 2023 年发表于 *J Clin Invest*[2023,133(10):e165228],*Aging Cell*[2023,22(10):e13970]以及 *Pharmacol Res*(2023,193:106779)。

6. 网络医学揭示中医辨证论治临床疗效的共性机制

辨证论治是中医临床诊疗疾病的重要方法,但其科学内涵有待揭示。南京信息工程大学甘晓与北京交通大学周雪忠团队联合美国东北大学、湖北中医药大学和中国中医科学院等中美多学科团队,研究建立了基于网络医学理论的中药与疾病症状临床疗效预测及机制分析方法。该研究发现中医药药症关系及其临床疗效可通过中药与疾病症状在蛋白质网络上的拓扑邻近关系进行阐释,并通过真实世界临床数据验证,首次探索建立了解释中药对症治疗科学原理的方法,对揭示辨证论治临床疗效的共性机制具有重要价值。研究论文 2023 年 10 月发表于 *Sci Adv*[2023,9(43):eadh0215]。截至 2024 年 2 月底,论文下载量已达 15 000 余次,美国 *Live Science*、*Medical Xpress* 等国际媒体进行了专题报道。

二、中医非药物治疗策略基础研究进展

中医传统非药物治疗策略包括针灸、推拿、八段锦传统运动等,是中医治疗策略的重要组成部分,对于多种慢性疾病具有显著疗效。但中医传统非药物治疗多为经验医学,缺少循证医学或高质量基础研究证据。2023 年,随着研究方法、技术和中医现代化理论的不断创新,以针灸相关研究为代表的高质量中医传统非药物治疗策略基础研究证据相继发表,进一步推动了其广泛的临床应用。

1. 针刺治疗慢性自发性荨麻疹、妊娠呕吐等难治性疾病获得疗效证据

慢性自发性荨麻疹是一种难治的过敏性皮肤病,药物治疗存在很大的局限性,临床医生常使用针刺来改善患者症状,但一直缺乏高质量的临床证据证实其疗效。在国家重点研发计划支持下,成都中医药大学李瑛团队开展了针刺治疗慢性自发性荨麻疹的多中心、临床随机对照试验,研究纳入 330 例慢性荨麻疹患者,结果表明针刺能显著降低 7 日荨麻疹活动度评分(UAS7)得分,改善患者荨麻疹症状,证实了针刺治疗过敏性疾病(非疼痛类疾病)的疗效,拓展了针刺疗法的优势病种范畴。研究发表于 *Ann Intern Med*[2023,176(12):1617 -

1624]，是该刊首次发表针刺治疗过敏性皮肤病的研究成果。

妊娠恶心呕吐是孕早期高发疾病，对患者的心理和生理造成严重影响，甚至终止妊娠或者妊娠失败。针刺疗法被应用于妊娠患者的止呕治疗，但相关疗效缺乏高质量证据。在国家重点研发计划支持下，黑龙江中医药大学第一附属医院吴效科组建中西医国际合作团队，开展了针药结合治疗中、重度妊娠呕吐的多中心、临床随机对照试验，结果显示针药结合不但能够增强疗效，且可以减少化学药的用量，达到减轻副作用的目的。研究论文发表于 *Ann Intern Med*[2023，176(7)：922－933]，为针刺治疗中、重度妊娠呕吐提供了高质量循证医学证据，为相关指南的更新奠定了基础。

2. 针灸改善面瘫患者行为

面瘫是临床常见病，我国周围性面神经麻痹的年发病人数约 300 万，占各种神经系统疾病患病率的第 6 位，严重影响患者的生活。针灸学者都非常重视对该病的研究和治疗，并总结出许多行之有效的临床治疗经验。河北省中医院王艳君团队在继承燕赵高氏学术思想基础上，在《内经》《难经》《伤寒论》等理论指导下，传承创新燕赵高氏“调和脾胃”学术思想，创新选穴组方，重视针刺手法，善于分期论治。选取头面部地仓、颊车、迎香等腧穴以宣散阳明之邪；选取腹部天枢、中脘等腧穴以调和脾胃；选取四肢远端的合谷、足三里、解溪等穴位以疏调阳明经气，通过人体上、中、下三个部位辨证选穴，共筑宣散阳明之邪治标，调脾和胃、扶助正气治本之功。同时重视全身经络互相连通、经络上下贯通、左右相连的循行特点，应用巨刺、缪刺，经络并调，补虚泻实，通过针刺健侧的穴位激发经络气血，调整面瘫患者病侧与健侧的气血平衡，减少面肌痉挛、倒错等发生。面瘫急性期祛邪为主，兼调脾胃，恢复期调和脾胃，兼以祛邪；后遗症期调和脾胃，扶助正气。在河北省内 10 余家医院推广应用，获得良好的临床疗效和社会经济效益。研究成果发表在《中国中医药信息杂志》[2017，24(2)：101－103]和《世界针灸杂志》[2017，27(1)：67－73]，为针刺改善面瘫提供了理论基础。

3. “平冲降逆”针刺法为高血压治疗提供新选择

高血压是全球范围内最常见的慢性病之一，也是心脑血管疾病的重要危险因素。传统的药物治疗虽然有效，但常伴有副作用，且部分患者对药物治疗反应不佳。中医针刺疗法作为一种无药物副作用的治疗手段，具有悠久的历史和广泛的应用基础。北京中医药大学刘清国团队设计了一系列严格的临床试验，对高血压患者采用“平冲降逆”法进行针刺，主要针刺穴位包括内关、足三里、合谷、太冲等。临床试验结果显示，针刺治疗组的患者在治疗 12 周后，血压显著下降，收缩压和舒张压均有明显改善，与对照组相比差异具有统计学意义。尤其值得注意的是，针刺组的患者在减少药物依赖和副作用方面表现突出。为了探讨“平冲降逆"针刺疗法的具体作用机制,研究团队进一步进行了动物实验和分子生物学研究。研究发现,针刺治疗能够通过调节交感神经系统和迷走神经系统的平衡,降低外周血管阻力,从而达到降压效果。同时,针刺还可以促进内源性抗氧化物质的生成,减轻血管内皮损伤,改善微循环。此外,针刺治疗能够调控血管紧张素Ⅱ和一氧化氮等血管活性物质的水平,进一步验证了其多靶点综合调节的特点。"平冲降逆"针刺治疗高血压研究中的突破不仅为高血压的非药物治疗提供了新的科学依据,证实了"平冲降逆"针刺疗法在高血压治疗中的有效性和安全性,具有较高的推广价值。还丰富了中医针刺疗法的理论体系,也为中医药现代化和国际化进程贡献了重要力量。研究成果发表在 *China Medi Herald*[2019,16(17):4-8]和《现代中医临床》[2021,18(5):40-42],为针刺治疗高血压提供了循证医学证据。

4. 通督电针促进神经再生修复治疗脊髓损伤疾病

脊髓损伤(spinal cord injury, SCI)的修复和功能恢复是一个复杂的过程,涉及神经再生、炎症反应和神经保护等多个环节。其治疗策略主要包括增强神经保护,减少继发性损伤以及通过激活神经元再生能力、改善微环境等促进再生修复。传统治疗方法包括手术、药物和康复训练,但效果有限。近年来,通督电针治疗作为一种新兴的中医非药物治疗手段,显示出良好的临床应用前景。北京中医药大学第三附属医院时素华团队设计了一系列动物实验和临床试验,以系统评估通督电针治疗脊髓损伤的效果。在动物实验中,选用 SCI 模型大鼠,通过在督脉沿线的特定穴位(如大椎、命门等)进行电针刺激,结果显示通督电针治疗能够显著改善脊髓损伤后大鼠的运动功能和感觉功能。临床试验则招募了符合条件的脊髓损伤患者,每周进行 3 次的电针治疗,结果表明患者在运动功能、感觉功能和生活质量方面均有显著改善,特别是在恢复独立行走和减轻疼痛方面表现突出。进一步的机制研究表明电针刺激可以显著增加脊髓损伤部位神经生长因子和脑源性神经营养因子的表达水平,促进神经元的存活和生长并减轻机体的炎症反应。通督电针治疗脊髓损伤的机制研究与临床应用,获得了 2023 年度中华中医药学会科学技术二等奖,展示了中医针灸在现代医学中的重要价值。

三、中药基础研究进展

中药是中医理论临床实践的主要载体和治疗手段,但由于中药材来源广泛、炮制工艺多样、临床组方个体化差异显著等特点,长久以来很难建立符合中医药特色和客观规律的"说清楚、讲明白"的研究范式。如何做到既能阐明中医药理论与中医临床实践经验的科学内涵,保持和发扬中医药自身特色优势而不被"西化",同时不断突破中药复杂体系的屏障、深入揭示中药治疗疾病的物质基础及作用机制，一直是中药研究者面临的艰巨任务和巨大挑战。2023年，中药基础研究在多学科交叉新技术、新方法的推动下，更加关注相关学科科研范式的建立，为中药现代化、标准化和国际化提供了坚实的科学基础。

1. 中药资源与质量控制研究取得新进展

中药材资源和品质保障是中医药行业健康发展的基石。遵循"发展精准检测技术，推动中药高质量发展，确保百姓用药安全有效"的宗旨，中国科学院上海药物研究所果德安团队围绕影响中药质量的核心问题，以中药有效性与安全性为导向，开展中药检测技术的系统创新研究及相应支撑体系的创建(*Food Chem*. 2023,426:136670; *J Chromatogr A*. 2023,1708:464344)，并成功应用于中药质量检测实践中，构建的中药质量检测系列技术方法被成功收录于《中国药典》，制、修订《中国药典》18项附录通则，构建的技术体系成功应用于痰热清注射液、复方丹参片、复方板蓝根颗粒等中药大品种的检测与质量提升中，为发展中药有效性和安全性导向的创新性检测技术体系做出了开拓性贡献，并取得了显著的经济效益和社会效益。

面对传统化学农业模式导致的土壤劣变、病虫害失控、药材质量不稳定等一系列问题，中国中医科学院郭兰萍团队以苍术、三七、人参等大宗常用道地药材为对象，形成了以"拟境栽培"为核心的中药材生态种植理论方法和技术体系，构建了标准体系和推广应用体系，阐明了中药材生态种植的四大核心机理和三大核心策略，研制了中药材土壤改良与修复技术体系，病虫草害绿色防控技术体系，创新了生态种植中药材品质评价和效益评估技术体系，实现了基于质量优先的中药材生态种植综合效益评估，证实生态种植增产增收[中国植保导刊. 2023,43(9):91-95;中国现代中药. 2023,25(2):413-420]。

西南交通大学谭睿、中国医学科学院药用植物研究所宋经元和西南民族大学顾健牵头的"基于生物技术的中药资源和质控新方法及运用"项目组，立足于四川中药道地药材，针对中药资源利用和质量控制相关难点等问题，运用生物技术，围绕"中药基因资源挖掘、中药材活性成分富集、分子标记技术的近缘动物药鉴定、临床药效指向的活性成分发现、内外源污染物的快速检测"等方面开展中药资源和质量控制领域研究。为解决中药资源不足、品种混淆、物质基础不清以及外源毒性物质快速检测等瓶颈问题提供方法[中国野生植物资源. 2023,42(5):106-111+120]。

成都中医药大学彭成团队首次提出道地药材形成要素和品质控制的方法，对川产道地药材川芎、附子、川贝母、红花、半夏、益母草、赶黄草、厚朴进行了种质资源创新与规范化种植、新成分发现与新标准建立、新机制揭示与新产品开发研究。先后培育了川半夏1号、川益1号、赶黄1号等新品种，获得品种证书；攻克了川贝母野生抚育、益母草野生变家种和川厚朴等药材灾后重建的技术难题，实施了川芎等8个品种的规范化栽培，建立8个品种15个饮片的炮制工艺规范、17个饮片质量标准和13个中成药标准[中药与临床. 2023，14(2)：1－8]。

西南民族大学曾锐牵头的“基于白及资源和制剂特点的关键技术与产业化应用”项目，针对白及产业发展的关键问题，系统地开展了基于白及资源和制剂特点的关键技术创新研究，解决了白及直播育苗、白及多糖绿色提取纯化和系统表征、创新制剂和高端辅料的研究应用三大难题；强有力推进了中医药守正创新，在促进512震区和攀西彝区乡村振兴和生态建设、减少碳排放等方面，具有显著的社会生态效益。

2. 中药经方和中成药高质量基础研究证据不断涌现

四逆散具有调和肝脾、透邪解郁、疏肝理脾之功效。广东省中医院王志宇团体发现四逆散能通过调节 FXR/EST 信号抑制雌二醇水平，显著抑制慢性心理应激诱导的小鼠癌症异种移植乳腺癌生长和转移，其主要活性成分为柚皮素。研究不仅强调 FXR/EST 信号是介导应激诱导的乳腺癌发展的关键靶点，还表明四逆散和柚皮素可作为乳腺癌治疗的潜在候选药物，相关研究发表在 *J Adv Res*(2023，47：189－207)。此外，安徽中医药大学朱国旗团队发现四逆散可通过 AKT/AMPK/HSL 途径介导的脂肪分解改善肥胖[*J Ethnopharmacol*. 2023，302 (Pt A)：115892]；北京中医药大学刘闰平发现四逆散可通过促进 Akkermensia 定植改善实验性结肠炎(*J Ethnopharmacol*. 2023，305：116067)；广州中医药大学史亚飞团队发现四逆散部分通过 NR1D1/BMAL1/DGAT2 轴逆转抑郁小鼠的体重和脂肪吸收缺陷(*Biomed Pharmacother*. 2023，168：115677)。这些发现深化了四逆散的临床功效，为四逆散在相关疾病临床治疗中的应用提供了依据。

片仔癀源于明朝末年，拥有近500年的历史传承，是国家级中药保护品种，具有清热解毒、凉血化瘀、消肿止痛之功效。香港中文大学于君团队通过建立结直肠癌动物模型，探讨片仔癀通过调节肠道微生物群对结直肠癌的化学预防作用。揭示了片仔癀可使肠道微生物群和代谢产物向更有利的方向发展，改善肠道屏障功能，抑制致癌和促炎途径，从而抑制结直肠癌的发生，相关研究发表在国际权威期刊 *Gastroenterology* [2023，165(6)：1404－1419]。福建中医药大学黄鸣清团队揭示片仔癀通过自噬介导的 NLRP3 炎性小体抑制减轻对乙酰氨基酚诱导的肝损伤(*J Ethnopharmacol*. 2023，311：116285)；福建中医药大学林久茂团队发现片仔癀通过下调 ANRIL 依赖性 PI3K/AKT/VEGF-C 通路，抑制癌症对 HLEC 的调节，以减轻肿瘤淋巴管生成和转移[*Cancer Gene Ther*. 2023，30(9)：1260－1273]。

安徽中医药大学朱国旗团队长期围绕新安名方和常用安神益智中药开展研究，取得系列进展[*Phytomedicine*. 2023,119:155009; *Acta Pharmacol Sin*. 2023,44(5):913－930; *Fitoterapia*. 2023,169:105618]。团队发现，具有安神定志、益气镇惊功效的安神定志方可通过调节 mTOR 依赖的海马突触功能改善创伤后应激障碍样行为；远志可通过调节氧化应激、铁死亡等多通路传导改善小鼠记忆损伤，改善阿尔茨海默病症状[*Phytother Res*. 2023,37(10):4621－4638]；仙茅苷可通过激活 cAMP－PKA 信号传导来预防创伤后应激障碍引起的行为变化和海马突触缺陷[*Phytother Res*. 2023,37(2):759－773]，为安神益智中药临床应用与开发提供参考。

中国中医科学院中药研究所联合中国科学院微生物研究所、中国科学院上海药物研究所、中国科学院武汉病毒研究所、中国医学科学院医学实验动物研究所，协同攻关，多学科交叉，阐明了化湿败毒方的"7 种成分、5 个靶点、2 条途径"的"多成分、多靶点、多途径"整合调节作用特点。充分展示了中药复方"多成分、多途径、多靶点"整体作用特点及独特优势，相关研究成果被美国科学院院报[*PNAS*. 2023,120(18):e2301775120]在线发表。

3. 中药药效物质与作用机制阐释取得新进展

中药药效物质是中药发挥治疗作用的媒介，对于阐释中药的治疗功效和推动中药深入开发具有重要的指导作用。2023 年中药药效物质发现及其作用机制阐释研究持续深入发展，取得了一系列显著成果。香港浸会大学中医药学院李敏和澳门大学中华医药研究院路嘉宏课题组在帕金森病果蝇模型和小鼠模型中系统验证了柯诺辛碱 B 能够增强自噬，促进 α-synuclein 清除，具有通过直接结合 HMGB1/2，增强 PI3KC3 激酶活性诱导自噬的独特药理作用机制，为钩藤治疗帕金森病的临床疗效提供新证据[*Acta Pharm Sin B*. 2023,13(6):2701－2714]；中国药科大学刘鄂湖、李萍和李菁联合研究团队，揭示青藤碱(防己碱)通过调节色氨酸代谢和通过肠道微生物群激活芳烃受体改善类风湿关节炎，为青藤碱对类风湿关节炎的保护作用提供了一种新的机制(*Science Bulletin*. 2023,68:1540－1555)；华东理工大学刘昌胜团队揭示了淫羊藿苷激活的自噬通过抗炎作用缓解骨质疏松，为骨质疏松症缓解和各种与年龄相关的并发症提供了一种创新的治疗策略(*Biomaterials*, 2023,297:122125)；郑州大学刘康栋团队首次发现，从传统中药川楝子中提取的天然活性成分—川楝素通过靶向 eEF2 抑制食管鳞癌增殖的作用机制，为食管鳞癌的靶向抑制研究和中药活性成分应用提供新理论依据[*J Exp Clin Cancer Res*. 2023,42(1):97]；华中科技大学杨胜兰团队揭示了冬凌草甲素通过 TP53－抑制大肠癌中 TCF4 反式激活促进内质网应激，进一步加剧了肿瘤细胞内 ROS 水平的升高和钙离子的释放，从而抑制了结直肠癌细胞的体内成瘤[*J*

Exp Clin Cancer Res. 2023,42(1):150]；成都中医药大学彭成、李芸霞团队2023年在线发表了连翘酯苷A在急性肺损伤的治疗中抑制了肺与结肠的炎症和上皮屏障损伤的研究论文，指出其作用机制与连翘酯苷A对PPAR-γ/RXR-α复合物的细胞特异性调节作用有关，为中药连翘治疗急性肺损伤的临床应用提供了科学依据，并为中药基于"肺与大肠相表里"中医理论和"肠-肺轴"学说治疗肺部疾病的相关研究提供了参考依据(*J Adv Res*. 2024,60:183-200)；四川大学邹炳文和黄灿华团队合作发现，杠柳毒苷通过结合并阻止半乳糖凝集素3的Lys210泛素化，介导蛋白酶体降解，导致过度的溶酶体自噬并加剧溶酶体损伤，抑制结直肠癌细胞生长[*Autophagy*. 2023,19(12):3132-3150]。杭州师范大学谢恬团队通过"molecular patch mechanism"理论，揭示了中药活性成分榄香烯增强硼替佐米对胰腺癌症细胞的体内外抗肿瘤作用，为中西医联合抗癌提供治疗策略[*Signal Transduct Target Ther*. 2023,8(1):87]。

4. 中药基础研究新技术、新方法快速发展

中药基础研究的发展离不开新技术、新方法的不断融合。一方面他们给中药临床应用带来了更多的创新模式；另一方面，他们为中药传统理论的现代化阐释提供了更多策略。

杭州师范大学药学院谢恬团队与哈佛大学医学院陶伟团队合作，报道了一种创新的纳米药物递送—药物新策略(STNSP@ELE)，利用二维锡基纳米片和抗肿瘤中药活性成分榄香烯，通过重编程肿瘤相关巨噬细胞解除肿瘤免疫抑制，首次实现了基于榄香烯纳米药物的化疗联合免疫治疗达到提高肿瘤治疗效果。被*Angew Chem Int Ed Engl* [2023,62(41):e202308413]以封面论文报道。

南方医科大学胡方团队使用具有免疫调节活性的生物相容性铁皮石斛多糖作为光敏剂的载体，以增强光动力疗法后肿瘤的免疫抑制作用。该设计可以捕获光动力疗法释放的抗原，保护抗原免受降解，提高树突状细胞的抗原摄取效率，有望在临床上用于增强光动力免疫治疗(*Carbohydr Polym*. 2023,317:121089)。

长春中医药大学姜英男团队以人参总皂苷为唯一反应物，采用一步水热法合成了超小尺寸的人参总皂苷碳纳米点，具有良好的荧光性能、水溶性和生物相容性，可作为一种有效的细胞荧光探针，对人神经母细胞瘤细胞(SH-SY5Y)和神经母细胞瘤都有的明显抑制作用，且毒副作用很低，为后续中草药活性成分纳米药物的制备和开发提供了良好的研究基础以及应用前景[*J Nanobiotechnology*. 2023,21(1):244]。

中国医学科学院医药生物技术研究所邓洪斌团队与军事医学科学院毒物药物研究所周辛波团队联合，通过高通量筛选策略发现中药活性成分竹节香附素A(raddeanin A, RA)表现出良好的诱导免疫原性细胞死亡和激活 T 细胞的活性。通过生物素—链霉亲和素结合系统和 LC-MS/MS 筛选 RA 在肿瘤细胞中的潜在结合蛋白，并结合 siRNA 基因沉默实验，证实反式激活应答 DNA 结合蛋白-43（transactive responsive DNA-binding protein 43，TDP-43）为 RA 诱导 ICD 的直接作用靶点，提示 RA 与 PD-1 单抗等免疫治疗联合应用具有极大的潜力和广阔的应用前景，对中药来源活性成分的研究具有深远意义[*Adv Sci*. 2023,10(13):e2206737]。

中国医学科学院医药生物技术研究所宋丹青团队在 LPS+Nigericin 诱导的 THP-1 巨噬细胞中合成并筛选了含二苯酮基团的新型小檗碱光亲和探针，基于活性的蛋白质组学分析技术，揭示了传统中药生物碱成分小檗碱在抗炎效应中直接作用的关键靶点—EIF2AK2 蛋白。这项研究不仅深化了对小檗碱药理作用机制的理解，还为老药新用和基于靶向 EIF2AK2 的抗炎药物开发提供了新的科学依据[*Acta Pharm Sin B*. 2023,13(5):2138-2151]。

第六节
中药制药工程研究进展

2023年，中医药领域"重大科学问题、工程技术难题和产业技术问题"指出，我国中药产业从改革开放初期的手工作坊式生产模式向现代化制造业迈进，建立了以科技创新为源头、药材生产为基础、中药工业为主体、制药装备为支撑、中药商业为纽带的产业体系，成功地打造了拥有自主知识产权并具有现代医药工业技术水平的中药制药业，发展形成了较为完整的现代中药产业链。然而，在中成药及饮片行业中，生产车间和企业信息化程度较低，制造技术水平与现代制造业相比尚有极大差距。核心难点问题在于尚缺乏对中药制药过程量值传递规律的系统认识与分析，导致制造过程中处方信息未得到很好体现，也未从系统角度整体性把握制药过程规律。

在现有中药生产体系基础上构建完善的中药全过程智能化生产技术体系，实现中药精益、智慧、连续生产，不仅有助于制造出品质精良、质量一致性高、可追溯性强的中药产品，推动中药制药行业高质量跨越发展，同时也将培育中药生产、流通、调配等智能装备制造产业，带动全行业进步。本节综述了2023年度中药制药理论和技术的年度进展，主要包括中药制药理论创新、质量设计、生产过程、质量评价等环节的研究现状以及关键技术等。

一、中药制造理论创新

（一）高品质中药制剂"物料—工艺—装备"协同智能设计

中药制剂具有物质组成结构和过程相态的复杂性特征，其工艺研发多依赖经验，缺乏可靠的物理和物理化学的基础数据和基础知识作为指导。在中药复方制剂工艺设计过程中，设计工具多采用"实验设计（DOE）＋统计分析"，所获取的DOE小样本实验数据参数维度和信息量较低，针对某一单元或某一品种的设计知识难以外推。工艺研发过程依赖定型装备，实验设计较少考虑设备参量,工艺装备之间的匹配度较低,工艺放大过程的试错成本高。药品质量源于设计(QbD)旨在将药品质量问题尽可能解决在设计阶段,而提高设计可靠性的核心关键在于规律性设计知识的发现和应用。在制药4.0的背景下,支撑药品质量源于设计的设计工具加速朝向智能设计方向迭代。徐冰等[中国中药杂志. 2023,48(15):3977-3987]提出质量源于智能设计(quality by intelligent design, QbID)理念下的中药制剂"物料—工艺—装备"协同设计方法,以中药口服固体制剂(OSD)为例,从设计模式、设计目标、设计工具和设计应用4个方面进行了介绍。在设计模式中,提出由关键物料属性、关键工艺参数、关键设备属性和关键质量属性构成的制剂设计四面体。通过市售药品评价,提出基于产品质量属性分类的高品质中药制剂设计目标。在设计工具中,描述了iTCM粉体物性数据库、工艺分类系统、系统建模与仿真,以及可靠性优化设计等中药制剂智能设计平台关键组件,以及不同平台模块在中药OSD共性关键环节规律性设计知识高效获取中的作用。最后,以中药高剪切湿法制粒工艺设计和中药配方颗粒溶化性设计为例,介绍了"物料—工艺—装备"协同智能设计应用。智能设计工具和手段可以较好支持中药制剂设计自动化,在设计早期对产品或工艺的关键性能进行预测、评估和优化,提升设计一次成功率,并避免设计缺陷和批准后变更。开展先进制剂设计理论与方法研究,将有助于提高中药产品品质,推动中药高端制剂产品引领创新。

(二) 中药连续制造技术

中药生产过程不乏单元性连续制造装备技术的应用,部分中药制药企业已进行了多单元连续制造探索。此外,在中药制造智能化升级过程中,连续制造技术要素的应用有效提高了生产效率和产品质量可靠性。基于中药制造的特点和中药连续化生产的现状,对标国际先进的药品连续制造方式,梁子辰等[中国中药杂志. 2023,48(12):3162-3168]提出中药连续制造成熟度评估模型,该模型既考虑了现阶段中药制造对连续化生产的需要,又以符合ICH Q13要求的连续制造方式为目标。中药制药企业在产品生命周期的不同阶段,可根据自身条件和需求选择应用相应的技术手段,以提高制造连续化程度。不同层次的技术特征为:第一层次为操作连续性。增强操作连续性、消除停顿、加速流转。第二层次为装备连续性。应用连续制造装备并采用符合ICH Q13理念的连续装备集成设计,满足大于或等于2个单元直接相连式的连续制造,进一步提高制造效率。理解关键装备属性(critical equipment attribute, CEA)对工艺性能和产品质量的影响,开发相应的装备集成控制系统。开展装备工艺数字化研究,实现生产过程的自动化运行和数字化管控。第三层次为工艺连续性。连续制造系统存在上下游关系的连续单元,应理解或能预测上游工序波动对下游工序的影响，或输入物料波动对连续制造系统的影响，开发适合的工艺模型，研究基于模型的高级过程控制方法，并建立相应的前馈/反馈等先进工艺控制策略，以提高质量精密度和可靠性。第四层次为质控连续性。系统辨识关键工艺单元和关键质控点，建立扰动管理和不合格物料在线分流策略。基于 PAT 或工艺模型实现输出物料关键质量属性实时放行检验，替代实验室参考分析方法。

二、中药制造过程分析及控制技术

（一）中药提取过程

中药产业的现代化发展对中药产品质量提出了更高的要求，提取过程作为中药生产的关键基础环节，直接关系到产品的最终质量。然而，目前提取工艺的质量保证主要依靠简单的化学分析，无法达到提取过程的精准控制，而且存在费时、耗力等诸多弊端。因此，将近红外光谱技术应用于中药生产环节的过程监控对于中药产品质量控制具有重要意义。许秀华等[药物学报. 2023，58(10)：2900－2908]以小儿消积止咳口服液的提取过程为研究对象，利用傅里叶变换近红外光谱仪和便携式近红外光谱仪收集近红外光谱，监测提取过程中药典规定的质控指标成分辛弗林的浓度变化，实现了提取过程的快速、准确检测。同时创新模型转移方法，实现两种不同类别（分析级与便携式）的近红外光谱仪间的模型转移，解决了便携式仪器分辨率低、性能差、预测精度不足的问题，以实现对小儿消积止咳口服液进行现场快速筛查和质量分析，对中药生产过程质量监控具有指导意义。

尚献召等[药物评价研究. 2023，46(8)：1679－1685]建立了基于多变量统计过程控制（MSPC）技术的注射用益气复脉（冻干）麦冬水提取过程的在线监测方法，实现对麦冬水提取过程的实时监测。以蒸汽压力、保沸温度、冷却水回水温度 3 个关键过程参数，结合近红外光谱技术在线监测的果糖水平为变量，采用商业化规模 9 个生产批次建立麦冬水提取过程的 MSPC 模型；使用 SIMCA－P＋ 14.1 软件进行数据分析，使用偏最小二乘算法（PLS）进行自动拟合建立批次变化模型（BEM），用于生产过程评价；使用主成分分析（PCA）进行自动拟合建立批次水平模型（BLM），用于批次评价。将模型用于 3 个商业化规模实验批次（检验批 1、2、3）的过程监测，评价模型性能。BLM 结果显示检验批次的 DMod X 值超出控制限，BLM 结果与 BEM 检验结果一致，检验批 1 部分时间节点的 DMod X 值超出控制限，检验批 2 和检验批 3 的大部分时间节点的 DMod X 值超出控制限，对以上超限的数据点进行分析，发现原因主要为冷却水回水温度超出控制水平。证明了借助 MSPC 技术对复杂中药制造过程进行数据挖掘与模型开发，可实现对中药制药过程的实时监测，为中药智能控制技术的建立提供参考。

Hu 等(*J Pharm Anal*. 2023,13:535 - 543)开发了一套基于纸喷雾电离微型质谱的中药监测质量控制系统。首次实现了无需色谱分离的微型质谱对中药提取物中目标成分的实时在线定性定量检测。以附子煎煮过程中附子中生物碱的动态变化为例,探讨附子配伍的科学原理。验证了该系统在中试规模提取中每小时稳定工作。这种基于微型质谱的在线分析系统有望进一步发展,用于更广泛的制药过程中的质量控制应用。

(二) 中药制粒过程

在流化床制粒过程中,对颗粒性能的监测是维持流态化和控制产品质量的关键。Fu 等(*Spectrochimi Acta A Mol Biomol Spectrosc*. 2023,305:123441)采用近红外光谱和声发射两种非侵入性技术,结合化学计量学和数据融合策略,对流化床制粒过程中的水分含量和中位粒径进行定量分析。基于近红外光谱和声发射光谱数据建立了偏最小二乘和支持向量机回归模型。考虑光谱预处理和变量选择的影响,确定了最优定量模型。其中,在 3 种数据融合策略中,高阶融合模型对中位粒径量化的综合性能最好。结果表明了近红外光谱和声发射光谱是流化床造粒过程中水分含量和中位粒径分析的有效监测工具,将近红外和声发射技术与高水平数据融合相结合,可以实现更准确的粒度分析。

赵冰等[药学研究. 2023,42(10):778 - 781]利用近红外光谱分析技术对颈痛颗粒流化床制粒过程中水分的含量进行了快速测定。对流化床生产设备的视窗进行改造,采用 Micro NIR PAT - U 对生产过程进行在线监测,利用偏最小二乘法建立了颈痛颗粒流化床制粒过程中水分的定量分析模型。

(三) 中药滴丸过程

混合过程是滴丸制备过程中的关键工艺,为保证药物均匀分散在熔融基质中,瞿海斌团队[中草药. 2023,54(13):4137 - 4143]提出了一种基于近红外光谱技术的混合过程监测方法。以银杏叶滴丸料液的混合过程为研究对象,基于近红外光谱技术并结合化学计量学手段,开发了一种适用于银杏叶滴丸料液混合过程的在线监测方法。通过移动块标准偏差法来评价熔融物料的混合均匀度,并对混合终点进行判断。

当前滴丸生产过程数字化、智能化水平较低,缺乏过程监控方法,难以有效控制滴丸的质量。因此,瞿海斌团队提出了一种基于激光检测技术和多变量数据分析技术的滴丸滴制过程在线监控方法。该方法首先通过激光检测器高频采集滴丸滴制过程中下落液滴的宽度数据,其次基于宽度数据对每个液滴选取节点并提取特征指标,然后基于正常工艺条件下的特征数据集建立了主成分分析模型,选择 Hotelling's T^2 或 DMod X 统计量判断滴制过程的液滴是否异常，并通过主成分得分图结合K近邻算法对异常进行分类和诊断，从而对滴头阀门开度异常、药液温度异常、药液量异常具有较好的检测和诊断能力。在此基础上，该团队(*Sci Reports*. 2023,13:6153)开发了第一个基于过程分析技术的实时反馈控制系统，用于维持银杏叶滴丸在生产过程中的重量。选取滴落阀开度为操纵变量，滴落丸重量为控制变量。使用比例积分控制器进行控制，通过调整滴阀的开度自动达到所需的滴丸重量。闭环反馈控制系统用于自动补偿干扰，并确保滴丸的预定重量，在制造过程中具有出色的鲁棒性，高精度和高效率。闭环反馈控制系统提高了滴制过程的工艺能力，工艺能力指数＞1.67。此外，该团队(*Int J Pharmaceutics*. 2023,651:123736)还设计了一种以图像处理为核心的滴丸质量控制反馈系统。该系统通过对滴药过程中液滴图像的分析，实现对药丸质量的实时监控，从而实现对药丸质量的实时反馈控制。

(四) 中药生产过程关键工艺辨识

冠心宁注射液是一种以丹参、川芎为原料制成的中药制剂。它是通过一系列工艺生产的，包括水提取、乙醇沉淀和其他技术。冠心宁注射液主要用于治疗冠心病心绞痛，临床疗效显著。其药理作用的关键成分之一是丹酚酸。然而这些成分稳定性差，易受pH和温度变化的影响。Yang等(*J Pharm Biomedical Anal*. 2023,238:115793)利用质子核磁共振对冠心宁注射液制造过程中形成的中间产物进行了分析，并开发了一种精确的^{1}H－qNMR方法，用于准确定量冠心宁注射液中存在的各种化学成分。并应用该方法来研究冠心宁注射液的组成如何在整个生产过程中演变和转移。使用主成分分析(PCA)和正交偏最小二乘判别分析(OPLS－DA)来识别生产过程中的关键步骤，并识别与这些过程相关的潜在质量标记(quality marker, Q-Marker)。该研究揭示了冠心宁注射液生产过程中发生的成分动态变化，为建立冠心宁注射液综合质量评价体系奠定了基础。

在黄芩提取物制备工艺关键工段的辨识中，张雪灿等[中南药学. 2023,21(1):123－129]首先对液相色谱分析方法进行了方法学验证，然后采用多批次黄芩药材进行水煎、酸沉、碱溶、乙醇洗涤和干燥等工艺制备黄芩提取物。将制备工艺分为8个工段，分别检测了药材、中间体和黄芩提取物中总固体、黄芩苷、汉黄芩苷和黄芩素的含量，并根据结果计算总固体产量、黄酮产量和纯度。计算了过程中间体和黄芩提取物的组成相似度变化情况，提出采用一致性变化量作为指标定量表征制药工艺对批次间一致性影响。

中药质量标志物(Q-Marker)创新概念的提出，为中药质量表征开辟了新模式。中药产业智能化转型中产生的工业大数据将成为企业的核心资产，对这些数据进行充分挖掘将为质量监测技术开发提供有力支撑。张磊等[中草药. 2023,55(7):2452－2462]提出基于数据驱动的中药制药过程 Q-Marker 监测方法，介绍了该方法的技术路线，包括中药 Q-Marker 监测指标识别，制药工业质量数据挖掘及过程分析技术体系建立 3 个关键步骤，并阐述了实施各步骤所涉及的关键技术。最后以注射用益气复脉（冻干）生产过程超滤工序为例，介绍了该方法在中药工业质量监测中的具体应用，为智能化时代下中药工业构建具有自身特色的质量控制技术提供参考。

三、中药制药过程建模和工艺优化技术

（一）单个工艺单元建模及优化技术

中药小柴胡胶囊的传统生产方法耗时长、成本高、劳动强度大，不利于中药现代化。为了应对这些挑战，Teng 等（*AAPS PharmSciTech*. 2023，24:210）在 QbD 原则的指导下，开发并优化了以水为黏合剂的新型流化床造粒和干燥工艺。采用石川图用于进行初步风险评估，随后采用 6 因素确定筛选设计作为 QbD 统计工具，开发和优化新工艺。利用确定筛选设计进行了少量试验，研究了多种潜在因素及其相互作用，从而确定了关键工艺参数，建立了二次回归模型，揭示了确定筛选设计框架内关键工艺参数与关键质量属性的联系，并定义了可靠的设计空间。在设计空间内进行参数组合工艺，生产出的颗粒合格率和原料利用率均在 90%以上，含水率低于 4%。

Wang 等（*Sci Reports*. 2023，13:8311）以丹参中丹酚酸 B 的渗滤提取为例，推导了其渗滤机理模型。根据浸渍情况计算了体积分配系数。通过单因素渗流实验测量了床层孔隙率，通过拟合浸渍动力学模型计算了床层内部传质系数。筛选后分别采用 Wilson-Geankoplis 公式和 Koch-Brady 公式计算外传质系数和轴向扩散系数。将各参数代入模型后，对丹参的渗流过程进行预测，其决定系数 R^2 均大于 0.94。敏感性分析表明，研究的所有参数对预测效果都有显著影响。在此基础上，建立了包含原料性能和工艺参数范围的设计空间，同时将该模型应用于渗流过程的定量提取和终点预测。

侯一哲等[*Drug Dev Ind Phar*. 2023，49(4):328 - 340]采用 QbD 理念对血塞通滴丸的滴制工艺进行优化，同时引入机器视觉技术快速准确地预测关键质量属性。该研究主要分为三个阶段：第一阶段是建立预测模型，建立并评价关键质量属性；第二阶段是通过 Box-Behnken 实验设计建立数学模型，评估关键工艺参数与关键质量属性之间的定量关系；最后根据各质量属性的判定标准，计算并验证了基于概率的落料过程设计空间。该研究建立的随机森林模型预测精度高，满足分析要求，滴丸的关键质量属性在设计空间内运行达到标准，设计空间的操作不仅可以保证血塞通滴丸的质量符合标准，还有助于提高血塞通滴丸的

一致性。

王小平等[药学学报.2023,58(10):2909－2913]建立了一种基于计算流体动力学技术的银杏叶滴丸滴制过程仿真模拟方法。采用 FLOW－3D 软件,对滴制过程进行仿真计算。通过控制方程的推导、模型的选择及仿真参数的筛选,模拟了液滴滴落过程。通过仿真计算不同药液黏度下液滴滴落的形态及滴速,发现随着药液黏度的增加,液滴速度减小,滴制难度逐渐增加,该仿真结果与实验趋势相符。同时考察了不同滴速下液滴滴落的形态,并采用实验进行验证,发现仿真计算结果与实验结果具有较好的相关性。该仿真模拟方法的建立不仅可加深对滴丸滴制工艺的理解,而且可为滴丸原料的选择及工艺参数的调节提供参考。

浸膏干燥是中药制剂制造过程关键工艺环节,干燥时间长、能耗高是其显著特点,探索绿色新型干燥技术在浸膏干燥过程中应用适宜性是亟待解决的现实问题。王学成等[中草药.2023,54(7):2056－2065]以甘草浸膏为研究对象,探索浸膏超声辅助真空干燥强化传热传质机制,为新技术在中药浸膏干燥中的应用提供理论依据。基于过程模拟软件建立了“超声场—温度场—压力场”多场耦合的甘草浸膏超声辅助真空干燥传热传质模型并求解;进行了干燥温度 70、80、90 ℃,超声功率 40、80、120、160、200 W 的干燥试验,以特征点温度及干燥水分试验结果与模型计算理论值进行比较。结果验证了建立的浸膏超声辅助真空干燥模型精度良好,在一定条件下能反映真实干燥过程,该仿真模型直观得到了浸膏内部超声场强分布及热质传递规律,为该技术用于中药浸膏高效干燥工艺开发和装备设计提供参考。

含有溶质的液滴干燥过程会导致溶质的动态再分布。跟踪液滴的形态变化和获得干燥动力学有助于优化喷雾干燥过程,但目前很少有技术测量干燥液滴中溶质的时空浓度。崔彭帝等(*Measurement*.2023,218:113246)采用高光谱成像技术作为无创方法,同时获取液滴形态和水分含量变化信息,并对金银花提取物的干燥过程进行了研究。采用 Faster R-CNN 算法,通过高光谱记录的一系列液滴图像,定位目标液滴并确定其大小。采用偏最小二乘和人工神经网络算法建立了液滴含水率预测模型,对液滴干燥过程的含水率及直径变化实现了很好的预测。在此基础上,为了研究中药喷雾干燥过程中干燥塔内的流场特性和颗粒的干燥行为,崔彭帝等[中草药.2023,54(15):4832－4838]将金银花单液滴干燥模型引入到传热传质模型中,针对喷雾干燥塔建立了计算流体力学仿真模拟。采用离散相模型计算液滴的干燥和运动过程,SST k－ω 湍流模型用于计算干燥塔中的瞬态流动,并利用分布式光纤测温系统和最终产品特性实验结果对模型的准确性进行了验证。结果表明建立的数值计算模型能够模拟喷雾干燥塔内的复杂气流模式和金银花提取液的干燥特性,该模型能够用于工艺和设计优化,提升中药制药过程质量控制的智能化程度。

苗坤宏等[中草药.2023,54(4):1087-1097]针对金银花颗粒在旋风分离器中的运动行为过程进行研究,考察不同设计参数和操作工艺条件下,颗粒在设备内部的运动过程变化规律。通过仿真模拟得到了各个不同工艺条件下的金银花颗粒运动轨迹分布,计算出了对应设备的颗粒得粉率。为旋风分离器内金银花颗粒的有关研究提供指导,同时改善旋风分离器在控制和设计上的不足。

(二) 多个工业单元建模及优化技术

智能制造是医药制造业面临的关键挑战,Ma 等[*Acta Pharmaceutica Sin B*. 2023,13(5):2188-2201]提出了一个原始的数据驱动工程框架来解决这些挑战。首先,从零星指标到五种系统质量特征,先后对银杏叶片剂生产过程中近 200 万个数据点进行了表征。然后,从单纯型系统到多变量系统,提出了基于多变量 C_{pk} 集成 Bootstrap-*t* 的数字化过程能力诊断策略。银杏叶提取物、颗粒和片剂的 C_{pk} 分别为 0.59、0.42 和 0.78,说明其加工能力较弱,尤其是制粒能力较弱。此外,发现了从单元到端的质量可追溯性,从 2.17 下降到 1.73。这进一步证明了应注意制粒过程,以提高质量特性。该研究建立的数据驱动工程策略,赋予了工业创新能力,可以应对智能制药制造的挑战。

四、中药绿色制造技术

在中药产业快速发展的同时,中药废水处理技术却没有同步发展,导致处理技术落后,中药废水超标排放。研究表明,中药废水中含有纤维素、木质素等可生物降解物质,处理难度大。过量排放不仅会污染水质,危害生态,还会危害人类的生命和健康。因此,如何高效、规范地处理中药废水已成为当前研究的重点,并应根据中药废水排放现状对现有的废水处理技术进行优化。Wang 等[*Acad J Mate Chem*. 2023,4(5):31-35]研究了铁碳内电解技术在中药制药废水处理中的应用。采用干燥蒸馏法制备铁碳微电解填料,采用反应考察法对处理效果进行分析,最后采用指示剂检测法对处理中药废水的各项指标进行测定,从而完成铁碳内电解处理中药废水的研究。随着铁碳填料中黏土含量的降低,其处理效果逐渐增强,但填料的强度却越来越低。因此,根据填料的综合强度和中药制药废水的处理效果,选择铁碳内电解处理的初始 pH 为 3,黏土含量为 30%,治疗效果最佳。该研究建立的铁碳内电解可有效提高废水处理效率,降低废水处理成本,在解决制药废水污染问题和维护水生态环境方面具有一定的应用价值。

针对目前工业上盐酸青藤碱制备工艺中存在的工艺流程长、溶剂毒性大、原子利用率低、固废多等与绿色化学理念相悖的问题,浙江大学任丹丹提出了盐酸青藤碱制备新工艺,研制新设备以实现其多步连续操作，并提出控制策略，以期能绿色连续高效地制备盐酸青藤碱。首先在目前工业的酸水提取制备工艺基础上，提出了酸水提取液的纯化新工艺，与已有的工艺相比，显著降低溶剂毒性；随后为了进一步缩短流程，提高原子利用率，又提出了有机溶剂提取制备新工艺；之后为了实现连续制药，又自行研制了分相新设备，对设备结构与操作参数进行优化；最后将各单元操作相连，部分实现了盐酸青藤碱的连续制备。

在中药工业化生产阶段，其电能、热能等消耗较大，主要以消耗煤、电力、燃气为主，碳排放量较多。基于“双碳”目标和中药制药企业碳排放的问题，刘协斌[节能环保. 2023，13(11)：7－9]分析了中药制药过程能耗发生的途径，并从能耗监测管理、淘汰高能耗设备、优化能源结构、提升产能效率、优化生产工艺设计及余热回收等方面探讨了中药制药企业节能降碳的应对举措。

五、中药生产过程智能质量控制专利技术

在中药智能制造由试点示范进入深入应用、全面推广的新阶段，如何提高过程质量控制系统的智能化程度，已成为中药生产过程控制技术发展的瓶颈。唐雪芳[中国中药杂志. 2023，48(12)：3190－3198]整理了自《中国制造 2025》规划实施以来，获得国家级和省级立项的中药智能制造项目(226 项)和中药制药企业(145 家)，对相关中药生产企业申请的专利进行检索，挖掘出生产过程智能质量控制技术专利 135 件。从智能质量感知、智能工艺认知和智能过程控制 3 个方面，对中药材种植、饮片炮制、制剂前处理和制剂成型等单元环节以及生产车间层面的智能质量控制专利技术进行了全面总结。研究结果表明，智能质量控制技术已初步应用于中药生产全过程，提取和浓缩单元智能化以及关键质量属性的智能感知是当前阶段生产企业关注重点；面向中药制造工艺的认知专利技术较为缺乏，导致智能感知和智能控制尚未实现有效闭环整合。建议未来借助人工智能和机器学习方法，突破中药生产共性环节和生产系统的工艺认知瓶颈，将产品整体质量形成规律透明化，加速关键技术系统集成和智能装备创新与应用，促进中药品质均一性和制造可靠性的提升。

六、小结

目前，我国中药生产已经进入智能化应用实施与推广的初级阶段，智能质量控制技术已渗透至从中药材种植到中成药制剂的生产全过程。针对中药制造产业数字化、智能化升级过程中“测什么、怎么测、如何控”的难题，开始出现较为系统的解决方案和案例。中药提取和浓缩单元的质量控制智能化提升以及关键质量属性的智能化感知是当前企业关注的重

点；智能工艺认知的专利技术较少，难以支撑面向质量效益提升的多维度和综合性工艺决策，中药智能制造企业在工艺理解和持续改进方面仍有待加强。此外，针对中药制造共性单元的智能质量控制技术较少，尚未围绕品质均一性控制形成系统整合的有效方案。建议未来 5 年内重点突破：①借助人工智能、机器学习和数据挖掘方法，并结合中药专业知识和判断，建立与应用相关联的工艺数学模型和知识库及工艺大模型，突破工艺认知瓶颈，将中药产品整体质量的形成规律透明化；②研发生产全过程复杂系统建模技术，实现基于模型的生产全流程智能决策和质量持续改进；③研究符合中药物料特点的连续制造装备，加速系统集成技术创新与应用，促进中药制造装备智能化升级，提高中药品质均一性和制造可靠性。

第七节
中医药高水平研究成果

一、2023年度中医药十大学术进展

为贯彻落实《中共中央 国务院关于促进中医药传承创新发展的意见》和全国中医药大会精神，定期梳理总结中医药领域研究成果，动态呈现中医药学术研究、创新发展的趋势，充分发挥学术团体的学术引领作用，中华中医药学会组织开展了2023年度中医药十大学术进展遴选工作。本年度遴选工作坚持“四个面向”，突出探索性与前瞻性、创新性与突破性，鼓励中医药基础研究和应用基础研究领域取得的解决临床问题、改变临床决策、回答科学问题的新规律、新发现、新方法、新产品、新观点，体现中医药在防治重大疾病和难治性疾病、填补临床空白等方面的价值。经动态收集、函审、会审等工作程序，确定2023年度中医药十大学术进展。

1. 通心络治疗急性ST段抬高型心肌梗死(ST-elevated myocardial infarction，STEMI)取得重要突破

STEMI再灌注治疗微血管损伤导致心肌无复流严重影响预后，为“再灌注时代STEMI治疗的国际医学挑战”(*Eur Heart J*. 2008)，至今尚无有效治疗方法和药物。既往研究证实通心络可通过心肌微血管保护减少心梗后心肌无复流，但尚缺乏改善心梗患者预后的高质量循证医学证据。在国家重点研发计划支持下，中国医学科学院阜外医院杨跃进联合全国124家临床中心，遵循国际标准开展了3 797例通心络治疗STEMI大样本、多中心、随机双盲、安慰剂对照临床试验，证实在西医标准化治疗基础上加载通心络胶囊可显著改善急性心梗患者预后：使30日主要心脑血管事件发生率降低36%(其中心血管死亡率下降30%)，1年主要心脑血管事件风险降低36%(其中心血管死亡率下降27%)，因心衰再住院风险下

降52%。研究论文2023年发表于*JAMA*，是该刊创刊百年来首次刊登中成药临床研究成果。该进展是近十年急性心梗治疗的重大突破，填补了基于微血管保护改善心梗预后的用药空白，为临床指南更新提供了高质量的循证医学证据。

2. 针刺治疗慢性自发性荨麻疹、妊娠呕吐等难治性疾病获得疗效证据

慢性自发性荨麻疹是一种难治的过敏性皮肤病，药物治疗存在很大的局限性，临床医生常使用针刺来改善患者症状，但一直缺乏高质量的临床证据证实其疗效。在国家重点研发计划支持下，成都中医药大学李瑛团队开展了针刺治疗慢性自发性荨麻疹的多中心、临床随机对照试验，研究纳入330例慢性荨麻疹患者，结果表明针刺能显著降低UAS7得分，改善患者荨麻疹症状。研究论文2023年发表于*Annals of Internal Medicine*，是该刊首次发表针刺治疗过敏性皮肤病的研究成果。该进展证实了针刺治疗过敏性疾病（非疼痛类疾病）的疗效，拓展了针刺疗法的优势病种范畴。

妊娠恶心呕吐是孕早期高发疾病，可对患者的心理和生理造成严重影响，甚至终止妊娠或者妊娠失败。针刺疗法和多西拉敏-吡哆醇均被应用于妊娠患者的止呕治疗，但相关疗效缺乏高质量证据。在国家重点研发计划支持下，黑龙江中医药大学第一附属医院吴效科组建中西医国际合作团队，开展了针药结合治疗中、重度妊娠呕吐的多中心、临床随机对照试验，结果显示针药结合不但能够增强疗效，且可以减少化学药的用量，达到减轻副作用的目的。研究论文2023年发表于*Annals of Internal Medicine*，为针刺治疗中、重度妊娠呕吐提供了高质量循证医学证据，为相关指南更新奠定了基础。

3. 血塞通软胶囊改善缺血性卒中患者神经功能结局获得证据

卒中是我国成人首位致死致残性疾病，血塞通软胶囊中西医结合治疗方案获中国发明专利并进入相关指南后，在卒中神经保护治疗中已有广泛使用，但患者受益与风险亟需临床研究进行评价。首都医科大学吉训明团队、中国医学科学院孙晓波团队、北京中医药大学高颖团队联合21个省（市）67家单位的中西医临床专家共同开展了"血塞通软胶囊治疗缺血性卒中患者有效性和安全性的随机双盲对照研究"，纳入卒中患者3 072例。研究证实，对于缺血性卒中发病后14日内的患者，在常规药物治疗的基础上，加用血塞通软胶囊可显著改善患者在3个月时的神经功能结局，且未增加不良事件的发生风险。研究论文2023年发表于*JAMA Network Open*等，相关疗法同年获得美国专利授权，体现了中西药联合应用治疗缺血性脑卒中的临床价值。

4. 化湿败毒散、片仔癀等中药复方的临床疗效作用机制被揭示

从临床到基础、从宏观到微观、从体内到体外、从药代到药效形成中药方剂有效性完整证据链，展示中药复方“多成分、多靶点、多途径”整体作用特点及独特优势，是“说明白、讲清楚”中药复方治疗疾病作用机理的新研究范式。中国中医科学院黄璐琦团队联合中国科学院微生物研究所高福团队等以化湿败毒方为研究对象，采用整合药理学策略，围绕抗病毒、抗炎两个关键药效途径，深入解析了源于化湿败毒方的活性成分治疗新冠病毒感染的作用靶点及作用途径，明确了化湿败毒方治疗新型冠状病毒感染的“7 种成分、5 个靶点、2 条途径”的“团队协同”作用机制。研究论文 2023 年发表于 *PNAS*，是该刊发表的首个中药复方治疗新冠研究成果。

片仔癀临床上常用于治疗肝炎及肝癌，小样本临床试验结果显示其可缓解结直肠癌晚期患者症状，体外实验也发现片仔癀能抑制结直肠癌细胞增殖，然而相关机制尚不明确。香港中文大学于君团队基于肠道微生物群和代谢物探究了片仔癀抑制结直肠癌的作用机制。研究发现，片仔癀可剂量依赖性地抑制致癌物诱导（AOM/DSS）及 Apcmin/＋两种结直肠癌小鼠模型结直肠癌的发展，能够增加肠道菌群多样性、升高益生菌丰度、降低致病菌丰度、促进保护性代谢物生成，进而修复肠黏膜屏障，抑制致癌和炎症通路。研究论文 2023 年发表于 *Gastroenterology*。该进展首次揭示片仔癀通过调控肠道微生物及其代谢抑制结直肠癌发展的新机制，为片仔癀在结直肠癌防治中的应用提供了研究基础。

5. 黄芪甲苷、辣椒素等中药活性成分的部分药效机制被首次解析

心力衰竭是多种心血管疾病的终末阶段，具有极高的发病率和死亡率，严重影响患者的生活质量。黄芪治疗心衰确有疗效，但作用机制有待进一步阐明。中国人民解放军海军军医大学张卫东、刘霞联合西南医科大学段大跃，采用化学生物学技术，首次发现黄芪来源活性分子 HHQ16 特异性结合并降解 lnc4012/9456、拮抗 G3BP2/NF－κB 信号传导治疗心衰的全新机制，为心衰治疗提供了具有自主知识产权的原创候选药物。研究论文 2023 年发表于 *Signal Transduction and Targeted Therapy*。该进展发现了国际上首个天然来源直接靶向结合非编码 RNA 治疗心肌肥厚和心衰的新型小分子，对中药新药发现研究具有很好的示范意义。

辣椒素受体 TRPV1 的发现获 2021 年诺贝尔生理学或医学奖，辣椒主要活性成分辣椒素作为天然 TRPV1 受体激动剂，其广泛生物学功能和药理学机制亟待进一步阐明。上海中医药大学附属普陀医院/上海市普陀区中心医院刘成团队和上海中医药大学附属曙光医院陈红专团队率先解析 TRPV1－SARM1 互作在肝星状细胞活化和肝脏炎性过程及其纤维化形成中发挥关键调控作用。同时陈红专团队和上海交通大学医学院虞志华团队揭示辣椒素通过激活 TRPV1 改善小胶质细胞代谢稳态和炎症调控的新机制。研究论文 2023 年发表

于 *J Hepatology* 和 *Experimental Mol Medi*。该进展为中药化学生物学的研究以及肝纤维化和阿尔茨海默病等重大慢病的干预新靶标发现提供了新思路。

6. 空间代谢组学等新技术助力中药复杂体系物质基础解析

精准解析中药代谢的组织空间异质性对于阐明中药复杂化学物质体系及其作用模式具有重要意义。中国药科大学李萍和李彬团队突破中药复杂化学成分空间分布成像技术瓶颈，系统构建了基于质谱成像的空间代谢组学新技术，高灵敏、高覆盖、高分辨解析中药复杂化学成分空间分布异质性及其体内外空间代谢规律，揭示了桔梗皂苷等中药活性成分组织分布、代谢累积、合成基因表达的空间特异性，定量可视化阐释小檗碱等中药活性成分在机体组织器官微区中的空间分布特征及代谢规律。研究论文 2023 年发表于 *Angewandte Chemie Int Edition*、*Analytical Chem* 等。该进展促进了空间代谢组学技术的完善与发展，从空间维度精准揭示中药复杂物质组成与其代谢变化，为诠释中药科学内涵提供了全新视角。

中药通过介导体内间接途径发挥药效作用，其直接作用靶标较难明确，既往关于中药作用靶标的研究多依赖于"单一"靶点识别技术，尚缺乏系统的靶点识别策略。天津中医药大学孙成鹏团队整合亲和色谱、生物素标记、靶向代谢组学等技术，构建复合式靶点"垂钓"研究策略，以中药活性分子为探针，揭示蟛蜞菊内酯、木樨草素、泽泻醇 B 等中药活性成分调控 GSK3β 介导 NF-κB 和 Nrf2 信号通路缓解炎症介导的急性肺损伤和肾损伤的作用靶标——可溶性环氧化物水解酶（sEH）。研究论文 2023 年发表于 *ACS Central Science*、*J Hazardous Mater*、*Int J Biolog Sciences* 等。该进展为中药功效科学内涵的诠释提供新研究范式。

7. 网络医学揭示中医辨证论治临床疗效的共性机制

辨证论治是中医临床诊疗疾病的重要方法，但其科学内涵有待揭示。南京信息工程大学甘晓与北京交通大学周雪忠团队联合美国东北大学、湖北中医药大学和中国中医科学院等中美多学科团队，研究建立了基于网络医学理论的中药症状临床疗效预测及机制分析方法。研究发现中药药症关系及其临床疗效可通过中药与症状在蛋白质网络上的拓扑邻近关系进行阐释，并通过真实世界临床数据验证，首次探索建立了解释中药对症治疗科学原理的方法，对揭示辨证论治临床疗效的共性机制具有重要价值。研究论文 2023 年 10 月发表于 *Science Advances*。截至 2024 年 2 月底，论文下载量达 15 000 余次，美国 *Live Science*、*Medical Xpress* 等国际媒体进行了专题报道。

8. 中药多维度核酸数据资源平台推动分子生药学研究数据共享

中国中医科学院黄璐琦团队与多家单位合作，在已发布当前全球最大的药用植物叶绿体基因组数据库(*Plant Biotechnology J*. 2022)基础上,整合了来自药用植物的 462 个核基因组以及 2434 个样本的转录组,构建和发布了中药多维度核酸数据库以及基因结构、序列、功能注释和相关分析工具,为药用植物核酸数据资源提供了一个标准化的信息平台(https://www.bic.ac.cn/IMP/#/)。该平台的建立打破了原有中药核酸数据资源散落在不同数据库、处理标准不统一,从而无法共享和进一步挖掘利用的局面,研究论文 2023 年发表于 *Nucleic Acids Research*。中药多维度核酸数据的整合有效推动分子生药学研究数据共享,对加快药用植物系统发育研究和鉴定方法的开发、解析药用植物分子代谢途径以及挖掘中药新资源具有重要意义。

9. 多单元传递和信息融合为中药大蜜丸制造数字化提供解决方案

针对中药制造产业数字化、智能化升级过程中"测什么、怎么测、如何控"的难题,北京中医药大学吴志生团队建立了"以性味关键质量属性智能辨识为核心的中药智能制造质控指标体系""以在线检测传感器-制造过程智能建模为核心的中药智能制造技术体系"和"以信息融合-多元过程能力智能评估为核心的中药智能制造能力评价体系",为中药智能制造提供人工智能驱动的系统性解决方案。该进展突破中药生产过程多工艺单元传递、多传感器在线控制与信息融合等多项中药智能制造关键技术,在国内外具有独创性。在此基础上,以传统大蜜丸品种为先行示范,创建我国首条大蜜丸智能制造生产线,完成产线智能化升级。相关成果 2023 年发表于 *Green Chem*、*Trac-Trends in Analytical Chem*、*Acta Pharmaceutica Sinica B*、*J Ind Information Integration* 等期刊,并获得中国科协智能制造学会联合体中国智能制造科技进展 15 强。

10. 中药监管科学体系初步构建及转化应用

国家药品监督管理局中药监管科学研究及监管事务团队为适应新时期中药传承创新使命和监管需求,主动采取创新举措,首次定义并阐述中药监管科学(TCMRS)科学内涵、战略重点和关键路径。TCMRS 作为新兴的中西医药融合科学,聚焦创新研发符合中药特点的新工具、新标准和新方法,用以评估受监管的中药材、中药饮片、中成药等中药产品的安全性、有效性、质量、获益风险等性能,创新构建"政产学研用"跨学科联合的 TCMRS 研究者联盟工作机制与转化机制,发展中药监管科学的创新体系、转化体系、学科体系及国际协调体系,突破中药监管领域的基础性、关键性、前沿性技术问题,为建立具有中国特色、符合中药特点、全球领先的中药监管体系提供科技支撑。研究成果为 2023 年国家药监局制定《关于进一步强化中药科学监管　促进中药传承创新的若干措施》《中药注册管理专门规定》《中药标准管理专门规定》《全面强化药品监管科学体系建设实施方案》等政策文件,审核发布中药新药研制相关技术指导原则，推动中药新药 IND、NDA 受理数量持续增长，为中药新药审评审批全程加速并首次实现注册分类全覆盖等提供重要技术支撑。相关成果 2023 年发表于《中国科学：生命科学》《科学通报》《中国药学杂志》等。

二、年度高水平论文

（一）中药药理研究

1. 毛喉素靶向转谷氨酰胺酶 2 促进成骨细胞分化研究

中药活性成分筛选及活性成分靶点机制一直是中医药研究中的难点，北京大学屠鹏飞、曾克武团队深耕于中药机制研究领域，在这一领域取得了显著的成就。该研究基于 ABPP 的靶点筛选技术，使用小分子化合物 Forskolin 作为探针，探索了治疗骨质疏松症的药物靶标。研究发现，转谷氨酰胺酶 2（TGM2）是 Forskolin 的主要细胞靶标，能够明显诱导成骨细胞分化。Forskolin 通过在 TGM2 的催化核心区域形成多个氢键，诱导其 N 端 β-折叠结构域发生"Open"构象变化，从而促进底物蛋白的交联。此外，TGM2 与多个线粒体稳态相关蛋白相互作用，改善线粒体动力学和 ATP 产生，进而促进成骨细胞分化。这些发现揭示了 TGM2 上一个先前未描述的药物变构位点，为骨质疏松症治疗提供了新的视角，并为开发骨合成剂提供了可用的化学工具［*Adv Sci (Weinh)*. 2023,10(18):e2206533］。

2. 黄芪甲苷 IV 衍生物 HHQ16 在心力衰竭中的保护作用研究

心肌梗死后心室重构是心力衰竭（HF）最常见的原因。黄芪及其主要有效成分黄芪甲苷 IV 具有改善 HF 的功效，但是作用机制尚不清楚。海军军医大学的张卫东、刘霞及西南医科大学段大跃团队合作研究，研究基于黄芪甲苷 IV，开发了新衍生物 HHQ16。研究表明，黄芪甲苷 IV 衍生物 HHQ16 在缺血性心肌损伤模型中具有显著的保护作用。该研究分析了 HHQ16 对心脏结构和功能的影响，评估了心室重塑和心脏肥厚的程度。结果表明，HHQ16 能够抑制心肌细胞的增殖和凋亡，进而减轻心脏损伤。此外，HHQ16 对免疫细胞的调节作用也可能在心脏修复过程中起到重要作用。该研究为理解黄芪甲苷 IV 衍生物 HHQ16 的保护机制提供了新见解，并为其在心力衰竭和缺血性心肌损伤治疗中的临床应用奠定了基础［*Signal Transduct Target Ther*. 2023,8(1):414］。

3. 宣肺败毒方在炎症调节中的药理机制研究

宣肺败毒方（XFBD）是张伯礼和刘清泉研究的用于治疗 COVID-19"湿毒郁肺"型的一线中药新药，由 13 味中药组成，具有多靶点作用。尽管 XFBD 在临床实践中表现出显著的治疗效果，但由于宣肺败毒方化学成分和生物活性的复杂性，使得对其药理机制研究存在巨大困难。天津中医药大学中药组分国家重点实验室张伯礼团队与浙江大学药学院药物信息研究所王毅团队结合网络药理学、转录组学和多模型系统生物测定等综合研究方法，研究了XFBD生物活性物质及其药理作用机制。最终确定了XFBD及其成分在炎症刺激的巨噬细胞激活和巨噬细胞迁移的病理过程中的调节作用，解释了XFBD在调节免疫过度激活方面的药理机制。该研究通过多模式方法探索了XFBD在炎症调节中的药理机制和有效成分，从而为XFBD的临床疗效提供了生物学说明(*Engineering*. 2023,20:63－76)。

4. 杠柳毒苷通过调节LGALS3蛋白促进结直肠癌细胞自噬研究

直肠癌(CRC)是全球第三大常见恶性肿瘤，且导致癌症相关死亡的第二大原因。尽管近年来CRC治疗取得了进展，但CRC患者的预后仍然较差。四川大学邹炳文及黄灿华等团队合作研究，通过体外和体内实验发现，杠柳毒苷对结直肠癌具有抑制作用。研究表明，杠柳毒苷通过刺激CRC细胞的溶酶体自噬诱导溶酶体损伤，从而抑制细胞增殖。进一步分析发现，杠柳毒苷处理后，LGALS3蛋白的表达增加，而mRNA水平未见显著变化，提示其调控了LGALS3的蛋白稳定性。此外，通过DARTS实验、CETSA实验、分子对接证实杠柳毒苷与LGALS3蛋白直接结合，杠柳毒苷通过抑制LGALS3蛋白的泛素化降解，与LGALS3蛋白直接结合，阻止其降解。敲低LGALS3后，杠柳毒苷对溶酶体自噬和抑制结直肠癌细胞的能力显著下降。这些发现揭示了杠柳毒苷与溶酶体自噬之间的联系，为其在结直肠癌治疗中的应用提供了新的基础[*Autophagy*. 2023,19(12):3132－3150]。

5. 灵芝孢子粉:传统天然药物在动脉粥样硬化与钙沉积中的新应用研究

灵芝孢子粉是一种药食同源的传统天然药物，具有抗氧化和增强免疫的作用，目前临床上主要用于肿瘤的辅助治疗。浙江寿仙谷植物药研究院李振皓与天津市中医方证转化研究重点实验室樊官伟团队合作研究，通过体内和体外研究证实，灵芝孢子粉通过上调ABCA1/G1来促进巨噬细胞胆固醇的外排，进而减少泡沫细胞形成，抑制动脉粥样硬化的发展；同时，灵芝孢子粉通过抑制RUNX2介导的血管平滑肌细胞成骨转化，减轻血管的钙沉积。该项研究为传统中药的再开发再利用提供了新思路[*Theranostics*. 2023,13(4):1325－1341]。

6. 白术内酯Ⅱ通过激活DGKQ改善肥胖型胰岛素抵抗的机制研究

中国药科大学天然药物活性组分与药效国家重点实验室李萍、杨华和郑祖国合作研究，利用高内涵联合液质技术建立可快速发现抑制sn－1,2－DAG－PKCε信号轴的小分子筛选平台，且筛选出中药活性成分白术内酯Ⅱ(AT Ⅱ)可降低肝脏sn－1,2－DAG水平，抑制PKCε活性，改善肥胖型胰岛素抵抗。利用ABPP技术发现AT Ⅱ的靶蛋白为DGKQ，深入的机制研究发现AT Ⅱ别构激活DGKQ，且这一效应具有物种保守性。总之，这项工作通过建立高通量的筛选平台，筛选出了可抑制 sn－1,2－DAG－PKCε 信号轴的中药活性成分 ATⅡ，其表现出良好的改善肥胖型胰岛素抵抗的药理效应。靶标发现及酶活实验确证 ATⅡ可特异性地别构激活 DGKQ。这项工作不仅为治疗肥胖型胰岛素抵抗提供潜在的先导化合物，而且为阐明了中药四妙丸改善胰岛素抵抗的效应机制提供了物质基础[*Cell Metab*. 2023,35(1):101－117.e11]。

7. 枸杞子均一多糖 LBP1C－2：抗衰老性骨流失的潜在治疗新发现

《中国药典》记载枸杞子具有"滋补肝肾"的功效，而中医学存在"肾主骨"之基本理论，为枸杞子改善骨流失提供了理论依据。中科院生物物理所陈畅团队和中科院上海药物所丁侃合作研究，研究发现枸杞子水提取物 LBE、枸杞多糖 LBP 和均一多糖 LBP1C－2 在年轻小鼠、自然衰老小鼠和双侧去势小鼠三种模型中均能发挥抗骨流失作用；尤其令人兴奋的是首次发现三种成分均可增加自然衰老小鼠骨密度，改善骨组织显微结构；确定了枸杞子发挥抗衰老性骨流失作用的药效物质基础为均一多糖 LBP1C－2。体内小鼠实验和体外细胞实验表明，LBE、LBP 和 LBP1C－2 可上调骨形成。进一步通过 RNAi、Surface Plasmon Resonance 和 Thermal Shift Assay 等技术确定了 LBP1C－2 的直接作用靶点，并阐明了其作用机制：LBP1C－2 一方面可直接与 BMP 受体 BMPRIA 和 BMPRII 结合，另一方面 LBP1C－2 可与 BMP 的抑制蛋白 Noggin 结合，两者共同激活 BMP/Smads 信号通路，从而发挥改善衰老性骨流失的作用。该研究成果在物质基础、作用机制和作用靶点三个层次科学阐述了枸杞子发挥"坚骨"功效的科学内涵，LBP1C－2 有望成为一种潜在的治疗衰老性骨流失的先导化合物(*Carbohydr Polym*. 2023,310:120725)。

8. 新靶标富集工具 OTTER 助力雷公藤红素衍生物的安全性提升与结直肠癌治疗研究

上海药物研究所张豪与上海交大医学院徐颖、药学院张翱团队合作研究，开发了一种新的靶标富集排序工具—OTTER，并利用这个新工具结合生物化学、生物物理等技术手段，发现过氧化物还原酶 1(peroxiredoxin 1, PRDX1)是结直肠癌中雷公藤红素的靶蛋白，并首次解析了雷公藤红素与 PRDX1 蛋白的复合物晶体结构，又基于晶体结构分析，设计并合成了特异性及体内安全性显著提高的雷公藤红素衍生物 19－048，证明了雷公藤红素的体内毒性，可以通过靶标发现及基于结构的化学优化而降低，同时表明，抑制 PRDX1 有望用于治疗结直肠癌。总之，该研究结果表明通过结构修饰可以减轻雷公藤红素的副作用，抑制 PRDX1 有望用于结直肠癌的治疗[*Signal Transduct Target Ther*. 2023,8(1):51]。

9. 木香烃内酯：一种针对 NLRP3 炎性小体的潜在新药

温州医科大学药学院化学生物学研究中心梁广团队长期围绕抗炎天然产物进行活性筛

选、作用靶点确证、结构优化和新药研发等研究工作。研究团队通过建立高通量的抗焦亡活性筛选体系,从200多个天产物中发现木香烃内酯(Cos)能够显著地抑制细胞焦亡。Cos是通过特异性共价结合NLRP3蛋白从而抑制NLRP3炎性小体的组装和活化,对其他类型炎性小体的活化没有影响。进一步研究发现,Cos通过与NLRP3蛋白598位的半胱氨酸共价结合,从而抑制其ATP水解活性,继而抑制NLRP3炎性小体复合物的组装和活化以及后续炎性细胞因子的释放。同时,课题组发现广泛存在于活性天然产物中的α-亚甲基-γ-丁内酯基团是共价靶向NLRP3蛋白产生抑制活性的药效团。动物实验研究表明,Cos通过抑制NLRP3炎症小体活化在对痛风性关节炎、急性腹膜炎和溃疡性结肠炎等动物疾病模型具备良好的治疗效果。该项研究表明,Cos在NLRP3炎性小体依赖的疾病治疗和靶向NLRP3共价抑制剂的开发中具有巨大潜力,为Cos及其相关中草药在临床上的应用提供了基础研究支撑,也为新型NLRP3抑制剂的设计研发提供了新的先导化合物[*Acta Pharm Sin B*. 2023,13(2):678-693]。

10. 辣椒素受体通过SARM1调控的抗纤维化机制在肝纤维化中的作用

上海中医药大学刘成、陈红专、徐见容、刘平团队通力合作研究了辣椒素受体(TRPV1)在肝星状细胞(HSCs)中的作用及其对肝纤维化的影响。通过定量实时PCR和免疫染色,检测了TRPV1在肝纤维化患者的肝活检样本中的表达。研究发现TRPV1在HSCs中的表达与肝纤维化的F阶段和α-平滑肌肌动蛋白表达呈负相关。TRPV1在纤维化肝脏中的HSCs激活过程中表达和功能减少,而在静止HSCs中抑制TRPV1会导致NF-κB激活和促炎细胞因子产生。TRPV1通过其N端ankyrin重复结构域与SARM1的TIR-His583域结合,防止HSCs的促炎激活。Trpv1 -/-小鼠显示HSCs激活增加和肝纤维化加重,而TRPV1过表达则在多种疾病模型中具有抗纤维化效果。结果表明,TRPV1的抗纤维化作用归因于其通过招募SARM1来防止HSCs的激活,这可能成为对抗肝纤维化的有效治疗策略[*J Hepatol*. 2023,78(4):805-819]。

11. 深度学习辅助的高内涵筛选揭示花青素氯化物在抑制阿霉素诱导的心肌病中的潜在保护作用

浙江大学王毅团队研究开发了一种深度学习算法,能够自动定位斑马鱼胚胎心室并进行多参数心功能分析,实现了AI辅助的中药药效物质高内涵筛选。研究筛选了300余个中药化合物,发现氯化矢车菊素(CyCl)、迷迭香酸和2″-*O*-酰基金丝桃苷等10余种具有抗心衰活性的成分,其中CyCl作为桑葚提取物,其抑制铁死亡和抗阿霉素诱导心衰的效果首次报道。CyCl抑制脂质过氧化和保护线粒体功能抗心衰的作用可能是通过干扰Keap1-Nrf2

相互作用，增加Nrf2核内水平，进而激活Gpx4等抗氧化转录因子的表达。该研究展示了深度学习在中药药效物质发现与机制分析中的应用潜力，为阿霉素相关心脏毒性提供了中医药辅助治疗方案，并为人工智能时代的中药研究提供了新视角[*Adv Sci (Weinh)*. 2023,10(30):e2301136]。

12. 研究揭示参麦注射液辅助免疫检查点抑制剂抗肺癌的细胞异质性机制及联合治疗策略

浙江大学药学院药物信息研究所团队从细胞异质性及互作角度诠释了中药在联合抗肿瘤中增效减毒的科学内涵，提出靶向特定细胞亚群治疗疾病新策略。在参麦注射液辅助PD-1抑制剂抗非小细胞肺癌研究中，发现参麦注射液辅助后能招募高细胞毒性GZMAhigh和具有树突状细胞募集功能的XCL1high自然杀伤细胞(NK)亚群更多浸润肿瘤组织，以死亡配体途径诱导肿瘤细胞凋亡，从而增强抗肺癌疗效，同时通过降低HLA-DRB1high NK亚群，来抑制免疫检查点抑制剂诱导的炎症反应，创新提出了靶向NK细胞能成为与免疫检查点抑制剂联合应用的重要策略[*Cell Commun Signal*. 2023,21(1):169]。

13. 金盏花活性成分蟛蜞菊内酯通过靶向sEH减轻急性肺损伤

大连医科大学药学院马骁驰团队和天津中医药大学中药学院孙成鹏团队合作研究，sEH在脂多糖(LPS)介导的巨噬细胞激活和急性肺损伤(ALI)中的可能作用。在该研究中，研究者发现金盏花活性成分蟛蜞菊内酯(WED)靶向sEH并导致巨噬细胞失活。在体外实验中，WED通过与氨基酸Phe362和Gln384的分子相互作用，抑制sEH活性，提高EETs水平，从而通过调节糖原合成酶激酶3β(GSK3β)介导的核因子κB(NF-κB)和核因子e2相关因子2(Nrf2)通路，减轻炎症和氧化应激。在LPS刺激的ALI动物模型中，通过WED或sEH敲除(KO)抑制sEH可减轻肺损伤，如肺泡壁厚度增加和塌陷。此外，WED或sEH基因KO在体内均抑制巨噬细胞活化，减轻炎症和氧化应激。这些发现为通过靶向sEH缓解炎症和氧化应激治疗ALI提供了更广阔的前景，并表明WED是开发新型合成sEH抑制剂的天然先导候选物。

14. 基于功能注释图谱技术的中药活性成分群发现研究

针对中药药效物质发现面临的复杂体系筛选效率不足、系统性功能注释缺乏等瓶颈问题，来自中国药科大学的研究团队应用机器学习辅助等人工智能技术，整合中医药传统知识、化学成分分析及高内涵成像等多源数据，建立多模态融合的中药成分功能注释图谱技术。该技术应用自动化制备高效获取中药提取物馏分，基于液-质联用与高内涵成像技术收集多维化学成分及表型信息，构建基于“活性得分”与“簇值得分”的双重评判方法，从而实现

"高活性、高相关"活性成分精准定位。以具有心肌保护功能的中药活性成分群功能注释为例:从人参等 7 种中药的 8 089 个特征峰中筛选获得 81 个天然活性先导物,以若干靶标明确的化合物为参比,通过聚类分析等机器学习技术形成心肌保护功能的中药成分群功能注释谱图,并完成对越南参皂苷 R4 等活性成分的作用机制验证。该研究提出了一种不依赖化学成分逐一分离的中药复杂体系活性成分高效筛选及作用机制预测的工作策略,为中药药效物质研究提供了新的思路和方法[*Acta Pharm Sin B*. 2023,13(9):3802 - 3816]。

(二) 中药化学成分及生物合成研究

1. 中药延胡索中抗炎镇痛活性生物碱二聚体新骨架化合物研究

中药痕量活性物质是创新药物的重要来源之一。中药延胡索镇痛疗效确切,其主含成分延胡索乙素具有镇痛催眠作用,已广泛用于临床。北京中医药大学东直门医院林生团队通过高效液相色谱-质谱联用技术发现延胡索中仍存在大量的未知痕量成分。以生物碱二聚体质谱特征识别技术和活性为指导,结合多种色谱分离技术,分离获得三对罕见的生物碱二聚体新骨架化合物 yanhusamides A - C。该类化合物碳骨架是由一分子原小檗碱型生物碱和一分子吡咯类生物碱经 Diels - Alder [4+2]环合形成。通过体外药理活性评价发现,yanhusamides A - C 可显著抑制脂多糖(LPS)诱导的 RAW 264.7 细胞产生一氧化氮(NO)。通过 Western blot 分析发现 yanhusamide A 可剂量依赖性地抑制诱导型 NO 合酶(iNOS)蛋白的表达,从而抑制 NO 的合成发挥其抗炎作用。同时,该团队利用光触发的 Diels - Alder [4+2]环加成反应仿生合成了 yanhusamide A,实现了其大量制备,满足了动物药效研究的需求。在 30 mg/kg 给药剂量下,yanhusamide A 可减轻大鼠佐剂型关节炎(AIA)的症状,并且可剂量依赖性地抑制小鼠醋酸扭体次数,显示出较强的镇痛活性,活性与阳性药延胡索乙素相当。

此外,该团队还从中药延胡索中分离获得了两个痕量、具有 6/7/6/6/6/6 六环新颖骨架的生物碱二聚体化合物 yanhusuosines A 和 B。这两个化合物的碳骨架推测是由一分子原小檗碱型生物碱和一分子苄基异喹啉生物碱经[4+3]环合形成。初步体外药理活性评价发现,yanhusuosine B 可显著抑制 LPS 诱导的 RAW 264.7 细胞产生 NO,其 IC_{50} 值为 8.24±0.73 μM,抑制作用优于临床使用的药物吲哚美辛(IC_{50}=13.43±4.06 μM)。该团队对中药延胡索痕量成分的研究,为传统中药药效物质的再研究和中药来源创新药物研究提供了新示范(*Acta Pharm Sin B*. 2023,13:754 - 764; *Chin Chem Lett*. 2023,34:108073)。

2. 水翁花中具抗病毒活性的肉桂酰基间苯三酚新骨架化合物研究

水翁花为岭南地区道地药材,是植物水翁(*Cleistocalyx operculatus*)未开放的花蕾,具有良好的抗病毒活性，但其药效物质尚不清楚。暨南大学王英/叶文才教授团队利用前期构建的基于生源砌块的分子网络策略，从水翁花中发现了一系列结构新颖的肉桂酰基间苯三酚类化合物 cleistoperlones A－F。其中，cleistoperlone A 具有显著的抗 1 型单纯疱疹病毒(HSV－1)标准株及其阿昔洛韦耐药株(HSV－1/Blue 和 HSV－1/153)活性。作用机制研究表明，cleistoperlone A 通过干扰 HSV－1 的早期复制而发挥抗病毒作用。

该类化合物在植物中含量极低，且分离纯化过程繁琐。为解决其药源问题，该团队对该类成分进行了仿生合成研究。基于生物合成途径推测和生源砌块分析，该团队提出了基于生源砌块的仿生合成新策略，并利用该策略，简洁、高效地完成了 cleistoperlones A－F 的集群式仿生合成，为源于中药活性成分的新药发现奠定了物质基础，并提供了新的研究示范(*Angew Chem Int Ed*. 2023,62:e202312568)。

3. 兴安杜鹃中具有镇痛活性二萜新骨架化合物研究

剧烈疼痛(特别是癌痛)严重影响人们的生活质量。鉴于吗啡的耐药性和成瘾性，寻找具有显著镇痛活性的新候选药物分子具有迫切需求。杜鹃花科杜鹃属植物兴安杜鹃(*Rhododendron dauricum* L.)的花具有镇静和催眠功能，而对其活性成分研究较少。华中科技大学姚广民团队从兴安杜鹃的花中分离出一种具有 5/6/5/7 环系的 16－氧杂-四环-[11.2.1.01,5.07,13]十六烷二萜新骨架化合物 rhodauricanol A，以及 5 个新的木藜芦烷型二萜衍生物 dauricanols A－E。在醋酸诱导的小鼠扭体实验中，发现 rhodauricanol A 在 1.0 和 0.2 mg/kg 剂量下表现出明显的镇痛作用，扭体抑制率分别是 65.2%和 44.2%。Dauricanols B 和 C 在 0.04 mg/kg 的较低剂量下扭体抑制率分别是 62.8%和 53.2%，表现出比吗啡更强的镇痛活性。该项研究中新骨架二萜化合物 rhodauricanol A 的发现，不仅丰富了二萜碳骨架的多样性，也为镇痛创新药物研制提供新的候选药物分子(*Chin Chem Lett*. 2023,34:107742)。

4. 毛地黄鼠尾草中 10－甲基化 6/7/6 环系二萜新骨架化合物研究

鼠尾草属植物在唇形科植物中为经济价值和药用价值较高的种属之一，具有广泛的药理活性。鼠尾草属植物化学成分以二萜类和多酚类化合物为主。其中，松香烷和克罗登烷二萜类化合物为鼠尾草属植物代表性成分，具有多样的结构和显著的生物活性，如 salvicine(一种重要的抗肿瘤剂)、丹参酮ⅡA(一种心脏保护剂)和 salvinorin A(一种 κ－阿片受体的有效激动剂)和新丹参素内酯(一种对两种人乳腺癌细胞具有选择性的抑制剂)等。中国科学院昆明植物研究所许刚团队对毛地黄鼠尾草(*Salvia digitaloides*)进行深入研究，从中发现 1 个 10－甲基化的 6/7/6 环系二萜新骨架化合物(saldigitin A)，2 个新 icetexane 型二萜

(saldigitins B 和 C),以及 2 个新去甲松香烷性二萜(saldigitins D 和 E)。通过相关活性评价,发现 saldigitins A - D 可显著抑制 Cav3.1 低电压门控钙离子通道,其中 saldigitin A 的 IC_{50} 为 7.08 μM,具有治疗多种神经系统疾病的潜力(*Chin Chem Lett*. 2023,34:107737)。

5. 叶下珠中具有肝保护活性的芳基萘类木质素新骨架化合物研究

叶下珠属是一个非常重要的植物属,全球共有 700 多个物种。部分叶下珠属植物已被用作民间药物来治疗炎性疾病,如结膜炎、关节炎和乙型肝炎等。中国科学院上海药物研究所岳建民团队对云贵叶下珠进行深入研究,从中分离并鉴定了一类具有 6/6/5/6/5 五环新骨架的芳基萘类木质素类化合物 phychetins A - D,并以 3,4 -二甲基苯甲醛为原料实现了 phychetins B—D 的全合成。通过体内和体外抗炎作用评价,发现 phychetin D 可显著地减少了巨噬细胞 RAW264.7 和骨髓来源的巨噬细胞(BMDM)中促炎细胞因子 IL - 1β 的转录和分泌。在脂多糖(LPS)/d -氨基半乳糖(d - GalN)诱导的急性肝损伤小鼠模型中,phychetin D 在 3 mg/kg 剂量下可显著降低小鼠血浆中的丙氨酸氨基转移酶、天冬氨酸氨基转移酶和乳酸脱氢酶水平,使急性肝损伤得到改善,提示 phychetin D 可作为一种潜在的口服治疗剂来治疗炎症相关的急性肝损伤,为急性肝损伤治疗提供新的方案(*Acta Pharm Sin B*. 2023,13:3414 - 3424)。

6. 淡黄香茶菜中抗炎二萜新骨架化合物研究

香茶菜属植物富含具有碳骨架多样且生物活性多样的二萜类化合物,是创新药物研制中先导分子发现的重要植物之一。近期,香港浸会大学张宏杰团队和贵州中医药大学邹娟团队从淡黄香茶菜的枝叶中分离鉴定 2 种新型二萜类化合物 flavidanolides A 和 B,其中 flavidanolide A 是具有 6/7/5 环系的新骨架二萜类化合物,flavidanolide B 是一种由降松香烷与开环异海松烷通过 C - 9 和 C - 3 之间的酯键相连的异源二聚体二萜类化合物。基于 LPS 诱导的 RAW264.7 细胞模型活性评价实验显示,flavidanolide B 在 1—10 μM 浓度范围内对 NO 的生成具有抑制作用,其活性与阳性对照吡咯烷二硫代氨基甲酸铵相当。这为淡黄香茶菜作为民间药物用于治疗炎症性疾病提供了一定的证据(*Chin Chem Lett*. 2023,34:108621)。

7. 帚状香茶菜中杂二萜新骨架化合物研究

众多天然产物(萜类、甾体和生物碱等)中都含有环丁烷,含有环丁烷的天然产物多具有多样的结构和生物活性,引起了广泛关注。近期,中国科学院昆明植物研究所普诺・白玛丹增团队对香茶菜属植物帚状香茶菜(*Isodon scoparius*)进行深入研究,从中发现了 2 个含有环丁烷结构单元且具有 6/6/4 骨架的杂二萜类化合物(+)-isoscopariusins B 和 C。其中,

(＋)-isoscopariusin B 是(－)-isoscopariusin A 的非对映异构体，而(＋)-isoscopariusin C 为 C-8′羧酸取代的杂二萜。此外，该团队以简单易得的三取代烯烃和 4-OTBDPS-肉桂酸甲酯为原料，分七步和六步完成了(＋)-isoscopariusins B 和 C 的首次仿生化学合成。该研究工作不仅实现了两个化合物绝对构型的确证，同时也为其后续的生物活性研究奠定了重要的物质基础(*Org Lett*. 2023, 25:1464-1469)。

8. 中药白术中具有抑制肿瘤细胞增殖活性的杂萜新骨架化合物研究

白术(*Atractylodes macrocephala* Koidz.)是我国常用的传统中药，具有健脾益气、燥湿利水的功效，在国内外享有盛名。近期，中国医学科学院药用植物研究所邹忠梅团队从白术根部分离得到具 6/6/5/5/6 环系的杂萜新骨架类化合物 atramacronoids A—C。该类化合物碳骨架是由三个桉叶烷型倍半萜内酯与苯酚通过 C-8—C-16 键连接形成。生物活性实验结果表明，atramacronoid A 对 SGC-7901 细胞具有一定的抑制增殖活性，IC_{50} 为 13 μmol/L，其作用机制与促进中性粒弹性蛋白酶的释放有关。该研究为药物创制提供了新的模板结构，同时为创新药物的发现以及白术的临床应用提供了科学依据(*Chin Chem Lett*. 2023, 34:107743)。

9. 草珊瑚属植物中具有抗神经炎症活性的杂萜新骨架化合物研究

草珊瑚属植物在中医民间用药中长期用于外伤和炎症的治疗，其中含有丰富的单萜、倍半萜和二聚倍半萜类化合物。为了进一步研究草珊瑚属植物的活性成分，中国科学院上海药物研究所岳建民团队从海南草珊瑚(*Sarcandra glabra* subsp. *brachystachys*)中分离到 5 个杂萜化合物 sarglamides A—E，其中 sarglamides D 和 E 具有罕见的 6/6/5/6/5/5 和 6/6/6/6/5 稠合的笼状五元环骨架。据推测，sarglamides A—E 是由(S)-α-phelladrene 和 toussaintine C 通过[4＋2]加成反应和后续修饰产生的化合物。通过脂多糖诱导 BV-2 小胶质细胞模型的抗炎活性评价，发现化合物 sarglamides C(10 μmol/L)、D(20 μmol/L)和 E(20 μmol/L)显示出较好的抑制 NO 释放活性，并且未表现出明显的细胞毒活性(细胞活力均大于 80%)，该研究为草珊瑚属植物传统用药功能的阐明提供了科学依据，并为新抗炎药物的研制提供新模板分子(*Org Lett*. 2023, 25:1464-1469)。

10. 三尖杉烷型二萜合酶研究

三尖杉属植物中的三尖杉烷型(cephalotane-type)二萜具有独特而复杂的碳骨架和显著的抗肿瘤活性。例如，从海南粗榧(*C. hainanensis*)中获得的 6/6/5/7 四环二萜的海南粗榧内酯，具有抗肿瘤和抗病毒活性，对人口腔表皮癌细胞的细胞毒性 IC_{50} 值达到 43 nmol/L。但目前关于三尖杉烷型二萜的研究主要集中在植物化学和有机合成领域，有关三尖杉烷型二萜类化合物的生物合成尚未报道。中国科学院分子植物科学卓越创新中心王勇团队和中国医学科学院药物研究所戴均贵团队分别对三尖杉烷型二萜骨架的合成酶开展了研究。

王勇团队对三尖杉属植物柱冠粗榧(*C. harringtonia*)的转录组数据进行了挖掘,结合二萜合酶保守结构域和系统发育分析从中发现了一个二萜合酶 CharTPS7,并利用本氏烟草瞬时表达体系和重组蛋白体外酶促反应等方式证实该酶能够直接催化 GGPP 生成三尖杉烷型二萜核心骨架——三尖杉-12-烯(cephalot-12-ene)。在此基础上,通过同位素标记实验揭示其环化机制中关键的氢迁移、甲基迁移和环化反应,并结合量子化学计算推测了三尖杉烯的合成机制。同时基于 CharTPS7 同源建模揭示了影响催化作用的两个关键氨基酸残基 F625 和 W768。

戴均贵团队则对三尖杉属植物粗榧(*C. sinensis*)的转录组数据进行了挖掘,从中发现了一个二萜合酶 CsCTS,能够催化 GGPP 生成三尖杉烷型二萜三尖杉烯[cephalot-3(4)-ene]。此外,利用同位素标记实验,结合密度泛函理论计算,阐明了 CsCTS 催化形成三尖杉烯的环化机制。在此基础上,利用分子对接、点突变和分子动力学模拟揭示了 CsCTS 中负责碳正离子级联反应的两个关键氨基酸残基 W756 和 F613。

两个团队分别从三尖杉属植物柱冠粗榧和粗榧中发现并鉴定了三尖杉烷型二萜合酶,并阐明了其驱动的碳正离子级联反应,这是三尖杉烷型二萜类化合物生物合成途经解析的一个重要突破,为破译和人工构建海南粗榧内酯等三尖杉烷型二萜完整生物合成途径奠定了基础(*ACS Cataly*. 2023,13:8600-8612; *Angew Chem Int Ed*. 2023,62:e202306020)。

11. 中药泽泻中原萜烷型三萜环化酶 AoPDS 研究

三萜类天然产物具有丰富的结构骨架和广泛的生物活性,是重要的药物分子来源,具有抗癌、抗炎、降血脂等多种活性。不同骨架结构的三萜是由三萜环化酶(即 2,3-环氧角鲨烯环化酶,OSC)将线性的 2,3-氧化鲨烯环化成刚性的、多手性中心的多环三萜。三萜 OSCs 催化的生物合成过程,可根据 ABC 环骨架的构象(船式或椅式),主要分为椅-船-椅(chair-boat-chair, C-B-C)和椅-椅-椅(chair-chair-chair, C-C-C)两大类型。常见的 C-B-C 类型 OSCs 包括环阿屯醇合成酶(cycloartenol synthase, CAS)、羊毛甾醇合酶(lanosterol synthase, LAS)和原萜烷合酶(protostanesynthase, PDS)等。而原萜烷是泽泻科的化学成分类标识物,这类三萜皂苷具有降血脂和抗癌等活性,在自然界分布较窄,其生物合成酶一直未被解析。自然界中仅从真菌烟曲霉中发现一例原萜烷环化酶(AfPDS),然而植物源原萜烷环化酶至今尚未鉴定。中山大学巫瑞团队和广州中医药大学段礼新团队合作,从经典的利湿中药泽泻中首次鉴定出植物源原萜烷型三萜环化酶基因,并揭示了泽泻原萜烷型三萜环化酶 AoPDS 的催化机制，发现了该酶催化活性的可塑性位点。通过对不同物种，包括双子叶植物、单子叶植物、真菌酵母、棘皮动物海参中不同类型的 C－B－C 三萜环化酶单位点的改造，均能实现酶功能的转化，证明该单一位点在 C－B－C 三萜环化酶的改造上具有一定普适性和广泛的应用价值，为丰富与优化药用植物活性成分生物合成元件库提供新思路(*Sci Adv*. 2023,9: eadh1418)。

12. 黄芪甲苷生物合成中环阿屯醇合酶和四种糖基转移酶研究

黄芪甲苷属于环黄芪醇型苷类，是中药黄芪的主要活性成分，具有多种生物功能，包括心血管保护、神经保护等。由于天然来源的限制和化学合成的困难，生物合成机器的重新设计将为黄芪甲苷的生产提供一种替代且有前途的方法。然而，由于其复杂的结构和众多的反应类型和步骤，黄芪甲苷的生物合成途径尚不明确。中国医学科学院药物研究所戴均贵团队通过转录组和系统发育树分析，从黄芪中发现了负责黄芪甲苷生物合成中关键步骤的一个环阿屯醇合酶(AmCAS1)和四种糖基转移酶(AmUGT15、AmUGT14、AmUGT13 和 AmUGT7)，并通过异源表达和酶催化实验进行了功能表征。其中 AmCAS1 是第一个报道的来自黄芪属的环阿屯醇合酶，能够利用 2,3－环氧角鲨烯催化形成环阿屯醇；AmUGT15、AmUGT14、AmUGT13 和 AmUGT7 四种糖基转移酶分别催化环黄芪醇糖苷的 3－O－木糖基化、3－O－葡萄糖基化、25－O－葡萄糖基化/25－O－木糖基化和 2′－O－葡萄糖基化。这些研究不仅阐明了黄芪植物中黄芪甲苷生物合成的关键酶和结构多样性的分子基础，也为进一步全面破译黄芪甲苷的生物合成途径和构建其高效生产的人工途径铺平了道路(*Acta Pharm Sin B*.2023,13:271－283)。

13. 儿茶素 O－甲基转移酶研究

儿茶素是茶中一类具有生物活性多酚类化合物，其占茶叶干重的 12%以上，其中(－)-表没食子儿茶素-3-没食子酸酯(EGCG)是含量最丰富的成分，多项研究已证实 EGCG 具有抗癌、抗炎和心脏保护等重要的生物活性。然而 EGCG 在肠道中极不稳定，易发生氧化导致 EGCG 的治疗效果大大降低。此外，多酚结构的强极性性质使其难以渗透肠壁，进一步降低了其在人体中的生物利用度。O－甲基化 EGCG 是通过用甲基修饰 EGCG 苯环上的酚羟基而形成的一系列甲基化衍生物，与 EGCG 相比具有更好的稳定性、脂溶性，从而具有更高的生物利用率和更强的生物活性。在茶树中，天然 O－甲基化主要发生在 EGCG 的 3″-和 4″-位，但参与 3″-和 4″-位的氧甲基转移酶(OMT)仍未被鉴定出来。中国农业科学院陈亮团队和暨南大学张志民团队合作，从茶树中鉴定了两种 OMT(CsFAOMT1 和 CsFAOMT2)分别催化 EGCG 的 3″-位置和 4″-位置。并且，通过对 CsFAOMT1 和 CsFAOMT2 的蛋白晶体结构解析，结合氨基酸定点突变实验，揭示了 3″-和 4″-O-甲基化的机制。研究结果可为利用合成生物学获得 O-甲基化儿茶素以及培育高产 O-甲基化儿茶素茶品种奠定基础（*Nat Commun*. 2023,14:5075）。

14. 雷公藤甲素生物合成中关键 C-14 位羟基化酶研究

雷公藤甲素是药用植物雷公藤（*Tripterygium wilfordii* Hook. f.）的主要活性成分之一，具有显著的抗炎、免疫抑制、抗肿瘤等活性。基于雷公藤甲素构效和机制研究，其多种衍生物已进入临床试验阶段，其中大量的修饰改造工作是针对 C-14 位羟基进行的。目前雷公藤甲素核心骨架环化酶和部分功能修饰酶已被发现，但其完整的生物合成途径仍未被阐明，特别是关键 C-14 位羟基形成的分子机制仍未清楚。中国中医科学院黄璐琦团队和首都医科大学高伟团队对雷公藤甲素的生物合成过程中未知的部分开展了研究。通过转录组分析、酿酒酵母底物喂养等手段揭示了串联复制细胞色素 P450 酶 CYP82Ds 家族中的 CYP82D274 和 CYP82D263 能够在雷公藤甲素的生物合成中形成 C-14 羟基化催化网络，通过体内测定和动力学参数阐述了基因功能、催化过程和进化假说，并在酿酒酵母中实现了雷公藤甲素中间体（C-14 羟基脱氢松香酸）的从头合成。该研究为雷公藤甲素生物合成途径的完全阐明以及为利用合成生物学策略实现雷公藤甲素及其中间体的异源高效获取奠定基础（*Nat Commun*. 2023,14:875）。

15. (R)-型苄基异喹啉生物碱去甲乌药碱合酶研究

苄基异喹啉生物碱（BIAs）是一类具有重要药用价值的次生代谢产物（如吗啡、可待因、罂粟碱、荷叶碱、小檗碱等），广泛分布于罂粟科、木兰科、芸香科、小檗科等植物中，且发挥着多种药理作用。虽然大多数天然分离的 BIAs 被鉴定为 S 构型，但(R)-构型的 BIAs 在特定物种中也大量存在，如罂粟和荷花。去甲乌药碱合酶（norcocalurine synthase, NCS）催化的 Pictet-Spengler 缩合反应形成了 BIAs 的基本骨架以及第一个手性碳，是 BIAs 化合物手性形成的关键。然而，迄今为止已确定的所有 NCSs 都负责(S)-型 BIAs 的合成，尚未发现负责催化合成(R)-型 BIAs 的 NCS。中国药科大学赵玉成团队联合中国科学院天津工业生物技术研究所盛翔团队综合基因组分析、功能验证、手性拆分等策略从荷花中鉴定了 5 个编码 NCS 的基因 NnNCS，都具有催化形成(R)-型 BIA 骨架的能力。此外，研究者还通过蛋白晶体学方法测定了 NnNCS1 的晶体结构，并用量子化学计算阐明了其潜在的反应机理和立体选择性。该项研究将为手性 BIAs 合成生物学的研究奠定基础（*ACS Catal*. 2023,13:15164-15174）。

16. 青藏高原茄科植物两类莨菪碱生物合成途径的演化历史研究

青藏高原茄科天仙子族和茄参族植物均含有大量的莨菪碱和东莨菪碱等托品烷类生物

碱。这类生物碱用途广泛，常用于神经性毒剂中毒、帕金森病和神经肌肉疾病的治疗。然而，这类生物碱在不同的茄科植物中的起源仍不清楚。兰州大学刘建全团队选择了茄科中产生莨菪碱和东莨菪碱的三个族的3个代表性物种：山莨菪、木本曼陀罗、茄参，和一个不产这两种生物碱的茄科物种枸杞，进行了首次的基因组装和注释。根据多个茄科高质量基因组的微共线性分析及代谢通路上多个关键基因的获得性和丢失性生化实验，证实了3个合成莨菪碱和东莨菪碱的物种使用相同的生物合成途径来合成莨菪碱和东莨菪碱；并且这个途径在茄科祖先中可能已经存在，后来在多样化过程中随机丢失。该研究阐明了茄科两种药用托品烷类生物碱的清晰进化格局和演化历史，为利用茄科作物大规模农业生产两种重要生物碱奠定基础（*Nat Commun*. 2023,14:8457）。

17. 利用工程改造毕赤酵母从头合成长春质碱

来源于夹竹桃科植物长春花的长春碱具有显著的抗肿瘤活性，在临床上可与其他强效药物联用，用于治疗乳腺癌、卵巢癌、肺癌、恶性淋巴瘤、绒毛膜癌等。工业生产长春碱的方法是先从长春花中提取、纯化出其前体文多灵和长春质碱，再通过化学偶联合成长春碱。然而，长春质碱在植物中含量低，提取纯化存在很大的困难，为了解决药物原料供应问题，浙江大学连佳长团队利用合成生物学手段，首次构建了高效合成长春碱前体——长春质碱的毕赤酵母细胞工厂。研究团队利用表征的整合位点，以异胡豆苷和荆芥醇作为节点，将长春质碱合成途径分成三个功能模块，在毕赤酵母内分模块依次进行整合和优化，首次在毕赤酵母中实现了长春质碱的从头合成。所构建的毕赤酵母工程菌株CAN19在摇瓶和发酵罐上的产量分别为0.38 mg/L和2.57 mg/L，实现了从简单碳源到高附加值天然产物的从头合成。该研究为长春质碱的获取提供了低成本、可持续、供应可靠、环境友好的新型方式（*Nat Synth*. 2023,2:231－242）。

18. 天然植物色素甜菜红素在家蚕中高效合成

甜菜红素是仅存在于石竹目植物中的一类水溶性天然植物色素，具有抗氧化、降血脂、抗炎症和抗糖尿病等多种作用，常被用作优质的食品添加剂。此外，由于甜菜红素具有肉眼可见的亮红色，也被作为一个优良的可视化分子标记。已有研究证明在微生物以及拟南芥等异源植物中可以实现甜菜红素的多基因合成，而目前利用动物模型合成甜菜红素尚无报道。江苏科技大学谭安江团队通过遗传转化在家蚕中导入了甜菜红素合成通路的多个基因，成功实现了甜菜红素在蚕体内的高效合成。该研究首次报道了在昆虫中构建天然植物成分的多基因生物合成途径，从而高效合成甜菜红素。不仅证实甜菜红素可作为昆虫遗传转化研究的可视化分子标记，也为今后利用家蚕生物反应器开展天然化合物的规模化制备开辟了新的途径(*Proc Natl Acad Sci U S A*. 2023,120:e2306322120)。

19. 毛蕊花糖苷的生物合成及异源制造研究

苯乙醇苷类化合物是一类常见的药用植物化学成分,毛蕊花糖苷是苯乙醇苷中的明星分子,是肉苁蓉和地黄等多种药用植物的重要活性成分。毛蕊花糖苷具有抗氧化、抗炎症反应、免疫调节、抗肿瘤以及促伤口愈合等多种活性。最新研究显示,毛蕊花糖苷还具有神经保护活性,在神经退行性疾病如帕金森病和阿尔茨海默病中能够发挥神经保护作用。毛蕊花糖苷在医药、营养食品等领域具有重要应用价值。毛蕊花糖苷传统的生产方式主要依赖于植物提取,但其在植物中含量较低,分离纯化困难。而且因其结构复杂,化学合成也极具挑战,导致来源受限。合成生物学可为解决这一难题提供新的解决方案,然而毛蕊花糖苷的生物合成途径尚未完全解析,催化红景天苷酰化生成桂叶苷 A 以及羟基化桂叶苷 B 的两个关键酶仍然未知。中国科学院天津工业生物技术研究所刘涛团队通过转录组分析、差异表达分析等方法,分别从地黄等植物的转录组中挖掘出一组羟基肉桂酰基转移酶 SHCT,能催化红景天苷葡萄糖基团的 4 位酰基化形成桂叶苷 A;同时也发现一组 CYP98 家族 P450 酶 OBH,能催化桂叶苷 B 的酪醇基团和香豆酰基团苯环上的间位羟化反应,从而形成毛蕊花糖苷。最后该团队经过 P450 酶 N-端改造、生物合成途径设计等,在大肠埃希菌中构建了毛蕊花糖苷的生物合成途径,实现了毛蕊花糖苷的微生物异源合成。该研究首次揭示了毛蕊花糖苷的生物合成途径,为其他苯乙醇苷类活性成分的途径解析及工业微生物发酵合成奠定了基础(*Plant Commun*. 2023,4:100592)。

(三)中药制剂研究

1. 一种增强姜黄素类类风湿关节炎治疗的纳米药物离子交换策略

中国科学院上海硅酸盐研究所的施剑林和杨博文,构建了铜掺杂的空心介孔硅纳米颗粒,用其负载水溶性好的锌-姜黄素(Zn-Cur),制备用于类风湿关节炎治疗的纳米药物。这种纳米药物可以在关节炎酸性环境中降解,释放 Zn-Cur 和 Cu^{2+},Cu^{2+} 可以替换 Zn-Cur 中的 Zn^{2+},生成具有较强抗氧化性的铜-姜黄素(Cu-Cur),高效清除关节炎区域的活性氧。这种基于离子交换反应的治疗策略同时利用 Zn-Cur 的水溶性和 Cu-Cur 的抗氧化性,有利于药物输运和在病灶发挥治疗作用[*Angew Chem Int Ed Engl*. 2023,62(44):e202310061]。

2. 一种用于胃炎治疗和运动恢复的自驱动穿透双生物矿化酵母微/纳米机器人

中国科学院深圳先进技术研究院蔡林涛团队开展了微/纳米机器人在药物输送和治疗领域的研究,通过碳酸钙的双重生物矿化和酸催化设计,研究一种自驱动酵母微型/纳米机器人(Cur@CaY-robot)。酵母细胞(CaY)内部的纳米 $CaCO_3$ 通过细胞呼吸进行生物矿化,并为高度包封姜黄素(Cur)提供纳米支架。Cur@CaY 机器人在胃酸中表现出高效运动,具有深入渗透到黏稠胃黏液的潜力,这显著改善了药物在胃壁组织中的积累,从而实现了强有力的胃炎治疗。这种酵母微/纳米机器人具有良好的生物相容性和生物降解性,具有良好的药物负载能力。这项工作通过环境友好的生物合成策略为姜黄素药物输送和精确治疗提供了思路[*ACS Nano*. 2023,17(7):6410-6422]。

3. 构建多功能钙锰纳米调节剂通过肿瘤微环境重编程提供抗肿瘤治疗和改善免疫治疗

香港中文大学张波团队和南方科技大学朵燕红团队,共同开发了一种 pH 响应型纳米调节器,通过重新编程肿瘤微环境(TME)提供抗肿瘤治疗和改善免疫治疗。该纳米调节器由姜黄素(Cur)、$CaCO_3$ 和 MnO_2 组成,并被癌细胞膜包覆。实验结果表明,该纳米平台(CM NPs)可以通过分解 $CaCO_3$ 和降低细胞酸性来中和质子,生成 Ca^{2+} 并释放 Cur,从而提高 Ca^{2+} 水平,在线粒体和内质网中促进 ROS 生成,诱导免疫原性细胞死亡。同时,Mn^{2+} 可以分解内源性 H_2O_2 生成 O_2,以缓解缺氧并增强 cGAS 的敏感性,激活 cGAS-STING 信号通路。此外,CM NPs 通过抗原交叉呈递诱导巨噬细胞极化和树突细胞的成熟,重新编程免疫 TME,增加免疫系统有效对抗肿瘤的能力。研究还表明,CM NPs 增强了 αPD1 治疗的抗肿瘤反应。该研究为通过重新编程肿瘤 TME 和改变关键离子浓度来对抗肿瘤提供了有效策略,展示了其在未来临床应用中的巨大潜力[*ACS Nano*. 2023,17(16):15449-15465]。

4. 中药与聚集致发射活性光敏剂在光动力治疗中的协同作用

香港科技大学唐本忠团队设计开发了一种由异甘草素(ISL)和近红外光敏剂 TBPI 组成的乳腺癌治疗纳米颗粒,其中 TBPI 引起聚集诱导发射,为乳腺癌提供了化疗和光动力联合疗法。该纳米粒子对乳腺癌具有较高的亲和力,更好的系统间交叉效率,以及 TBPI 与 ISL 之间 Förster 共振能量转移,表现出良好的肿瘤杀伤作用。此外,该团队还利用 TBPI 与 ISL 的光学特性揭示了纳米颗粒在细胞中的释放过程和分布,凸显了治疗纳米粒子在治疗乳腺癌方面的潜力[*ACS Nano*. 2023,17(19):18952-18964]。

5. 多功能姜黄素-镁多酚网络吸收渗出物和抗菌水凝胶敷料促进烧伤伤口愈合

上海交通大学王贤松和深圳大学医学院黄鹏团队共同开发了一种能够吸收渗出液的抗菌水凝胶(Cur-Mg@PP),其中,由聚(γ-谷氨酸)(γ-PGA)和 ε-聚-L-赖氨酸(ε-PLL)组成 PP 水凝胶;Cur 与 Mg^{2+} 的相互作用形成了水溶性镁-多酚网络(Cur-Mg)。PP 粉末通过强的离子键构建,具有 γ-PGA 的吸水性和 ε-PLL 的抗微生物特性。当水凝胶放置在伤口区域后，Cur－Mg@PP 粉末迅速吸收伤口渗出物并转变为湿黏性水凝胶。Cur－Mg@PP 的治疗效果通过以下方式得到优化：①增强 Cur 的稳定性和生物利用度；②Cur 具有抗氧化、抗炎、抗菌、镇痛和促进细胞增殖的作用；③Mg^{2+} 改善细胞迁移和血管生成；④Mg^{2+} 促进 M2 巨噬细胞的复极化；⑤PP 水凝胶的应用形成物理屏障，防止二次损伤；⑥通过 PP 水凝胶实现渗液吸收和抗菌。这种多功能 Cur－Mg@PP 保留了 Cur 的生物活性，为保护伤口和加速烧伤愈合提供了一种方法[*ACS Nano*. 2023,17(22):22355－22370]。

6. 中药自组装纳米胶束仿生递送系统治疗脑胶质瘤

南京中医药大学狄留庆、王若宁团队利用中药丹参中的脂溶性活性成分与甘草中的两亲性活性成分，通过自组装策略构建纳米胶束（TanⅡA-GL nano-micelles, TGM），并利用修饰有免疫佐剂的外泌体包裹该纳米胶束，成功构建了一种脑胶质瘤靶向及化疗、免疫治疗一体化的仿生纳米递送系统（CpG－EXO/TGM）。研究结果表明，CpG－EXO/TGM 能与血液中的游离转铁蛋白结合，延长血液循环，并在穿越血脑屏障和靶向胶质母细胞瘤细胞时保持完整的结构，发挥强大的抗脑胶质瘤作用，此外还发现，CpG－EXO/TGM 与替莫唑胺联用不仅能产生更好的疗效，还能防止术后复发（*ACS Nano*. January 10,2023）。

7. 蟾毒灵仿生纳米颗粒靶向 NOD2 并逆转胰腺癌多药耐药

深圳大学总医院张贤彬团队开发了一种细胞膜伪装的负载蟾毒灵的聚乳酸-羟基乙酸纳米颗粒（CBAP），CBAP 可以显著减轻蟾毒灵介导的急性心脏毒性，增强了胰腺癌对吉西他滨、5－氟尿嘧等几种临床药物的敏感性，此外 CBAP 可以直接结合到含有核苷酸结合和寡聚结构域的蛋白 2 上，逆转癌细胞多药耐药性。研究表明将 CBAP 与标准化疗药物相结合是治疗胰腺癌的一种安全有效的策略（*Drug Resist Updat*. 2023,71:101005）。

8. 用于癌症肿瘤特异性光热治疗增敏的自催化多组分 DNA 酶纳米机器人

温州医科大学张洪波、沈贤、孙维建团队研究以 DSPE 疏水内核制备了精氨酸酰甘氨酸修饰的二硬脂酰酰基磷脂酰乙醇胺-聚乙二醇（DSPE－PEG－RGD）胶束，以负载光热治疗染料 IR780 和钙外排泵抑制剂姜黄素。MNAzyme 被分布到亲水的 PEG 层中，并通过生物矿化作用被磷酸钙密封。此外，RGD 附着在 PEG 的外尾，用于肿瘤靶向。体外和体内实验结果表明，基于 MNAzyme 的纳米机器能强烈调节 HSP 和 PTEN 的表达，并在激光照射下对胰腺肿瘤有明显的抑制作用。研究人员成功地构建了一个智能纳米机器，用于多模块协同光热治疗，具有区分肿瘤和癌旁组织的能力。体内实验证实，纳米机器在处理生物信号（miRNA－21）后，仅在肿瘤细胞中激活并特异性调节 HSP70 mRNA，而在健康细胞中保持 HSP 保护功能。此外，该系统突破了 MNAzyme 设计的刻板印象，同时利用 miRNA/

partzyme复合物的空间阻断机制以及多周转催化率，实现了高达90%的靶基因沉默。同时，利用Ca^{2+}构建纳米载体，解决了内源性金属辅助因子不足的问题。这种多协同的纳米机器有望促进MNAzymes在癌症临床治疗中的应用[*Nat Commun.* 2023,14(1):6905]。

9. 负载紫杉醇的人参皂苷Rg3脂质体用于肿瘤微环境和癌细胞的双重靶向治疗耐药癌症

广州中医药大学科技创新中心王奇团队和复旦大学王建新团队，共同构建了具有靶向肿瘤细胞和重塑肿瘤微环境(TME)作用的负载紫杉醇(PTX)人参皂苷Rg3脂质体(Rg3-PTX-LPs)。实验结果证明，Rg3-PTX-LPs可以通过识别GLUT-1，同时特异性分布到MCF7/TME。Rg3-PTX-LPs通过激活L-6/STAT3/p-STAT3通路，使促肿瘤M2巨噬细胞复极化为抗肿瘤M1表型，抑制骨髓源性抑制细胞(MDSC)，减少肿瘤相关成纤维细胞(TAF)和TME中的胶原纤维，促进肿瘤细胞凋亡。同时，可逆转耐药性。该研究开发的多功能基于人参皂苷Rg3的脂质体为克服耐药肿瘤治疗提供了具有广阔前景的策略(*J Adv Res*. 2023,49:159-173)。

10. 桂皮醛参与的组织工程支架可促进骨关节炎关节的骨软骨组织再生

中国科学院深圳先进技术研究院的王新峦团队针对骨关节炎(OA)中骨软骨缺损(OCD)的修复设计并制造了一种含有抗炎和合成代谢分子的双相多孔可降解支架，利用已建立的OA-OCD兔模型评估了其促进骨软骨再生的效果。双相多孔支架包括用于软骨修复的含有kartogenin(KGN)的聚乳酸-聚乙醇酸(PLGA)和用于软骨下骨修复的含有桂皮醛(CIN)的聚乳酸-β-磷酸钙(PLGA/β-TCP)。KGN是一种促进软骨生成的分子，而CIN可促进成骨生成和缓解炎症。具有生物模拟结构的双相支架PLGA/KGN-PLGA/beta-TCP/CIN(PK/PTC)具有稳定的机械性能和良好的生物相容性，可支持细胞黏附、增殖、迁移和分布。此外，双相支架在体外降解缓慢，支架中的KGN和CIN以可控的方式持续释放。通过评估双相支架植入重度OA-OCD兔模型16周后的修复效果，发现双相支架能促进软骨下骨和软骨再生，并能逆转体内炎症引起的软骨下骨质硬化。这些研究结果支持利用PK/PTC支架促进骨软骨再生，并为临床应用治疗OA-OCD患者提供了一种前景广阔的潜在策略(*J mater sci technol*. 2023,156:20-31)。

11. 选择性靶向缺血半球银杏内酯B脂质体对脑缺血再灌注损伤的疗效

复旦大学王建新团队针对缺血性中风中脑缺血再灌注(CI/R)损伤，将具有调节炎症途径、氧化损伤和代谢紊乱银杏内酯B(GB)作为候选药物，并解决了GB亲水性和亲油性较差的问题，开发出了一种具有良好溶解性、稳定性和BBB通过能力的GB脂质体。将GB与高亲脂性的二十二碳六烯酸(DHA)共轭,得到共价复合物 GB-DHA,它不仅能增强 GB 的药理作用,还能被稳定地包裹在脂质体中。经验证,在大脑中动脉闭塞(MCAO)大鼠体内,最终构建的 Lipo@GB-DHA 靶向缺血半球的量是游离溶液的 2.2 倍。与市场上销售的银杏内酯注射液相比,Lipo@GB-DHA 在再灌注后 2 小时和 6 小时静脉注射后可显著减少 MCAO 大鼠的梗死体积,并改善其神经行为恢复。经 Lipo@GB-DHA 处理后,体外低水平的活性氧(ROS)和高神经元存活率得以维持,而缺血脑内的小胶质细胞则从促炎的 M1 表型极化为组织修复的 M2 表型,后者可调节神经炎症和血管生成。此外,脂质@GB-DHA 还能通过调节凋亡途径抑制神经细胞凋亡,并通过激活自噬途径维持神经细胞的平衡。因此,将 GB 转化为亲脂复合物并将其装入脂质体是一种前景广阔的纳米药物策略,具有良好 CI/RI 疗效和产业化前景[*Asian J Pharm Sci*. 2023,18(2):100783]。

12. 乳腺癌靶向治疗的植物雌激素丹参酮ⅡA 衍生多功能配体

天津中医药大学刘志东团队针对于雌激素受体在多种肿瘤细胞中过度表达,将其作为给药靶受体。由于植物雌激素具有良好的生物安全性,并与雌激素受体有一定的亲和性,该团队针对乳腺癌设计了一种修饰的丹参酮ⅡA 作为配体的纳米给药系统。经修饰的丹参酮ⅡA(Tan-NH2)具有良好的生物安全性,并显示出肿瘤靶向、抗肿瘤和抗肿瘤转移的作用。此外,该配体通过化学修饰与负载阿霉素的介孔硅纳米粒结合,构建了纳米复合粒子 Tan-Dox-MSN。Tan-Dox-MSN 粒径均匀,分散性好,载药量高。体内和体外验证实验表明其具有优秀的靶向能力、抗肿瘤效果和对正常器官的低毒性。这些结果支持了对雌激素受体具有高亲和力的植物雌激素可以提高纳米靶向给药系统对乳腺肿瘤的疗效这一观点[*Asian J Pharm Sci*. 2023,18(4):100827]。

13. 雷公藤红素脂质体可诱导肝癌的铁死亡和凋亡

南方医科大学杜庆峰团队针对肝细胞癌(HCC)开发了一种雷公藤红素(Cel)脂质体,并利用化学蛋白质组学确定了 Cel 的直接靶点。研究发现,Cel 选择性地靶向电压依赖性阴离子通道 2(VDAC2),通过直接结合 VDAC2 的半胱氨酸残基,诱导细胞色素 C 的释放,从而通过调节 VDAC2 介导的线粒体通透性转换孔功能,引发 ROS 介导的铁死亡和凋亡。将 Cel 封装到烷基葡萄糖苷修饰的脂质体中,不仅提高了治疗效果,同时减少了副作用。在异种移植模型实验中,Cel 脂质体显著抑制了肿瘤生长并促进了凋亡。总之,Cel 有望成为治疗 HCC 的药物[*Asian J Pharm Sci*. 2023,18(6):100874]。

14. 构建脑源性神经营养因子-槲皮素海藻酸盐纳米凝胶增强抗抑郁效果

天津中医药大学崔元璐团队和中国医学科学院王强松团队,共同开发了以槲皮素为基础的海藻酸盐纳米凝胶，装载脑源性神经营养因子(BDNF)，用于抑郁症治疗。实验结果证明，槲皮素纳米凝胶可以通过鼻脑途径高效绕过血脑屏障，保护 BDNF 免受氧化损伤，并特异性分布到大脑。槲皮素纳米凝胶通过调节谷氨酸能系统、PI3K－Akt 和 BDNF－TrkB 信号通路，发挥抗氧化和抗炎作用，有效传递 BDNF 以逆转应激诱导小鼠的绝望行为，并在慢性轻度不可预见刺激(CUMS)大鼠上展现出抗抑郁效果。同时，可显著提高 BDNF 的生物利用度。该研究开发的基于槲皮素的纳米凝胶为抑郁症治疗提供了有前景的策略[*J Nanobiotechnology*. 2023,21(1):379]。

15. **三七衍生的外泌体纳米颗粒通过改变小胶质细胞极化减轻缺血再灌注损伤**

复旦大学王建新团队发现三七衍生的外泌体纳米颗粒(PDN)可以不经修饰进入大脑，改善脑梗死体积，改善行为结果，并保持血脑屏障的完整性。PDN 通过改变小胶质细胞的表型，使其从"促炎"的 M1 型转变为"抗炎"的 M2 型，从而减轻了缺血性中风中脑缺血再灌注损伤。此外，还发现 PDNs 中的脂质是主要的有效治疗成分。从作用机制来看，PDN 是通过激活 pI3k/Akt 通路发挥治疗作用的[*J Nanobiotechnology*. 2023,21(1):416]。

16. **基于熊果酸的自疗聚合物系统作为纳米载体递送天然白藜芦醇用于急性肾损伤的治疗**

中山大学吴钧团队和郑智华团队，共同开发了一种新型纳米药物，用于急性肾损伤(AKI)治疗。该药物利用具有固有抗氧化和抗炎活性的聚熊果酸(PUA)作为生物活性纳米载体，并通过纳米沉淀法成功封装了天然白藜芦醇(RES)。实验结果显示，装载 RES 的 PUA 纳米颗粒(PUA NPs@RES)在体外能有效清除活性氧种(ROS)，并对 H_2O_2 诱导的细胞损伤提供实质性保护。在体内研究中，PUA NPs 显著提高了药物在肾脏中的积累，表现出良好的生物相容性。PUA NPs 本身具有额外的抗炎和抗氧化效果，与 RES 结合时，在 AKI 小鼠模型中协同增强了治疗效果。该研究成功开发了一种使用自治疗纳米载体的有效纳米药物，为 AKI 的治疗提供了有前景的选择[*J Nanobiotechnology*. 2023,21(1):484]。

17. **铁皮石斛多糖载体增强光动力免疫治疗**

南方医科大学胡方团队使用具有免疫调节活性的生物相容性石斛多糖作为光敏剂的载体，以增强光动力免疫治疗后的肿瘤免疫抑制。其中，铁皮石斛多糖(DOP)被疏水胆固醇修饰，用作两亲性载体。DOP 本身可以促进树突状细胞(DC)成熟。同时，TPA－3BCP 被设计为阳离子聚集诱导发射光敏剂。这种一个电子供体连接到三个电子受体的结构使 TPA－3BCP 在光照下具有高效率产生活性氧的能力。并且纳米颗粒被设计成带正电荷的表面，以捕获光动力治疗后释放的抗原，从而保护抗原不被降解，并提高 DC 对抗原的摄取效率。

DOP 诱导的 DC 成熟和抗原捕获增加的 DC 摄取抗原效率的结合，显著改善了基于 DOP 载体介导的光动力治疗后的免疫反应。基于 DOP 的载体有望在临床上用于增强光动力免疫治疗(*Carbohydr Polym*. 2023,317:121089)。

18. 多功能双药多糖自愈合水凝胶促进糖尿病伤口愈合

四川大学李德富团队针对慢性糖尿病伤口，开发了具有多功能性的双药负载纳米复合多糖自愈合水凝胶(OCM@P)，以促进糖尿病伤口愈合。通过羧甲基壳聚糖和氧化透明质酸之间的动态亚胺键和静电相互作用，将姜黄素(Cur)和二甲双胍(Met)载入介孔聚多巴胺纳米颗粒(MPDA@CurNPs)形成的聚合物基质中，制成 OCM@P 水凝胶。OCM@P 水凝胶显示出均匀且相互连接的多孔微结构，具有良好的组织黏附性、更高的压缩强度、更强的抗疲劳性能、优异的自我恢复能力、低细胞毒性、快速止血能力和强大的广谱抗菌活性。OCM@P 水凝胶能快速释放 Met 和长期持续释放 Cur，从而有效清除细胞外和细胞内的自由基。OCM@P 水凝胶能显著促进糖尿病伤口愈合中的再上皮、肉芽组织形成、胶原沉积和排列、血管生成以及伤口收缩。该水凝胶体系在再生医学中具有广阔的应用前景(*Carbohydr Polym*. 2023,312:120824)。

19. 载银/姜黄素多功能响应性级联水凝胶促进慢性伤口愈合

四川大学王云兵团队针对慢性糖尿病伤口，开发了一种智能响应多功能水凝胶，能快速响应糖尿病伤口部位的酸性环境，并介导负载银/姜黄素的多巴胺纳米颗粒和血管内皮生长因子(VEGF)的多级顺序递送。体外和体内实验证实，这种多级给药水凝胶能有效消除细菌、缓解炎症反应和诱导血管生成，从而加速慢性糖尿病伤口的愈合。研究强调了多级联响应在伤口愈合中的重要性，提供了一种针对糖尿病伤口的动态依次递送药物组合治疗策略(*J Control Release*. 2023,354:821－834)。

20. 负载连翘皂苷 A 的 CD44 靶向外泌体给药系统通过调节 NLRP3 治疗肝纤维化

成都中医药大学李芸霞团队开展为解决中药连翘中提取的活性成分连翘苷 A 在治疗肝纤维化中的临床应用限制，研究开发了一种 CD44 特异性配体透明质酸修饰乳源性外泌体与连翘苷 A 包封的纳米载体，从而提高连翘苷 A 抗肝纤维化作用。该研究为肝纤维化治疗提供了一个强大而新颖的给药平台[*Adv Healthc Mater*. 2023,12(11):e2202228]。

21. 基于脂质的纳米载体能够口服齐墩果酸衍生物 DKS26 用于糖尿病管理

贵州医科大学汤磊团队利用脂质纳米载体，成功解决前期设计获得的降糖活性分子 DKS26(一种齐墩果酸衍生物)口服生物利用度极低这一难题。两种脂质纳米载体(脂质纳米圆盘和脂质体)包载 DKS26 后均显著提升其口服生物利用度，在糖尿病模型鼠上显示出良好的安全性和降糖作用。构建的脂质纳米载体仅增加肠上皮细胞对包载药物的摄取和转运，载体自身不进入血循环，有效避免了载体潜在的临床不良反应。研究成果对改善类药性差、口服生物利用度低的其他天然产物活性成分及其衍生物的成药性具有借鉴作用。脂质纳米载体的应用为难溶性中药药物的临床转化和应用开辟了一条高效、安全的途径[*Adv Healthc Mater*. 2023,12(16):e2300639]。

22. 构建纳米颗粒嵌入的功能性水凝胶系统缓解牙周炎及其合并证高血压

上海交通大学章雪晴、段胜仲团队，构建了一种控制释放的复合水凝胶，采用具有固有抗菌特性的壳聚糖(CS)与修饰有抗菌肽(AMP)的聚乙二醇(PEG)交联，形成双重抗菌水凝胶(CS－PA)，将载有姜黄素的生物降解纳米颗粒(CNP)嵌入水凝胶中。实验结果证明，CS－PA/CNP 通过抑制淋巴细胞和髓系细胞的积累，发挥了优秀的免疫调节作用，并通过谷胱甘肽代谢途径增强了巨噬细胞的抗氧化能力和因此抗炎能力。该药物递送平台为具有复杂病理机制的牙周炎提供了组合治疗选择[*Adv Healthc Mater*. 2023,12(20):e2203337]。

23. 掺杂隐丹参酮的光热协同 MXene@PDA 纳米片具有抗菌消炎特性，可用于伤口愈合

中国科学院大学唐纪琳团队研究开发了一种 MXene@聚多巴胺-隐丹参酮(MXene@PDA－CPT)抗菌纳米系统，具有优异的活性氧和氮清除能力，可有效灭活耐药细菌和生物膜，从而促进伤口愈合。在该系统中，聚多巴胺纳米颗粒与 MXene 的黏附产生了光热协同效应和自由基清除活性，呈现出一种有前景的抗菌和抗炎策略。这种纳米系统会对细菌膜造成致命的损害。隐丹参酮的负载进一步扩大了该系统的优势，具有更强的杀菌作用和减轻炎症作用，具有良好的生物安全性和生物相容性。这项工作将纳米材料与中药活性成分相结合，为伤口敷料的未来发展提供了新的理据，有助于消除细菌耐药性、延缓病情恶化、减轻患者痛苦[*Adv Healthc Mater*. 2023,12(28):e2301060]。

24. 构建小檗碱及橙皮素的新型天然无载体自组装纳米颗粒用于治疗溃疡性结肠炎的治疗

北京中医药大学丁霞、雷海民团队共同开发了由两种天然植物化学物质小檗碱(BBR)和橙皮素(HST)组成的二元无载体多功能球形纳米颗粒(BBR－HST NPs)，用于溃疡性结肠炎(UC)治疗。实验结果表明，BBR－HST NPs 由于其协同抗炎活性，比同剂量的 BBR 和 HST 在治疗 UC 和抑制炎症方面表现出显著更好的效果。其作用机制包括调节免疫微环境和修复受损的肠道屏障。同时，BBR－HST NPs 展现出良好的生物相容性和生物安全性。该研究证明了新型天然抗炎纳米颗粒作为 UC 治疗剂的潜力，为 UC 药物开发提供了新的方向，最终有望惠及 UC 患者[*Adv Healthc Mater*. 2023,12(31):e2301826]。

25. 基于甘草次酸共轭壳聚糖修饰的金属有机框架构建肝癌靶向 pH 响应给药系统

天津中医药大学田飞和崔元璐团队针对肿瘤微环境，结合甘草次酸的主动靶向能力和 pH 响应的药物释放策略构建了一种甘草次酸壳聚糖偶联物修饰的金属有机框架负载化疗药物阿霉素的多功能药物递送系统用于肝细胞癌（HCC）的治疗。天然大分子聚合物壳聚糖（CS）充当纳米载体的保护层，提高递送系统的稳定性，有效防止药物在正常组织和循环中提前释放；肝靶向配体甘草次酸（GA）通过与肝癌细胞膜上过表达的 GA 受体特异性结合，为递送系统提供了主动靶向作用。结合竞争性抑制实验证明了 MIL－101－DOX/GA－CS 具有良好的 GA 受体介导的肝癌主动靶向性。该 MIL－101－DOX/GA－CS 体系具有较高载药量、pH 响应型药物释放、GA 受体介导的细胞内化、良好的血液相容性。体外 2D 细胞实验表明，纳米释药系统具有低细胞毒性，MIL－101－DOX/GA－CS 由于 GA 受体介导增强的内化作用，使其对 HepG2 细胞有很好的抑制作用。细胞摄取实验表明，MIL－101－DOX/GA－CS 可以通过 GA 受体介导的受体依赖性内化而靶向杀伤肝细胞癌细胞株 HepG2 细胞以及对 3D 肝癌细胞微球有良好的渗透作用和杀伤能力。在癌症治疗中具有广阔的应用前景（*Int J Biol Macromol*. 2023,240:124370）。

（四）中药资源研究

1. 冬凌草甲素生物合成途径研究

中国科学院分子植物科学卓越创新中心王勇团队发布中药冬凌草基原碎米桠[*Isodon rubescens*（Hemsl.）H. Hara]高质量基因组并揭示药效成分冬凌草甲素的生物合成机制。研究者首先通过原位质谱成像技术结合冬凌草甲素的在不同组织中的浓度分布分析，发现冬凌草甲素的合成发生于茎顶端（顶芽和侧芽）中。通过基因组测序，首次组装了碎米桠染色体级别的参考基因组，结合转录分析，发现碎米桠的 2 号染色体上存在一组串联重复的 P450 氧化酶基因，主要包括 CYP706 家族氧化酶，其中 IrCYP706V2 和 IrCYP706V7 在顶端分生组织和叶原基中高度表达。根据功能验证，IrCYP706V2 和 IrCYP706V7 分别修饰对映-贝壳杉烯母核的 7 位和 15 位。进一步通过比较基因组分析，发现 CYP706 的串联重复位于一个核心双子叶植物保守的基因组片段中，而 CYP706V 亚家族成员在碎米桠中发生了特异性扩张。基于近缘植物基因组的微共线性分析，CYP706V 不存在于其他唇形科物种中，该现象为香茶菜属植物特异性产生对映-贝壳杉烷型二萜提供了解释。系统进化分析表明，IrCYP706V 进化为 3 个分支，β 分支负责修饰贝壳杉烯的 7 位，γ 分支氧化 15 位，而 α 分支的成员 IrCYP706V6 能够特异性羟基化贝壳杉烯的 14 位。另一方面，该研究也从基因组信息中获得了多个之前未曾在香茶菜属发现的二萜环化酶，它们分别能够合成对映-海松烷型及松香烷型二萜骨架。该研究是冬凌草甲素合成途径解析的重要突破，更深层次丰富了对于对映-贝壳杉烷二萜氧化修饰的合成途径及其遗传基础的认识，也为合成生物学领域开发创新对映-贝壳杉烷型四环二萜类化合物奠定了基础[*Mol Plant*. 2023,16(3):517-532]。

2. 荆芥基因组结构及薄荷烷类单萜进化机制研究

南京中医药大学吴啟南团队与英国约克大学 Benjamin R Lichman 团队联合发布中药荆芥基因组并阐述其独特的进化历程。荆芥来源于唇形科植物裂叶荆芥（*Schizonepeta tenuifolia*）的干燥地上部分。荆芥中的主要活性成分为(−)-胡薄荷酮、(+)-薄荷酮、(+)-柠檬烯为代表的薄荷烷类单萜，和薄荷中含有的薄荷烷类单萜呈现相反的手性结构。该研究首次完成了荆芥基因组测序、Hi-C 组装和注释工作，同时发现参与(−)-胡薄荷酮生物合成的 8 个基因均分布在 6 号染色体的一个基因簇（BGCs）上，且该基因簇中的功能基因呈镜像排列。通过物种间的共线性分析表明，这类与薄荷烷类单萜生物合成相关的基因簇是荆芥所特有的，且薄荷和荆芥中薄荷烷类单萜生物合成相关的酶基因无线性关系。此发现在基因组结构趋同进化事件中是非常罕见的，其本质上是共线的独立进化。荆芥(−)-胡薄荷酮生物合成路径上 StIPR 一直尚未筛选得到，而在基因簇中发现了包含 3 个来源于 OYE 蛋白家族的基因拷贝。体内外功能验证实验表明，该基因编码即为 StIPR。而薄荷中的 MpIPR 是来自 SDR 蛋白家族，说明 2 个物种中的这一步合成路径呈现趋同进化。该研究破解了荆芥薄荷烷类单萜生物合成路径上的关键酶基因，并体现了基因簇分析对新基因发现的助力，同时揭示了荆芥和薄荷中薄荷烷类单萜手性分子形成的独立进化现象。唇形科植物的次生代谢产物丰富多样，具有很高的文化、医药和经济价值，该研究为植物代谢进化和物种多样性的研究提供了可参考模型，为中药药效物质基础生物合成的分子机制研究提供理论和技术支持[*Mol Plant*. 2023,16(3):533-548]。

3. 抗癌物质克罗烷型二萜代谢途径的多起源特征研究

中国科学院分子植物科学卓越创新中心 Evangelos Tatsis 课题组与英国约翰英纳斯(JIC)Cathie Martin 课题组合作发现唇形科黄芩属和鼠尾草属克罗烷型二萜类化合物存在多起源途径。该研究团队通过对半枝莲（*Scutellaria barbata*）植株进行转录组测序及基因组测序，获得染色体级别和高质量的基因组（mapping rate：96.50%；BUSCO：98.50%），发现了一些可能参与二萜代谢的候选二萜合酶。通过本氏烟草的瞬时转化实验和体外酶活实验，该团队分别鉴定到黄芩属半枝莲、黄芩（*Scutellaria baicalensis*）以及鼠尾草属一串红

(*Salvia splendens*)中参与克罗烷型二萜途径的二萜合酶基因。进一步研究发现,克罗烷Ⅱ型二萜合酶是从赤霉素途径的 ent-柯巴基焦磷酸合酶(ent-CPS)演化过来的,黄芩属和鼠尾草属中的克罗烷Ⅱ型二萜合酶可能是单起源。然而,物种进化树分析结果表明,鼠尾草属的药用鼠尾草(*Salvia officinalis*)分化时间早于同属的一串红,同线性分析结合生物化学实验表明,它们的同源基因分别具有 ent-CPS 和克罗烷Ⅱ型二萜合酶的功能。由此推测,一串红的克罗烷Ⅱ型二萜合酶的功能很有可能是在鼠尾草属独立演化的,并非由共同祖先遗传获得。黄芩属和鼠尾草属中的克罗烷Ⅰ型二萜合酶具有不同的起源。黄芩属的克罗烷Ⅰ型二萜合酶起源于 miltiradiene 合酶,位于同一分支;而鼠尾草属的情况则不同:独立演化具有特异性功能的 SspdiTPS1.5,从赤霉素途径的Ⅰ型二萜合酶(SspdiTPS1.1 和 SspdiTPS1.2)和铁锈醇途径的Ⅰ型二萜合酶(SspdiTPS1.3)招募过来,同时具有克罗烷Ⅰ型二萜合酶的功能。综上,该团队揭示了黄芩属和鼠尾草属中克罗烷二萜类化合物存在多起源途径。该研究为后期开发和利用克罗烷型二萜物质奠定了理论基础[*Mol Plant*. 2023, 16(3):549-570]。

4. 长春花长春碱区室化生物合成机制研究

中国医学科学院药用植物研究所孙超团队、中国中医科学院中药研究所/成都中医药大学陈士林团队、法国图尔大学 Benoit St-Pierre 团队联合获得首个药用植物单细胞转录组图谱——长春花(*Catharanthus roseus*)叶片单细胞转录组图谱,揭示了长春碱生物合成途径在叶片中的空间分布规律。长春花能够合成 130 多种单帖吲哚生物碱(MIA),其中包括抗癌药物长春碱和长春新碱以及降压药物阿吗碱和蛇根碱等,因此,长春花被认为是研究 MIA 生物合成的模式植物。该研究通过建立和优化适用于次生代谢途径空间分布研究的单细胞转录组测序和分析流程,构建了高质量的长春花叶片单细胞转录组图谱。通过定位途径基因转录本的空间分布,发现单萜吲哚生物碱合成具有区室化现象。该途径起始于内部韧皮部相关薄壁细胞,途径的中间步骤多发生在表皮细胞中,后期的反应多发生在异形细胞中。次生代谢的区室化可以有效降低酶的底物抑制效应、控制代谢流的大小和方向、减轻中间产物的细胞毒性,分散细胞的代谢负担,对植物的生存和环境响应具有重要作用。该研究对长春碱生物合成途径中所有基因表达进行了空间定位分析,并通过 RNA 原位杂交技术对部分基因的表达定位进行了验证,表明基于单细胞转录组的基因表达定位技术具有极高的准确性,是研究植物次生代谢空间分布的有力工具。此外,研究团队还发现多个细胞特异性的转运蛋白可能参与了单萜吲哚生物碱的细胞间或细胞内的跨膜转运过程。该研究将药用植物有效成分生物合成研究从线性一维拓展到三维空间,从组织器官深入到单细胞水平,从而提升对有效成分合成、转运和储存机制的研究能力，并为药用植物分子育种和合成生物学研究提供更多的潜在靶点（*Nat Plant*. 2023,9:179 - 190）。

5. 鼠尾草属植物松香烷二萜类化合物结构多样性形成机制研究

上海中医药大学陈万生及其合作团队提出“以属内进化为视角”的多组学联合分析创新策略，阐明了鼠尾草属中松香烷型二萜类化学多样性的形成机制，发现催化基因功能缺失可作为天然产物结构多样化的驱动力。鼠尾草属是唇形科最大的属，包含诸多文化和经济上的重要植物资源，其中以我国大宗药材丹参（*Salvia miltiorrhiza*）以及欧洲草药撒尔维亚（*Salvia officinalis*）应用最为广泛。丹参酮类成分（19/18 碳）以及鼠尾草酸类衍生物（20 碳）作为鼠尾草属中松香烷二萜的代表性成分，呈现出丰富的结构多样性，且具有明显的物种差异分布特征。为阐明鼠尾草属中松香烷二萜类化合物的结构多样性特质及其形成机制，该研究首次以植物属内进化为第一分析视角，广泛收集了覆盖全世界的 3 个主要鼠尾草分布中心的大量物种，构建了丰富的鼠尾草种质资源库，对其中 71 个典型物种进行深入的代谢组、转录组、祖先性状与基因重构、演化模型构建。研究发现，丹参酮类活性成分在不同鼠尾草类群中存在明显的类群性分布特征。有趣的是，与先前普遍认知大相径庭，丹参酮并不仅仅存在于以丹参为代表的东亚鼠尾草类群中，该类化学成分在鼠尾草属最初分化出现时（约 3 800 万年前）就已经在最古老的物种中存在，而随着类群的分化，合成丹参酮的能力却在欧亚、南美以及北美的大部分鼠尾草物种中丢失。鼠尾草属中独有的细胞色素酶 P450 亚家族（CYP76AK）是丹参酮类成分特异类群性分布的决定因素，各类群中的 CYP76AK 分支对于松香烷型二萜骨架 C - 20 位的氧化模式存在严格的类群性差异，这成为了各类群中松香烷型二萜的合成途径分化的“岔道开关”。该研究不仅讲述了丹参酮这一重要中药药效成分在丹参中特异合成累积的演化故事，更为丹参酮类活性成分的药用资源拓展提供了理论依据，丰富了中药品质形成机制的科学内涵。该研究所揭示的以基因功能丢失为驱动力的化学多样性形成机制可作为植物化学多样性进化研究的重要关注点（*Nat Commun*. 2023,14:4696）。

6. 娑罗子药效成分七叶皂苷和七叶素生物合成途径解析及进化机制研究

中国中医科学院/成都中医药大学陈士林团队、北京化工大学孙新晓团队、东北林业大学徐志超团队合作，利用多组学以及 MALDI 质谱成像技术在娑罗子药效成分生物合成机制和绿色合成研究领域取得突破。该研究通过空间代谢组揭示七叶皂苷在娑罗子的子叶中特异性积累，解析了中华七叶树（*Aesculus chinensis*）高质量基因组。七叶树系统进化研究发现其与文冠果（*Xanthoceras sorbifolium*）的分化时间为 32.5 百万年前。该研究通过共线性及同源基因的同义替换率鉴定到七叶树属特有的全基因组复制时间(WGD-Aα,30.8MYA)。代谢基因簇注释及三萜环化酶OSC基因筛选发现其基因组存在两个可能参与玉蕊醇型三萜皂苷合成相关的基因簇,由七叶树独特的WGD-Aα事件复制而来。该研究通过代谢组学、转录组学以及合成生物学技术等方法,成功地解析七叶皂苷的生物合成途径中关键的环化(AtOSC6)、氧化(AcCYP716A278和AcCYP716A275)、酰基化(AtBAHD3和AtBAHD6)和葡萄糖醛酸化(AtCSL1)等催化步骤。全被子植物基因组层面共线性研究发现该类三萜代谢基因簇的招募和进化,更好地理解了玉蕊醇型三萜类化合物在无患子目植物中的形成机制。针对七叶素的合成途径,研究团队根据关键基因在基因组中存在的拷贝数目及表达模式,筛选和验证了合成过程中AtF6′H、At4CL和AtUGT基因的功能,并在大肠埃希菌中重建了七叶素的生物合成途径并完成了七叶素的绿色合成。该研究推动了学术界从分子遗传学以及空间组学层面理解中草药中有效成分的合成、积累和调控,助力中药活性成分绿色生物合成以及高含量药效成分品种的精准选育(*Nat Commun*. 2023,14:6470)。

7. 甘草芹糖苷类成分的生物合成机制研究

北京大学药学院叶敏、乔雪团队在豆科植物甘草中挖掘得到酚类芹糖转移酶GuApiGT。芹糖甘草苷具有明确的止咳活性,由于其结构特殊,化学合成芹糖基团步骤繁琐其生物合成途径关键的芹糖糖基化步骤也一直未被阐明。研究者根据芹糖甘草苷在甘草植株不同部位的成分含量差异及基因表达差异,利用"全基因关联分析法"挖掘得到芹糖转移酶GuApiGT,这是自然界发现的第一个酚类芹糖转移酶。晶体结构分析、分子对接与动力学模拟、理论计算、定点突变实验等系列研究,验证了R368L369G370S371D372H373关键Motif对GuApiGT芹糖供体选择性的重要性。进一步利用关键Motif挖掘得到了豆科植物中的121条芹糖转移酶候选基因,并验证了4条基因的功能。最后,该研究在本氏烟草中重构了芹糖甘草苷的从头合成途径,使芹糖甘草苷的产量可达5.46 mg/g(DW)和4.73 mg/g(DW)。另外,通过改变黄酮模块的基因组合,成功实现了其他8种黄酮芹糖苷的合成(*Nat Commun*. 2023,14:6658)。

8. 重楼活性成分甾体皂苷生物合成与抗真菌研究

中国科学院昆明植物研究所/成都中医药大学黎胜红研究团队从滇重楼中鉴定了6个糖基转移酶(UGT),包括4个负责糖链延伸的新酶,能够催化甾体皂苷糖基化级联反应生成二糖苷和三糖苷,并发现重楼皂苷对四种广泛传播的人类致病真菌具有显著抑制作用,初步揭示了其抗真菌作用机制。研究组通过转录组测序、酶促反应、现代波谱技术等,从滇重楼中鉴定了2个甾体3-O-葡萄糖基转移酶、1个甾体糖苷2′-O-鼠李糖基转移酶和3个甾体糖苷 6′-O-葡萄糖基转移酶，其中 PpUGT1 和 2(UGT80A40 和 UGT80A41)能够催化薯蓣皂苷元和偏诺皂苷元分别生成延龄草苷和偏诺皂苷元-3-O-葡萄糖苷；PpUGT3(UGT73CE1)进一步催化 3 和 4 的 2′-O-鼠李糖基化反应，分别生成重楼皂苷 V 和重楼皂苷 VI；PpUGT 4-6(UGT91AH 1-3)再进一步催化 5 和 6 的 6′-O-葡萄糖基化反应，分别生成薯蓣皂苷元-3-O-鼠李糖基-(1→2)-[葡萄糖基-(1→6)]-葡萄糖苷和 trikamsesuquiside B。活性研究发现纤细薯蓣皂苷(gracillin)以及重楼皂苷Ⅰ、Ⅱ、Ⅴ、Ⅵ、Ⅶ和 H 对 3 种皮肤癣菌(红色毛癣菌、絮状表皮癣菌、石膏小孢子菌)以及耐氟康唑白色念珠菌均表现出显著抑制活性。初步作用机制研究表明，重楼皂苷主要作用于红色毛癣菌的细胞膜，可能通过麦角甾醇依赖的方式影响膜的完整性和通透性，从而影响跨膜转运来发挥抑菌作用，为重楼皂苷作为抗真菌药物研发奠定了重要基础[*Acta Pharm Sin B*. 2023,13(11):4638-4654]。

9. 中药材广陈皮道地性形成机制研究

华南农业大学吴鸿和深圳华大基因刘欢团队通过植物转录组、代谢组以及宏基因组等多组学方法，联合揭示了广陈皮道地产区特殊的土壤环境以及微生物组成促进广陈皮活性成分单萜合成和积累的生物学机制。茶枝柑的药材品质受种植区域的环境影响，土壤养分、植物相关微生物组和气候条件等因素在柑橘生物活性成分的积累中起重要作用。然而，这些环境因素如何调节药用植物生物活性成分的产生仍未得到充分研究。该研究采用多组学方法阐明了土壤养分和根部相关微生物组等因素对核心地理区域(道地产区)和非核心地理区域(非道地产区)的茶枝柑果皮中单萜积累的影响。土壤环境(高盐度、镁、锰和钾)通过促进核心区域植物中盐胁迫响应基因和萜骨架合酶的表达来提高单萜含量。合成群落实验进一步验证了微生物对核心区域柑橘单萜积累的影响。根际微生物通过与宿主免疫系统的相互作用激活萜烯合成并促进单萜烯积累。来自具有萜烯合成潜力的土壤内生菌可能通过提供单萜前体来增强柑橘中单萜的积累。综上所述，这项研究表明，土壤特性和土壤微生物组都会影响柑橘皮中单萜的产生，从而为通过合理施肥和精准微生物群管理来提高果实品质提供理论基础(*Microbiome*. 2023,11:61)。

10. 黄花蒿分泌性腺毛形成和青蒿素积累机制研究

海军军医大学张磊团队研究发现黄花蒿(*Artemisia annua*)中激素响应的 miR160 通过靶向下游转录因子 ARF1，负调控分泌型腺毛形成和青蒿素生物合成。研究者通过对 10 个青蒿文库中 miRNAs 及其降解组进行了高通量测序和生物信息学分析，在进行特异响应激素诱导关键 miRNA 的筛选中发现 miR160 能够特异响应水杨酸和茉莉酸甲酯的诱导，同时发现超表达 miR160 能够抑制拟南芥以及青蒿中腺毛的密度。在青蒿中采用短串联靶标模拟(STTM)技术介导 miR160 表达沉默,结果导致青蒿腺毛密度以及青蒿素含量显著增加。采用 RNA - seq 分析 miR160 超表达和沉默表达的转基因青蒿材料发现能够影响青蒿素生物合成途径关键酶基因表达水平。降解组测序分析、RLM - RACE 和烟草瞬时转化等试验结果显示 ARF1 是 miR160 的主要靶基因。借助突变技术将 ARF1 突变为不被 miR160 降解的突变体,可以显著提高青蒿中腺毛密度以及青蒿素含量。酵母单杂交(Y1H)、凝胶阻滞实验(EMSA)和双荧光素酶报告实验(Dual-Luc)证实了 AaARF1 通过直接结合 AaDBR2 启动子的 GAGACA - box 来激活 AaADBR2 的表达。综上所述,该研究以黄花蒿为模式药用植物揭示了分泌型腺毛发育和青蒿素合成的复杂调控网络,为基于"发育-代谢"互作网络开发腺毛细胞工厂,培育高青蒿素含量及抗病增强的黄花蒿新品种提供了潜在基因资源和全新思路(*Plant Biotechnol J*. 2023,21:591 - 605)。

11. 化橘红"药味"形成分子机制研究

华中农业大学马兆成、徐强联合中国中医科学院黄璐琦团队合作解析化橘红黄酮类药用成分高积累的代谢调控机制。我国柑橘种质资源类型丰富,不仅包含多种美味水果,还是多种重要的中药材基原植物。化橘红、陈皮、枳壳、香橼等柑橘类药材在许多经典名方中都具有重要作用,尤其是化橘红,在止咳、化痰、润肺方面都是君药。为探究柑橘类药材品质形成机制,作者前期收集了 154 份柚种质资源,6 种柑橘近缘种和 7 种野生柑橘,利用三代测序技术对化橘红百年树王进行了 de novo 基因组组装,含 9 条染色体,大小为 345.2 Mb,N50 是 1.74 Mb,发现类黄酮、苯丙素和萜类途径基因在柚中显著扩张;相对于柑橘近缘种和野生柑橘,59 种代谢物在柚中显著高积累,其中 43 种为具有药用价值的黄酮、黄烷酮、柠檬苦素代谢物及其衍生物;利用 2 种类型化州柚的 6 个果皮发育时期转录组和代谢组,构建了化橘红代谢物调控网络;鉴定到一个新的转录因子 CmtMYB108。与柑橘近缘种和野生柑橘相比,CmtMYB108 在柚中显著低表达,PAL(phenylalanine ammonia-lyase)和 FNS(flavone synthase)在柚中显著高表达。进一步研究发现 CmtMYB108 通过负调控 PAL 和 FNS 的基因表达来影响黄酮类物质的合成。该研究丰富了中药材品质形成基础理论,也为开发我国丰富的柑橘类种质资源、提高柑橘类药材质量提供了重要科学依据(*Plant Biotechnol J*. 2023,21:1577 - 1589)。

12. 中药金银花与山银花基原植物基因组与化学成分异同研究

中国药科大学齐炼文团队破译了山银花基原植物灰毡毛忍冬(*Lonicera macranthoides*)的基因组,并全面比较了山银花与其同属植物金银花基原忍冬(*Lonicera japonica*)在代谢组、基因组和转录组的异同。山银花和金银花从形态上观察极其相似、难以通过性状鉴别，一个细小的区别是山银花表面较光滑，金银花表面则含有较多的绒毛。该团队首选采用定性和定量代谢组学方法对多批次的山银花和金银花药材进行比较分析，发现二者差异次生代谢化合物主要包括：黄酮类（金银花略高于山银花）、环烯醚萜类（金银花略高于山银花）、有机酸类（山银花略高于金银花）以及皂苷类（山银花远高于金银花）等物质。特别是常春藤型五环三萜皂苷类物质在两者中的含量差异巨大，其在山银花中含量高达近 86 mg/g，其中灰毡毛忍冬皂苷乙 B 达 70 mg/g，而金银花中常春藤型五环三萜皂苷含量仅为 0.045 mg/g。该研究阐明了山银花富含常春藤型五环三萜皂苷而金银花中此化合物含量极低的潜在分子机制，鉴定了常春藤型五环三萜皂苷生物合成通路中的关键 CYP450 编码基因 LmOAS1 和糖基转移酶编码基因 LmUGT73P1。该研究成果为全面解析忍冬属植物基因组进化和常春藤型五环三萜皂苷生物合成通路奠定良好基础，为金银花和山银花的临床应用拓展新的方向（*Plant Biotechnol J*. 2023, 21:2209－2223）。

（五）中医药临床研究

1. 太极拳联合认知训练延缓认知能力下降的随机对照试验

上海交通大学医学院附属瑞金医院陈生弟团队开展了一项随机对照试验，旨在探讨太极拳结合认知训练对延缓轻度认知障碍进一步发展的影响。该研究共计纳入 152 例轻度认知障碍的患者，随机分为认知训练组、太极拳联合认知训练组以及对照组。研究结果表明前 12 个月中，太极拳联合认知训练组比单独认知训练组在认知和记忆方面有更明显的改善；随后将太极拳联合认知训练组进一步分为 A 类（停止太极拳训练）和 B 类（继续保持太极拳训练），延长混合训练进一步延缓了认知和记忆的下降，功能性核磁共振成像也显示太极拳联合认识训练组的脑神经区域活动增加。该研究结果为太极拳治疗认知功能障碍提供了高质量的临床证据[*Alzheimers Dement*. 2023, 19(1):136－149]。

2. 太极拳和健身步行对患有轻度认知障碍的 2 型糖尿病老年患者认知功能影响的比较研究

福建中医药大学陶静和陈立典团队开展了一项随机对照试验，旨在比较太极拳和健身步行对患有轻度认知障碍的 2 型糖尿病老年患者认知功能的影响。该研究共纳入 328 名 60 岁以上且被诊断为 2 型糖尿病和轻度认知障碍的老年人，患者被随机分为太极拳组、健身步行组和对照组，太极拳组和健身步行组每周进行三次、每次 60 分钟的训练，持续 24 周。所有组别每 4 周接受一次糖尿病自我管理教育。研究结果显示，在 36 周时，太极拳组的全球认知功能评分显著高于健身步行组和对照组。太极拳组在记忆功能、血糖水平和 AGE/

sRAGE 比值方面也表现出更好的效果。该研究结果支持了太极拳对于老年人认知功能改善的作用，丰富了临床干预手段[*JAMA Netw Open*. 2023,6(4):e237004]。

3. 软肝颗粒联合恩替卡韦逆转进展期肝纤维化/早期肝硬化的多中心随机临床试验

深圳市中医院童光东和广东省中医院(广东省中医科学院)周华团队开展了中药复方软肝颗粒联合恩替卡韦逆转慢性乙型肝炎进展期纤维化/早期肝硬化患者的大样本随机对照研究。该研究纳入来自广东省 12 家医院的 300 名患者，按照 2∶1 随机分配到干预组(软肝颗粒联合恩替卡韦)和对照组(恩替卡韦)进行为期 48 周的治疗。主要结局指标为组织学改善，定义为 Knodell HAI 评分降低≥2 分、Ishak 评分降低≥1 级。结果表明，软肝颗粒联合恩替卡韦治疗能够显著提高组织病理学纤维化消退率和炎症缓解率、改善肝细胞复常率，并进一步降低肝细胞癌的发生风险(*Pharmacol Res*. 2023,190:106737)。

4. 姜黄素治疗功能性消化不良的随机对照试验

泰国朱拉隆功大学 Krit Pongpirul 团队开展了一项姜黄素和质子泵抑制剂治疗功能性消化不良的随机双盲对照试验，旨在评估姜黄素与奥美拉唑在改善功能性消化不良患者症状方面的效果。该研究纳入了 206 例功能性消化不良的患者，随机分为单独姜黄素、单独奥美拉唑缓和姜黄素联合奥美拉唑组，持续治疗 28 日。主要结果指标为使用消化不良评估严重程度评分评估的第 28 日和第 56 日功能性消化不良症状。结果显示姜黄素和奥美拉唑在治疗功能性消化不良方面的疗效相当，且二者联合使用并未展现出明显的协同效应。该临床研究为功能性消化不良患者提供了一种新的治疗方案[*BMJ Evid Based Med*. 2023,28(6):399－406]。

5. 加载六味地黄丸治疗 2 型糖尿病合并慢性肾病患者的随机对照临床试验

香港大学临床医学学院邓智伟团队开展了一项六味地黄丸治疗 2 型糖尿病合并慢性肾病患者的多中心、随机、单盲、平行对照研究。该研究招募 148 例患者，按 1∶1 随机分为干预组(六味地黄丸＋标准治疗)和对照组(标准治疗)，治疗周期为 48 周。主要结局指标是用药前后肾小球滤过率(eGFR)和尿白蛋白/肌酐比值(UACR)的变化速率。研究结果表明，在标准治疗的基础上加载使用六味地黄丸可显著延缓 2 型糖尿病合并慢性肾病患者的 eGFR 下降，为 2 型糖尿病合并慢性肾病患者提供新的治疗方案[*Clin J Am Soc Nephrol*. 2023,18(9):1163－1174]。

6. (5R)－5－羟基雷公藤内酯(LLDT－8)治疗免疫重建不全 HIV 感染者的随机对照临床试验

中国医学科学院北京协和医学院李太生团队和上海医药集团左敏团队联合开展了(5R)－

5-羟基雷公藤内酯(LLDT-8)治疗艾滋病免疫重建不全患者的全国多中心Ⅱ期临床研究。该研究共纳入来自9家医院的149名患者,随机分为3组:每日接受LLDT-8 1 mg(高剂量组)、每日接受LLDT-8 0.5 mg(低剂量组)和安慰剂组,治疗周期均为48周。研究结果显示,高剂量组中免疫重建不全HIV感染者的外周血CD4+ T细胞计数(63/mm^3),显著高于安慰剂组(32/mm^3)和低剂量组(49/mm^3),且显著降低了艾滋病患者体内的炎症水平,研究结果为免疫重建不全HIV感染者提供了一种改善免疫重建的潜在治疗方案(*Lancet Reg Health West Pac*. 2023:34)。

7. 麝香保心丸治疗稳定型冠心病合并糖尿病患者的有效性和安全性分析:一项多中心、随机、双盲、安慰剂对照Ⅳ期试验的亚组分析

复旦大学附属中山医院葛均波团队利用2011年开展的麝香保心丸大型循证研究——MUST研究对其中冠心病合并糖尿病患者数据进行了亚组分析。该研究共纳入了716例(安慰剂组376例,麝香保心丸组340例)冠心病合并糖尿病患者(具有糖尿病病史或空腹血糖≥7 mmol/L)以及174例(安慰剂组91例,麝香保心丸组83例)血糖控制不佳糖尿病患者(5次随访中至少4次空腹血糖测量≥7 mmol/L)。主要终点为心血管死亡等主要心血管事件(MACE),次要终点包括全因死亡、非致死性心肌梗死等。研究结果显示,对于冠心病合并糖尿病患者,麝香保心丸组MACE发生率较安慰剂组降低45.8%,次要终点事件发生率较安慰剂组显著降低32%($P<0.05$)。在血糖控制不佳的患者中,麝香保心丸组MACE发生率较安慰剂组降低45.5%,次要终点事件发生率较安慰剂组显著降低63.5%($P<0.05$)。该研究为麝香保心丸在冠心病合并糖尿病患者中的临床应用提供了高质量的证据,尤其在血糖控制不佳的患者中,显示了其潜在的心血管保护作用[*Chin Med J*. 2023,136(1):82-87]。

8. 盐酸小檗碱(黄连素)、阿莫西林和伏诺拉生三联疗法用于幽门螺杆菌感染初次治疗的随机对照试验

空军军医大学西京医院、西安医学院时永全团队开展了一项单中心、开放标签、平行、随机对照试验,旨在评价黄连素三联疗法用于幽门螺杆菌感染初次治疗的有效性和安全性。该研究将患者按照1∶1∶1随机分配接受黄连素三联疗法、伏诺拉生四联疗法及雷贝拉唑四联疗法,一日两次,持续14日用药。主要结局为幽门螺杆菌根除率,次要结局是症状改善率、患者依从性和不良事件发生率。该研究最终纳入300例幽门螺杆菌患者,263例患者完成研究,意向性分析和符合研究方案分析均显示,3组幽门螺杆菌根除率差异无统计学意义($P>0.05$)。此外,3组患者的症状改善率、总体不良反应率和患者依从性相近($P>0.05$)。结果表明,黄连素三联疗法初次治疗根除幽门螺杆菌的疗效与伏诺拉生四联疗法和雷贝拉唑四联疗法相当，且耐受性良好，同时避免了铋的使用及其潜在的不良事件[*Chin Med J*. 2023,136(14):1690－1698]。

9. 热炎宁合剂治疗奥密克戎变异株所致新冠病毒感染的随机对照试验

上海中医药大学徐建光和方邦江团队开展了一项前瞻、开放、随机对照试验，以评价热炎宁合剂治疗SARS－CoV－2奥密克戎无症状和轻度感染患者的有效性和安全性。研究纳入了2 830例患者，按1∶1随机分配为干预组(热炎宁合剂＋标准治疗)或对照组(标准治疗)，治疗周期为7日。主要结局为核酸检测转阴时间、第3日、第7日的核酸检测转阴率。与对照组相比，干预组的核酸检测转阴时间显著缩短($P<0.01$)，第3日、第7日的核酸检测转阴率显著提高($P<0.01$)，且未发现疾病进展和严重不良事件。研究结果表明针对无症状和轻度SARS－CoV－2奥密克戎感染患者，加载热炎宁合剂能提高核酸检测转阴速度和转阴率(*Phytomedicine*. 2023,108:154514)。

10. 化湿败毒颗粒治疗奥密克戎变异株所致新冠病毒感染的随机对照试验

上海中医药大学附属曙光医院高月求团队进行了一项单中心的三臂随机对照试验，以评估化湿败毒颗粒与Paxlovid(奈玛特韦/利托那韦)单独及联合治疗对感染奥密克戎的高危患者的疗效和安全性。该研究共纳入312名患者，随机接受化湿败毒颗粒单药、Paxlovid单药或联合治疗。研究结果显示化湿败毒颗粒与Paxlovid之间疗效相似，联合治疗组的病毒核酸转阴率和出院率显著高于单一治疗组，且无严重不良事件发生。该研究结果提示化湿败毒颗粒治疗可以使奥密克戎患者获益，与Paxlovid联合治疗效果更佳(*Phytomedicine*. 2023,120:155025)。

11. 参灵草口服液治疗非小细胞肺癌根治术后辅助化疗患者的随机对照试验

针对非小细胞肺癌根治术后辅助化疗患者生活质量大幅度下降的问题，四川大学华西医院中国循证医学中心孙鑫、李玲与天津市胸科医院张逊团队共同牵头设计并开展了一项全国多中心实效性随机对照试验。该研究共纳入来自10家医院的516例接受ⅡA－ⅢA非小细胞肺癌R0切除术后的患者，采用分层区组随机，比较参灵草口服液治疗组(常规术后辅助化疗＋参灵草口服液)和对照组(常规术后辅助化疗)对化疗4周期后患者的生活质量及其长期终点结局。结果表明，在术后辅助化疗6个月期间，参灵草口服液几乎在各个时点，均可改善肺癌相关症状、提高患者化疗期间的生活质量和体能状态(*Phytomedicine*. 2023,113:154723)。

12. 杏贝止咳颗粒治疗感染后咳嗽的随机对照试验

广州中医药大学第二附属医院林琳、吴蕾和陈远彬团队牵头开展了一项多中心、随机、双盲、安慰剂对照临床试验，以评价杏贝止咳颗粒治疗感染后咳嗽患者的有效性和安全性。该研究纳入全国14家医院的235例患者，按照3∶1随机分为杏贝止咳颗粒组或安慰剂组，治疗周期为14日，主要结局指标为咳嗽症状的视觉模拟量表曲线下面积，以评估症状严重程度。研究结果表明，与安慰剂组相比，杏贝止咳颗粒组咳嗽症状显著缓解，日间和夜间咳嗽缓解速度增加，痰液黏稠度降低；两组均未报告严重不良事件。此项临床研究证实了杏贝止咳颗粒用于治疗感染后咳嗽的有效性和安全性（*Phytomedicine*. 2023,121:155103）。

13. 平颤颗粒改善帕金森病患者运动功能的随机对照试验

上海中医药大学附属龙华医院叶青和袁灿兴团队牵头开展了一项多中心、随机、双盲、安慰剂对照试验，旨在评价平颤颗粒对帕金森患者运动症状、步态障碍和生活质量的疗效和安全性。该研究纳入来自全国4家医院的292名帕金森患者，按照1∶1随机分配到干预组（平颤颗粒）和对照组（安慰剂）进行为期6个月的治疗，并随访3个月。研究以帕金森病评定量表MDS－UPDRS－Ⅲ评分作为主要结局指标，包括14项帕金森病运动体征和症状评分，得分越高表明运动功能越差。研究结果表明，平颤颗粒组在MDS－UPDRS－Ⅲ总分及其轴性症状、运动迟缓、肌强直和震颤领域评分显著低于安慰剂组，研究结果证实了平颤颗粒可以显著改善帕金森病患者的活动功能、行走能力、动态平衡等运动功能，为帕金森病的治疗提供了新的治疗方案（*Phytomedicine*. 2023,108:154497）。

14. 益肾通痹汤与甲氨蝶呤治疗类风湿关节炎的疗效比较研究

广州中医药大学第一附属医院陈光星和刘丽娟团队开展了一项益肾通痹汤（YSTB）与甲氨蝶呤（MTX）治疗类风湿关节炎的随机、双盲、对照、非劣效试验。该研究共计纳入100名患者，以1∶1随机接受YSTB治疗或MTX治疗，治疗周期为24周。主要结局指标是第24周达到临床疾病活动指数（CDAI）的患者百分比，并定义非劣效界值为10%。ITT结果表明，第24周时YSTB组有67.4%（33/49）的患者达到了CDAI反应标准，而MTX组为57.1%（28/49），两组反应率的差值为0.102（95%CI：[0.089,0.293]），提示YSTB不劣于MTX。进一步的优势检验提示两组间CDAI差异无统计学意义（$P=0.298$）。研究证实了益肾通痹汤治疗类风湿关节炎的疗效不劣于甲氨蝶呤，为中药治疗类风湿关节炎提供了高质量临床研究证据（*Phytomedicine*. 2023,112:154704）。

（六）针刺研究

● **针灸临床研究**

1. 电针改善帕金森病患者运动障碍和便秘症状的随机对照研究

上海中医药大学吴焕淦团队采用多中心、随机对照研究设计，探讨电针联合常规药物治疗改善帕金森病患者运动障碍和便秘症状的疗效。研究纳入 166 例受试者，随机分为电针组和等待对照组，接受为期 12 周的治疗和 12 周的随访。采用帕金森病统一评定量表(UPDRS)、步行 20 米时间与距离等评估帕金森病患者运动症状，采用自发排便次数、便秘评分系统(CCS)评估便秘严重程度。研究结果表明，治疗后电针组患者 UPDRS 评分明显降低，自发排便次数和 CCS 评分显著增高；第 16、24 周的步行 20 米时间和步数改善显著高于对照组；且无明显不良反应。该研究为电针治疗帕金森病运动症状与便秘等非运动症状的有效性和安全性提供了科学证据。相关成果发表于 *eClinical Medicine* (2023 Jan 13,56:101814)。

2. 电针治疗癌症患者阿片类药物所致便秘的随机对照研究

北京中医药大学刘志顺团队纳入 100 名患有阿片类药物所致便秘(OIC)的癌症患者，并将其分配至电针和假电针治疗组，接受 8 周 24 次治疗，并在治疗后和 8 周随访时评价两种干预的疗效。研究结果表明，治疗后电针组的总体应答例为 40.1%，假电针组为 9.0%。说明与假电针相比，电针能更有效地缓解 OIC 患者的症状。该研究结果证实了电针改善癌症患者 OIC 症状的有效性和安全性。相关成果发表于 *JAMA Network Open* [2023 Feb 1,6(2):e230310]。

3. 针刺改善子宫内膜异位症相关疼痛的随机对照研究

江西中医药大学梁瑞宁团队采用多中心、随机对照试验，探讨了针刺治疗子宫内膜异位症患者相关疼痛的有效性和安全性。研究纳入 106 名子宫内膜异位症患者，随机分为针刺组和假针刺组，接受为期 12 周的针灸治疗，并在治疗结束后和 12 周随访时评价患者疼痛程度、持续时间以及情绪心理状态。研究结果表明，与假针相比，针刺治疗后患者疼痛程度显著降低，持续时间明显缩短，情绪心理状态显著改善，且无明显不良反应。该研究为针刺缓解子宫内膜异位症患者疼痛症状提供了高质量的临床证据支持。相关成果发表于 *Fertility and Sterility* [2023 May,119(5):815－823]。

4. 针刺治疗乳腺癌患者化疗相关失眠的随机对照研究

香港大学劳力行、张樟进团队采用多中心随机对照试验，探讨了针刺＋耳针治疗改善乳腺癌患者化疗相关失眠的有效性和安全性。研究纳入 138 例化疗相关失眠的乳腺癌患者，并随机将其分配到针刺治疗和假针治疗组，接受 18 周的针刺干预，并在治疗后和 24 周随访时评价治疗的有效性和安全性。研究结果显示，针刺＋耳针治疗在降低失眠严重程度评分方面无显著优势，但在改善患者入睡潜伏期、总睡眠时间、睡眠效率、焦虑抑郁和生活质量，以及减少安眠药用量等方面有更好的疗效。该研究为针刺治疗乳腺癌患者化疗相关失眠的临床应用提供了科学证据。相关研究成果发表于 *Breast Cancer Re0search* [2023 Apr 26, 25(1):49]。

5. 针刺改善慢性疼痛/抑郁共病的双盲、随机交叉试验

中国医科大学附属医院(台湾)苏冠宾团队采用双盲、随机交叉对照设计,对比疼痛特异性穴位与抑郁特异性穴位针刺治疗对慢性疼痛/抑郁共病患者临床症状的改善作用以及对IL-6、IL-1β、TNF-α等细胞炎性因子的调节作用差异。结果发现,针刺疼痛特异性穴位对患者疼痛症状的改善作用不优于抑郁特异性穴位,针刺抑郁特异性穴位对抑郁情绪的改善亦不优于疼痛特异性穴位,且两组穴位对患者血清细胞炎性因子的影响也无显著差异。该研究肯定了针刺对于慢性疼痛与抑郁症共病的协同调节作用。相关成果发表于 *Brain Behavior and Immunity*(2023 May,110:339-347)。

6. 基于临床-脑网络特征的针刺优效偏头痛亚型患者识别研究

中国科学院心理研究所胡理团队联合西安电子科技大学刘继欣、成都中医药大学赵凌团队提出了基于偏最小二乘相关和聚类算法,融合大脑功能磁共振图像、临床症状评分的偏头痛亚组分型策略,该方法将无先兆性偏头痛患者分为两个亚型,不同亚型的患者具有显著不同的脑功能连接模式,且对于针刺治疗的应答程度显著不同。该研究揭示了偏头痛患者脑功能网络的异质性,并提出了标记针刺治疗偏头痛适应人群的影像学方法。相关研究成果发表于 *Neurology* [2023 Aug 15,101(7):e699-e709]

7. 针刺治疗膝骨性关节炎的临床疗效预测研究

北京中医药大学刘存志团队纳入52例膝骨性关节炎患者,基于患者基线心理因素和结构、功能神经影像特征,采用机器学习算法,对患者针刺疗效进行预测。结果显示,整合心理因素和纹状体、后扣带回灰质结构特征,后扣带回、楔前叶功能活动特征等神经影像指标,可以有效预测患者针刺应答程度,准确率高达81.48%。该研究提供了一种客观筛选针灸治疗适宜患者的潜在可行方法。相关研究成果发表于 *Pain*[2023 Jul 1,164(7):1578-1592]。

● 针灸基础研究

1. 电针廉泉穴改善中风后吞咽障碍的神经环路调控机制研究

广州中医药大学许能贵团队综合运用光遗传、化学遗传、跨多突触病毒神经元示踪、双光子激光显微成像与在体多通道记录等技术,在证实初级运动皮层5层(M1L5)的兴奋性神经元参与小鼠吞咽功能控制的基础上,探讨了电针廉泉穴改善中风后吞咽障碍(PSD)的神经环路调控机制。研究结果表明,电针廉泉穴能有效改善PSD小鼠吞咽功能,激活小鼠对侧M1L5神经元,并且电针治疗效应的实现与其对M1-臂旁核-孤束核神经环路的调控直接相关。该研究为电针廉泉穴治疗PSD提供了现代神经生物学研究证据，相关成果发表于*Nature Communication*[2023,14(1):810]。

2. 电针改善可卡因相关焦虑样行为的神经调控机制研究

南京中医药大学关晓伟团队联合韩国延世大学金在熙团队合作揭示电针改善可卡因接触小鼠焦虑样行为的屏状核分子调控机制。研究在证实屏状核中多巴胺Ⅰ型受体(D1R)介导的谷氨酸能神经元(CaMKII)异常活化是可卡因诱发小鼠焦虑样行为的关键机制的基础上，发现电针百会穴和印堂穴可以显著降低可卡因诱发的焦虑样行为，降低小鼠屏状核中CaMKII神经元活性，并进一步下调D1RCaMKII及其下游分子p-CREB和BDNF表达水平。研究结果揭示了电针靶向调节屏状核中D1RCaMKII，缓解小鼠可卡因相关焦虑样行为的作用机制，为针刺戒毒的临床应用提供了基础证据。相关成果发表于*Theranostics*[2023,13(10):3149-3164]。

3. 电针抗抑郁的星形胶质细胞保护机制研究

成都中医药大学唐勇团队基于高分辨率形态学重建分析发现慢性不可预知的轻度应激(CUMS)后出现抑郁样行为与星形胶质细胞形态萎缩显著相关，而电针治疗或者经典抗抑郁药氟西汀均能通过增加Ezrin的表达，促进星形胶质细胞形态正常化，缓解小鼠抑郁样行为。该研究结果初步揭示了电针抗抑郁的星形胶质细胞保护机制，为电针抗抑郁的临床应用提供了基础研究证据。相关成果发表于*Cell Death & Disease*[2023 May 29,14(5):343]。

4. 电针镇痛的外周免疫调节机制研究

中国中医科学院针灸研究所王晓宇团队以慢性炎性疼痛大鼠模型为载体，开展了电针镇痛的外周免疫调节机制研究。研究结果表明，电针治疗能显著改善大鼠炎症相关疼痛样行为，促进炎症组织中ICAM-1+/CD11b+免疫细胞募集，释放β-内啡肽(β-END)；并增加炎症组织中去甲肾上腺素的含量和β_2肾上腺素能受体的表达，上调Cxcl1和Cxcl6基因的表达水平。该结果从调控外周免疫角度揭示了针刺镇痛作用机制。相关研究成果发表于*Pain*[2023 Sep 1,164(9):1965-1975]。

针灸前沿交叉研究

1. 新型纳米药物递送针灸针的研发与应用

国家纳米科学技术中心孟幻团队联合首都医科大学附属北京中医医院王鹏团队，在传统针具的基础上开发了一种纳米药物递送针灸针(nd-Acu)，并用其负载利多卡因在膝关节骨性关节炎(KOA)小鼠上进行了原理验证性疗效研究。研究结果表明，载荷利多卡因的nd-Acu能更有效缓解KOA小鼠疼痛样行为，减轻组织炎症，其效应主要归因于对

HMGB1/TLR4 信号通路的调节。该研究通过对传统针具进行功能改造，提升了针灸治疗效应。相关成果发表于 *Advanced Science* [2023 Oct, 10(28): e2302586]。

2. 腺苷微型传感针的开发与应用

天津中医药大学郭义、房钰鑫、张迪团队，开发了一种可植入的微型传感针，以实时定量监测针刺过程中体内腺苷(ADO)的快速释放过程。基于动物体内实验的研究结果表明，使用微型传感针可以连续且敏锐地捕捉到针刺足三里捻转操作过程中穴区 ADO 的瞬时释放，且针刺诱导的 ADO 释放量与刺激强度之间显著相关。该研究提供了实时检测 ADO 的强有力工具，丰富了在体研究针灸穴位效应的新方法。相关成果发表于 *Biosensors and Bioelectronics* (2023 Sep 1, 235: 115383)。

第八节
中医药医疗科研平台建设

一、国家医学中心(中医类)辅导类创建单位

为贯彻落实党中央、国务院决策部署，促进优质医疗资源扩容和区域均衡布局，提高医学临床研究和转化应用能力，切实抓好“十四五”规划《纲要》确定的国家医学中心建设重大工程，国家发展和改革委员会联合国家卫生健康委员会和国家中医药管理局支持在全国建设若干综合类、专科类、中医类国家医学中心。截至 2023 年底，纳入国家医学中心(中医类)辅导类创建单位共 7 家，见表 3 - 20。

表 3 - 20 国家医学中心(中医类)辅导类创建单位名单

序号	建设单位
1	中国中医科学院西苑医院
2	中国中医科学院广安门医院
3	北京中医药大学东直门医院
4	天津中医药大学第一附属医院
5	广东省中医院
6	上海中医药大学附属龙华医院
7	河南中医药大学第一附属医院

国家医学中心(中医类)，由国家发展改革委员会、国家卫生健康委员会、国家中医药管理局组织遴选高水平中医医院，由建设依托单位主导，地方政府、研发型企业、高等院校、科研机构等支持共建，代表中医药发展最高水平，是充分发挥中医药独特优势、全面提升中医

临床疗效、引领中医药学术发展、推动中医药现代化、保持中医药在世界传统医药领域领先地位的新高地，是新时期我国卫生健康领域的“国之重器”。其总体建设目标是，建设成全国中医药临床诊疗中心、中医药人才培养中心、具有中医药特色的公共卫生中心、中医药临床研究成果转化中心、药品和医疗器械研发攻关中心、传统医学国际交流合作中心，在解决影响人民健康的长期性、全局性医学问题以及影响中医药学术发展和疗效提升的共性难题方面取得突破性进展和实质性成效。

二、全国重点实验室

全国重点实验室是加快我国科技创新体系建设，推动构建国家战略科技力量的重要支撑体系。基于重点实验室重组要求，结合医药领域布局重点方向，2023 年 3 月国家科学技术部批复 7 家中医药领域全国重点实验室，包括中医证候全国重点实验室、现代中药创制全国重点实验室、络病理论创新转化全国重点实验室、中药制药过程控制与智能制造技术全国重点实验室、经典名方现代中药创制全国重点实验室、道地药材品质保障与资源持续利用全国重点实验室、经方与现代中药融合创新全国重点实验室，为我国医药领域创新发展提供了强有力的科技支撑。

三、国家制造业创新中心

2023 年工业和信息化部批复天津现代创新中药科技有限公司组建国家现代中药创新中心，是 2021 年批复国家地方共建现代中药创新中心的升级，是工业和信息化部目前在现代中药领域布局建设的唯一一家国家制造业创新中心。中心围绕主要目标和任务方向，聚焦制约我国现代中药产业发展的薄弱环节，围绕中药材高质量供给、中药现代化生产、装备智能化转型和中药市场应用四大领域，搭建共性技术研发平台、中试孵化平台和行业公共服务平台，开展产业关键共性技术研发，加快技术转移扩散，提升生产工艺的集成化、智能化水平，推动中药产业创新链、产业链、资金链、人才链深度融合，带动提高我国现代中药产业高质量发展。

四、中医康复中心

2023 年 12 月，国家中医药管理局经逐级推荐、专家评估等程序，确定首都医科大学附属北京中医医院等 31 家中医医院（含中西医结合医院、少数民族医医院）为中医康复中心建设单位，见表 3－21。

表 3-21　中医康复中心建设单位名单

序号	建设单位
1	首都医科大学附属北京中医医院
2	天津中医药大学第二附属医院
3	河北省中医院
4	山西省针灸医院
5	内蒙古自治区国际蒙医医院
6	辽宁中医药大学附属医院
7	长春中医药大学附属第三临床医院
8	黑龙江中医药大学附属第二医院
9	上海中医药大学附属岳阳中西医结合医院
10	江苏省第二中医院
11	浙江中医药大学附属第三医院
12	安徽中医药大学第一附属医院
13	福建中医药大学附属康复医院
14	江西中医药大学附属医院
15	山东省中西医结合医院(山东中医药大学第二附属医院)
16	河南中医药大学第一附属医院
17	湖北省中西医结合医院
18	湖南中医药大学第一附属医院
19	广东省第二中医院
20	广西中医药大学第一附属医院
21	海南省中医院
22	重庆市中医院
23	四川省骨科医院
24	广东省中医院贵州医院
25	昌都市藏医院
26	陕西省中医医院
27	甘肃省中医院
28	宁夏回族自治区中医医院暨中医研究院
29	新疆维吾尔自治区维吾尔医医院
30	中国中医科学院望京医院
31	北京中医药大学东方医院

积极发挥中医药康复治疗中心、科研创新中心、人才培养中心及质量控制中心作用，提升区域中医药康复治疗水平，搭建学科学术交流合作平台，开展中医康复器具研发及成果转化，逐步形成覆盖中医康复服务全过程的医疗质量管理制度与控制体系，推动中医药康复服务能力提升。通过学科帮扶、项目合作、技术推广、学术交流、科研协作等形式，与基层中医医疗卫生机构建立有效合作，规范诊疗标准、技术和服务流程，推动中医康复技术在基层医疗卫生机构中推广使用。

五、中西医协同“旗舰”医院试点单位和试点项目建设单位

2023 年 2 月，根据《关于申报中西医协同“旗舰”医院建设试点项目的通知》要求，经国家发展和改革委员会、国家卫生健康委员会、国家中医药管理局联合评审，形成了中西医协同“旗舰”医院试点单位建议名单和中西医协同“旗舰”医院试点项目建设单位建议名单，共有 12 家中西医协同“旗舰”医院试点单位和 50 家中西医协同“旗舰”医院试点项目建设单位，见表 3－22 和表 3－23。

表 3－22　中西医协同“旗舰”医院试点单位建议名单

序号	建设单位
1	北京医院
2	中日友好医院
3	北京大学第一医院
4	北京大学第三医院
5	首都医科大学附属北京友谊医院
6	首都医科大学附属北京儿童医院
7	北京中医药大学第三附属医院
8	中国医学科学院北京协和医院
9	复旦大学附属中山医院
10	中南大学湘雅医院
11	中山大学附属第一医院
12	四川大学华西医院

表 3-23　中西医协同"旗舰"医院试点项目建设单位建议名单

序号	建设单位
1	天津市南开医院
2	河北医科大学第三医院
3	河北省沧州中西医结合医院
4	山西省人民医院
5	山西省中西医结合医院
6	内蒙古医科大学附属医院
7	中国医科大学附属盛京医院
8	大连医科大学附属第一医院
9	吉林省人民医院
10	黑龙江省第二医院
11	上海交通大学医学院附属瑞金医院
12	复旦大学附属妇产科医院
13	上海中医药大学附属岳阳中西医结合医院
14	东南大学附属中大医院
15	浙江大学医学院附属第一医院
16	浙江大学医学院附属第二医院
17	浙江省立同德医院
18	安徽医科大学第一附属医院
19	福建省立医院
20	福建省妇幼保健院
21	南昌大学第二附属医院
22	江西省中西医结合医院
23	山东省立医院
24	山东省中西医结合医院
25	河南省人民医院
26	湖北省人民医院
27	湖北省中西医结合医院
28	武汉市中西医结合医院
29	湖南省人民医院
30	湖南省肿瘤医院
31	湖南省中西医结合医院
32	南方医科大学南方医院

续 表

序号	建设单位
33	广东药科大学附属第一医院
34	广西中医药大学附属瑞康医院
35	海南医学院第一附属医院
36	重庆市人民医院
37	四川省人民医院
38	四川省肿瘤医院
39	四川省中西医结合医院
40	贵州医科大学附属医院
41	贵州中医药大学第二附属医院
42	云南省第一人民医院
43	西安交通大学第二附属医院
44	陕西省人民医院
45	陕西中医药大学第二附属医院
46	甘肃省人民医院
47	青海大学附属医院
48	宁夏回族自治区人民医院
49	新疆维吾尔自治区人民医院
50	石河子大学医学院第一附属医院

通过完善中西医结合硬件支撑条件，组建中西医结合临床研究平台和多学科团队，创新中西医结合医疗模式，促进中医和西医强强联合、优势互补，做到中西医结合工作“有机制、有团队、有措施、有成效”，把中西医协同“旗舰”医院打造成为全国重大疑难疾病中西医结合诊疗中心、人才队伍培养中心、医疗模式推广中心，在区域乃至全国发挥中西医协同发展示范引领作用。

2023

中医药发展报告

第四章

中医药产业发展情况

第一节
中医临床诊疗状况分析

一、门诊及住院服务量

1. 中医类医疗服务总量

2023 年全国中医类诊疗量[①] 15.4 亿人次，比上年增加 3.1 亿人次；中医类总诊疗量占全国总诊疗量的 18.8%，较 2022 年增加 1.6 个百分点。其中：中医类医疗机构 10.6 亿人次，其他医疗卫生机构中医类临床科室 4.8 亿人次（见表 4－1、图 4－1）。

表 4－1　全国中医类医疗服务量

分类	诊疗量（万人次）		出院人数（万人）	
	2023 年	2022 年	2023 年	2022 年
中医类医疗服务量	**153500.8**	**122504.6**	**4981.0**	**3861.3**
中医类医院	**78633.2**	**69181.1**	**4023.1**	**3178.9**
中医医院	67867.5	59937.2	3501.4	2782.8
中西医结合医院	9183.1	7717.2	419.6	318.9
民族医医院	1582.6	1526.7	102.1	77.2
中医类门诊部	**4532.7**	**3508.4**	1.1	**0.4**
中医门诊部	4001.3	3128.5	0.5	0.1
中西医结合门诊部	516.6	374.2	0.4	0.2

① 中医类诊疗量：包括中医类医疗机构诊疗量和其他医疗机构中医类临床科室门急诊人次数，不含村卫生室人次数。

分类	诊疗量(万人次)		出院人数(万人)	
	2023 年	2022 年	2023 年	2022 年
民族医门诊部	14.9	5.6	0.2	0.1
中医类诊所	**22 709.6**	**17 704.5**	—	—
中医诊所	12 715.0	13 320.0	—	—
中西医结合诊所	2 965.2	2 999.8	—	—
民族医诊所	128.5	102.6	—	—
中医诊所(备案)	2 776.4	1 282.2	—	—
中医(综合)诊所(备案)	**3 231.4**	0	—	—
中西医结合诊所(备案)	**893.1**	0	—	—
其他医疗卫生机构中医类临床科室	**47 625.3**	**32 110.7**	**956.9**	**681.9**
中医类医疗服务量医疗服务总量的占比(%)	**18.8**	**17.2**	**16.5**	**15.8**

注:本表不含村卫生室数据

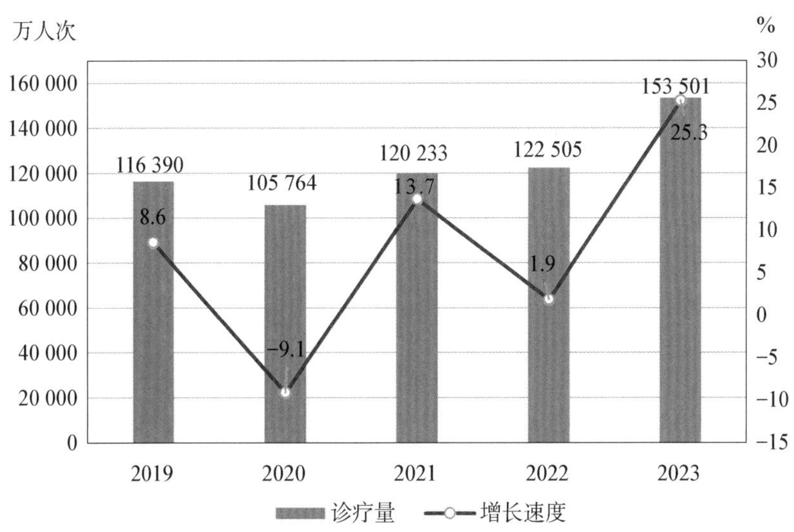

图 4-1 全国中医类诊疗量及增速

2023 年全国中医类出院人数 4 981.0 万人,比上年增加 1 119.7 万人;中医类出院人数占全国总出院人数的 16.5%,较 2022 年增加 0.7 个百分点(见图 4-2)。

2. 中医类医疗机构服务量

(1) 中医类医院诊疗量。2023 年全国中医类医院诊疗量 78 633.2 万人,比上年增加 9 452.1 万人。中医类医院门急诊人次数中的诊疗服务人次占比情况见表 4-2。

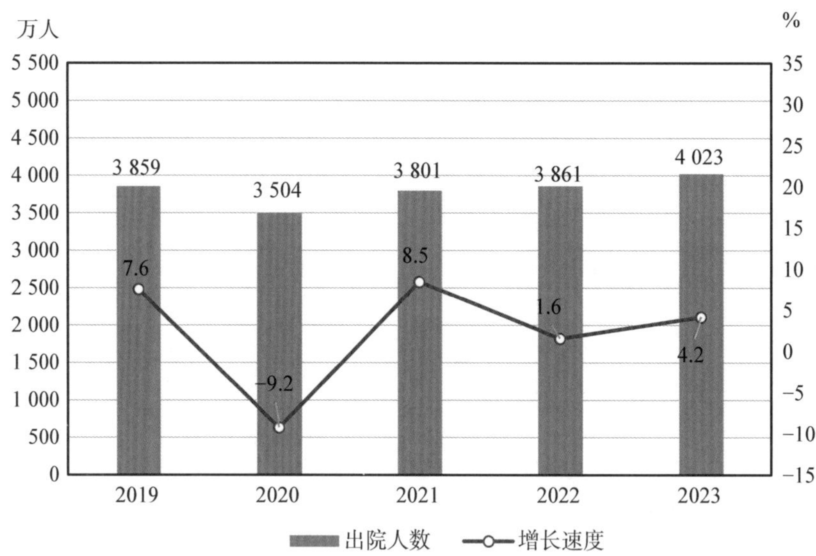

图 4-2 全国中医类医院出院人数及增长速度

表 4-2 中医类医院诊疗服务人次占比情况

中医类医院门急诊人次数中	2023 年	2022 年
应用中药饮片诊疗人次占比(%)	31.8	30.3
中医非药物疗法诊疗人次数①占比(%)	18.6	16.1
门诊中医非药物疗法治疗人次数②占比(%)	65.2	53.3
专家门诊人次数占比(%)	32.5	29.4
特需门诊人次数占比(%)	1.8	1.5
互联网诊疗服务人次数占比(%)	1.2	1.3
发热门诊诊疗人次数占比(%)	0.9	2.5

实施中医临床路径管理的科室数占比 85.1%,实施中医临床路径管理的病种数占比 77.2%,门诊应执行中医临床路径的病例数占比 74.9%,门诊执行中医临床路径实际路径病例数占比 76.5%,门诊执行中医临床路径实际完成路径病例数占比 77.1%。

(2) 中医类医院出院人数。2023 年全国中医类医院出院人数 4 023.1 万人,比上年增加 844.2 万人。特需病房出院人数占比 0.8%,疑难危重病出院人数占比 12.4%,急诊入院的

① 指门诊接受中医非药物疗法诊疗的人次总数(以挂号人次计)。如:门诊患者同日同科(一个号)接受两种以上中医医疗技术的,按 1 人次计算。

② 指采用中医非药物方法质量的门诊人次总数(以实际质量人次计)。如:挂号 1 次,实际治疗 10 次,按 10 次计。

出院人数占比 11.2%，县域外出院人数占比 17.9%。

(3) 中医类医院中医住院服务情况。2023 年中医类医院出院人数中，以中医为主治疗的出院人数占比 33.0%，使用各种中医类服务的住院人数占比情况见表 4-3。

表 4-3　中医类医院住院中医类服务情况

中医类医院出院人中	2023 年	2022 年
以中医为主治疗的出院人数占比(%)	33.0	31.0
使用中药饮片的出院人数占比(%)	68.4	64.7
使用中医医疗技术的出院人数占比(%)	77.2	72.6
使用中医诊疗设备的出院人数占比(%)	60.8	58.8
使用医疗机构中药制剂的出院人数占比(%)	16.4	15.7
病房中医护理技术治疗人数(万人)	2 849.0	2 185.2

住院应执行中医临床路径的病例数占比 86.3%，住院执行中医临床路径实际路径病例数占比 86.9%，住院执行中医临床路径实际完成路径病例数占比 86.9%。

(4) 住院患者手术治疗情况。中医参与手术治疗人数占比[①] 78.1%。三、四级手术治疗人数占比 47.0%，其中，中医参与三、四级手术治疗人数占比 82.9%。中医参与日间手术治疗人数占比 69.1%。

(5) 重症监护服务及救治危重患者情况。重症监护病房中医参与治疗的患者数占比 76.0%，住院危重患者抢救成功人次数占比 85.5%。

3. 非中医类机构服务量。2023 年，非中医类医疗卫生机构中医类临床科室门急诊人次总计 47 625.3 万人次，出院人数总计 956.9 万人。

(1) 非中医类医院中医类临床科室服务量。2023 年，综合医院、专科医院中医类临床科室门急诊人次数分别为 11 956.4 万人次、1 114.1 万人次，占同类机构总诊疗量的 4.0%、2.3%。

2023 年，全国综合医院、专科医院中医类临床科室出院人数为 436.0 万人、54.6 万人。

(2) 基层医疗卫生机构中医类临床科室服务量。2023 年，社区卫生服务中心(站)、乡镇卫生院中医类临床科室门急诊人次数分别为 15 225.2 万人次，15 808.5 万人次。其中，社区卫生服务中心、社区卫生服务站、乡镇卫生院中医类临床科室诊疗量分别占同类机构总诊疗

① 按出院病例统计，本年度所有住院后出院的手术患者中使用中药、中医非药物疗法的人数占本年度所有住院后出院的手术患者人数的比例。

量的 15.2%、12.7%、12.1%(其他医疗机构暂无占比数据)。

2023 年,各基层医疗卫生机构中医类临床科室中医诊疗人次数分别为:社区卫生服务中心 29 060.0 万人次、社区卫生服务站 7 329.5 万人次、乡镇卫生院 41 177.3 万人次。具体诊疗情况占比见表 4-4。

表 4-4 基层医疗卫生机构中医类临床科室中医诊疗情况

诊疗情况	社区卫生服务中心		社区卫生服务站		乡镇卫生院	
	2023 年	2022 年	2023 年	2022 年	2023 年	2022 年
中医诊疗人次数(万人次)	29 060.0	20 726.0	7 329.5	4 705.0	41 177.3	32 954.0
其中:应用中药饮片诊疗人次数占比(%)	17.2	17.3	24.2	26.0	21.4	22.0
其中:应用中成药诊疗人次占比(%)	60.2	58.3	57.0	50.7	57.7	57.7
其中:应用中医非药物疗法诊疗人次数占比(%)	23.4	22.6	21.4	21.3	19.1	17.7

2023 年,各基层医疗卫生机构中医综合服务区诊疗人次数分别为:社区卫生服务中心 12 540.1 万人次、乡镇卫生院 15 912.1 万人次(见表 4-5)。

表 4-5 基层医疗卫生机构中医综合服务区服务量

诊疗情况	社区卫生服务中心		社区卫生服务站		乡镇卫生院	
	2023 年	2022 年	2023 年	2022 年	2023 年	2022 年
诊疗人次数(万人次)	12 540.1	9 020.0	—	—	15 912.1	14 024.4
其中:治未病诊疗人次数(万人次)	2 496.8	1 970.2	—	—	2 499.3	2 279.0

2023 年基层医疗卫生机构门急诊处方数分别为:社区卫生服务中心 74 363.3 万张、社区卫生服务站 19 710.2 万张、乡镇卫生院 120 555.1 万张。其中,中药饮片、中成药、中药制剂处方数占比见表 4-6。

表 4-6 基层医疗卫生机构门急诊处方情况

处方情况	社区卫生服务中心		社区卫生服务站		乡镇卫生院	
	2023 年	2022 年	2023 年	2022 年	2023 年	2022 年
门急诊处方数(万张)	74 363.3	57 553.3	19 710.2	12 463.4	120 555.1	111 928.8
其中:中药饮片处方数占比(%)	7.3	7.6	10.2	13.0	8.1	10.1
其中:中成药处方数占比(%)	29.2	28.5	29.4	26.7	25.7	25.8
其中:中药制剂处方数占比(%)	0.5	0.8	0.8	2.3	0.8	1.2

从服务内容看，2023 年基层医疗卫生机构中医类临床科室上门中医药服务人次数分别为：社区卫生服务中心 850.3 万人次、社区卫生服务站 164.2 万人次、乡镇卫生院 6 065.0 万人次。开展的多种中医药服务内容人数占比情况见表 4－7。

表 4－7　基层医疗卫生机构中医类临床科室服务内容情况

服务情况	社区卫生服务中心		社区卫生服务站		乡镇卫生院	
	2023 年	2022 年	2023 年	2022 年	2023 年	2022 年
上门中医药服务人次数(万人次)	850.3	1 050.1	164.2	252.7	6 065.0	10 757.1
年末开展中医药健康管理服务项目 0～3 岁儿童中医调养人数占比(%)	81.7	77.7	66.2	63.6	77.7	74.7
年末开展中医药健康管理服务项目 65 岁以上老年人中医体质辨识率(%)	73.7	68.0	39.42	68.0	76.9	74.2
年末孕产妇早孕中医药管理人数占比(%)	52.9	51.9	58.7	57.1	55.0	52.6
年末高血压患者中医药管理人数占比(%)	62.2	60.7	66.3	68.2	65.9	64.5
年末糖尿病患者中医药管理人数占比(%)	63.0	61.4	66.9	68.3	62.3	63.5
年末有中医体质辨识的居民健康档案累计建档人数占比(%)	11.5	18.7	23.2	24.4	19.7	27.2

2023 年，社区卫生服务中心(站)、乡镇卫生院中医类临床科室出院人数分别为 49.0 万人、391.8 万人。

(3) 村卫生室中医药服务量。2023 年村卫生室中医诊疗量达 58 062.4 万人次[①]，占村卫生室诊疗量的 41.5%(见表 4－8)。其中，应用中药饮片诊疗人次数占比 17.1%，应用中成药诊疗人次占比 65.1%，应用中医非药物疗法诊疗人次数占比 15.6%；门急诊中药饮片处方数占比 6.9%，中成药处方数占比 26.9%。

表 4－8　村卫生室中医药服务情况

服务情况	2023 年	2022 年
中医诊疗量(万人次)	58 062.4	**56 105.7**
中医为主	4 076.9	**3 902.5**
以中西医结合为主	53 926.0	**52 155.4**
以民族医为主	59.5	**47.7**
中医占村卫生室诊疗量比重(%)	**41.5**	**43.8**

① 数据来源：国家卫生健康委员会。

(4) 基层医疗卫生机构家庭医生签约中医药服务情况。各类基层医疗卫生机构家庭医生签约中医药服务人次数占家庭医生签约服务人次数比例分别为:社区卫生服务中心 32.1%、乡镇卫生院 37.6%。

二、中医药治未病、康复、养老服务情况

2023 年开展治未病服务的中医类医院数 3712 个,占比 60.1%,治未病服务人次 2673.8 万人次(见表 4-9)。

表 4-9 中医药特色服务

服务情况	2023 年	2022 年
开展治未病服务的中医类医院数(个)	3712	3613
开展治未病服务的中医类医院数占比(%)	60.1	61.6
治未病服务人次数(万人次)	2673.8	2356.0
设置康复(医学)科的二级以上公立中医类医院数(个)	2051	1925
设置康复(医学)科的二级以上公立中医类医院占比(%)	80.1	78.1
二级以上公立中医类医院康复(医学)科实有床位数(万张)	7.4	6.3
二级以上公立中医类医院康复(医学)科门急诊人次数(万人次)	1163.0	1039.4
二级以上公立中医类医院康复(医学)科出院人数(万人)	147.3	108.9
设置老年病科的二级以上公立中医类医院数(个)	2067	1748
设置老年病科的二级以上公立中医类医院占比(%)	80.8	70.9
二级以上公立中医类医院老年病科实有床位数(万张)	5.6	4.6
二级以上公立中医类医院老年病科门急诊人次数(万人次)	1548.0	1223.4
二级以上公立中医类医院老年病科出院人数(万人)	165.3	110.1

2023 年设置康复医学科的二级以上公立中医类医院数 2051 个,占 80.1%。

2023 年设置老年病科的二级以上公立中医类医院数 2067 个,占 80.8%。

第二节
中药工业运行分析

根据国家统计分类，中药工业包括中成药生产和中药饮片加工。2023 年，中药工业营业收入为 7 095.2 亿元，同比下降 5.9%，其中，中成药生产营业收入为 4 922.4 亿元，同比下降 7.4%；中药饮片加工营业收入为 2 172.8 亿元，同比下降 2.5%。与 2022 年相比，2023 年中药工业发展指数整体走向回暖，2023 年各季度中药工业发展指数分别为 131.9、129.0、112.1、126.2，下半年主要受中药材价格波动导致盈利能力短期承压，行业合规升级等多种因素影响，增长趋势有所放缓，第四季度环比上涨呈逐步恢复态势。2023 年是新冠疫情防控转段后经济发展的一年，药品终端消费仍处于复苏态势，且面临诸多困难和挑战。

根据国家药监局发布的《药品监督管理统计年度数据（2023 年）》，截至 2022 年底，全国有效期内生产中成药的企业有 2 418 家，占全国药品生产企业总数的 28.58%，中药生产企业 4 752 家（其中含中药饮片生产企业 2 334 家），占全国药品生产企业总数的 56.17%。

一、中药工业生产经营总体向好

据中康科技与中国企业评价协会（简称中企评）医药健康专委会数据统计，2023 年，中成药生产指数占医药工业发展指数的 23%，约为全国医药工业总量的四分之一，彰显了中药工业在医药行业中的重要地位。2023 年，中药饮片和中成药营业收入增速分别为 14.6%和 6.5%，利润增速分别为 22.9%和 6.4%，成为营业收入、利润均保持正增长的子行业，与化学原料药、化学制剂、生物制品、卫生材料及医药用品、医疗器械设备及器械等其他营业收入、利润负增长的走势出现分化。2023 年上半年，中成药利润增速为 26.5%，中药饮片营业收入增速为 18.0%，在全国工业中处于前列。

二、中药企业呈现快速发展态势

2023年中国中药企业TOP100排行榜由中国医药健康信息领先平台——米内网发起主办，头部企业为云南白药和白云山，企业营收在200亿元以上，其中白云山年营收超600亿元；营收在100亿～200亿元的企业有华润三九、同仁堂、步长制药和太极集团等；营收在50亿～100亿元的企业有片仔癀、济川制药、信邦制药等（表4－10）。与2022年度相比，部分排名变化明显。例如，云南白药排名提升1名，北京同仁堂排名提升2名，而石家庄以岭药业排名下降2名，济川药业排名下降1名；新上榜企业如天士力医药集团和天津市医药集团，在2023年的排名较2022年有所提升。中药企业涉及中药饮片、中成药等多个领域，如四川新荷花中药饮片股份有限公司、昆药集团股份有限公司等，显示了中药行业的多元化发展。

表4－10　2023年度中国中药企业TOP100排行榜

排名	企业名称	排名	企业名称
1	广州医药集团有限公司	22	康臣药业集团有限公司
2	华润三九医药股份有限公司	23	广东众生药业股份有限公司
3	中国中药控股有限公司	24	好医生药业集团有限公司
4	步长制药	25	九芝堂股份有限公司
5	云南白药集团股份有限公司	26	黑龙江珍宝岛药业股份有限公司
6	北京同仁堂股份有限公司	27	上海和黄药业有限公司
7	石家庄以岭药业股份有限公司	28	西藏奇正藏药股份有限公司
8	济川药业集团有限公司	29	桂林三金药业股份有限公司
9	天士力医药集团股份有限公司	30	广西梧州中恒集团股份有限公司
10	天津市医药集团有限公司	31	株洲千金药业股份有限公司
11	太极集团有限公司	32	江西青峰药业有限公司
12	浙江康恩贝制药股份有限公司	33	吉林敖东药业集团股份有限公司
13	葵花药业集团股份有限公司	34	苏中药业集团股份有限公司
14	江苏康缘药业股份有限公司	35	雷允上药业集团有限公司
15	仁和药业股份有限公司	36	南京同仁堂药业有限责任公司
16	漳州片仔癀药业股份有限公司	37	亚宝药业集团股份有限公司
17	天津红日药业股份有限公司	38	健民药业集团股份有限公司
18	东阿阿胶股份有限公司	39	贵州益佰制药股份有限公司
19	神威药业集团有限公司	40	海南葫芦娃药业集团股份有限公司
20	华润江中制药集团有限责任公司	41	马应龙药业集团股份有限公司
21	河南羚锐制药股份有限公司	42	吉林万通药业集团有限公司

续 表

排名	企业名称	排名	企业名称
43	成都地奥制药集团有限公司	72	吉林华康药业股份有限公司
44	仲景宛西制药股份有限公司	73	吉林省集安益盛药业股份有限公司
45	山东福牌阿胶股份有限公司	74	万邦德医药控股集团股份有限公司
46	京都念慈菴总厂有限公司	75	山东孔圣堂药业集团有限公司
47	山东宏济堂制药集团股份有限公司	76	成都百裕制药股份有限公司
48	浙江佐力药业股份有限公司	77	金花企业(集团)股份有限公司　西安金花制药厂
49	广州市香雪制药股份有限公司	78	南京圣和药业股份有限公司
50	上海凯宝药业股份有限公司	79	江西汇仁药业股份有限公司
51	贵州三力制药股份有限公司	80	广西壮族自治区花红药业集团股份公司
52	精华制药集团股份有限公司	81	云南植物药业有限公司
53	河南太龙药业股份有限公司	82	陕西汉王药业股份有限公司
54	重庆希尔安药业有限公司	83	天地恒一制药股份有限公司
55	湖南方盛制药股份有限公司	84	广东罗浮山国药股份有限公司
56	上海绿谷制药有限公司	85	陕西盘龙药业集团股份有限公司
57	中山市中智药业集团有限公司	86	九华华源药业股份有限公司
58	九信中药集团有限公司	87	重庆华森制药股份有限公司
59	哈尔滨市康隆药业有限责任公司	88	翔宇药业股份有限公司
60	上海神奇制药投资管理股份有限公司	89	云南生物谷药业股份有限公司
61	真奥药业集团有限公司	90	浙江维康药业股份有限公司
62	山东凤凰制药股份有限公司	91	金诃藏药股份有限公司
63	山西广誉远国药有限公司	92	华佗国药股份有限公司
64	特一药业集团股份有限公司	93	红云制药集团股份有限公司
65	兰州佛慈制药股份有限公司	94	广州诺金制药有限公司
66	西安世纪盛康药业有限公司	95	启迪药业集团股份公司
67	广西金嗓子有限责任公司	96	贵州威门药业股份有限公司
68	湖南汉森制药股份有限公司	97	广东嘉应制药股份有限公司
69	贵阳新天药业股份有限公司	98	上海黄海制药有限责任公司
70	山东沃华医药科技股份有限公司	99	江西百神药业股份有限公司
71	甘肃陇神戎发药业股份有限公司	100	李时珍医药集团有限公司

数据来源：中国医药健康产业共生大会

“2023 年中成药工业百强”由中国中药协会对规模以上中成药工业企业评价分析产生，入围企业年销售收入均在 5 亿元以上，其中百亿以上企业 11 家，10 亿～100 亿企业 67 家，小于 10 亿企业 22 家，见表 4－11。TOP3 企业分别为广州白云山、修正药业、云南白药，与上年度百强榜单保持一致；济民可信、同仁堂成为TOP5新成员；其他的TOP10企业依次为华润三九、步长制药、太极实业、丽珠集团、以岭药业。上市公司三季报数据显示，73家中药上市企业中实现营收同比增长的有49家，实现净利润同比增长的有48家，73家中药上市企业前三季度共实现营收2 811.45亿元，同比增长9.57%；归母净利润328.73亿元，同比增长36.50%。综合百强榜企业季度报数据来看，多数头部上市中药企业都保持了增长态势。

表4-11 2023年度中成药工业TOP100榜单

排名	企业名称	排名	企业名称
1	广州白云山医药集团股份有限公司	27	四川好医生攀西药业有限责任公司
2	修正药业集团股份有限公司	28	上海雷允上药业有限公司
3	云南白药集团股份有限公司	29	江中药业股份有限公司
4	江西济民可信医药有限公司	30	雷允上药业集团有限公司
5	中国北京同仁堂(集团)有限责任公司	31	健民药业集团股份有限公司
6	华润三九医药股份有限公司	32	贵州百灵企业集团制药股份有限公司
7	山东步长制药股份有限公司	33	马应龙药业集团股份有限公司
8	重庆太极实业(集团)股份有限公司	34	苏中药业集团股份有限公司
9	丽珠医药集团股份有限公司	35	成都康弘药业集团股份有限公司
10	石家庄以岭药业股份有限公司	36	九芝堂股份有限公司
11	中国中药控股有限公司	37	吉林万通集团有限公司
12	扬子江药业集团江苏龙凤堂中药有限公司	38	河南羚锐制药股份有限公司
13	江苏济川控股集团有限公司	39	吉林敖东药业集团股份有限公司
14	漳州片仔癀药业股份有限公司	40	贵州益佰制药股份有限公司
15	天士力医药集团股份有限公司	41	亚宝药业集团股份有限公司
16	昆药集团股份有限公司	42	广东众生药业股份有限公司
17	津药达仁堂集团股份有限公司	43	金陵药业股份有限公司
18	天津红日药业股份有限公司	44	西藏诺迪康药业股份有限公司
19	浙江康恩贝制药股份有限公司	45	杭州中美华东制药有限公司
20	仁和药业股份有限公司	46	青峰医药集团有限公司
21	葵花药业集团股份有限公司	47	陕西丽彩药业有限公司
22	江苏康缘药业股份有限公司	48	上海和黄药业有限公司
23	黑龙江珍宝岛药业股份有限公司	49	广州康臣药业有限公司
24	东阿阿胶股份有限公司	50	广州一品红制药有限公司
25	株洲千金药业股份有限公司	51	广州市香雪制药股份有限公司
26	鲁南制药集团股份有限公司	52	颈复康药业集团有限公司

续 表

排名	企业名称	排名	企业名称
53	神威药业集团有限公司	77	兰州佛慈制药股份有限公司
54	西藏奇正藏药股份有限公司	78	山东沃华医药科技股份有限公司
55	河南太龙药业股份有限公司	79	辽宁上药好护士药业(集团)有限公司
56	桂林三金药业股份有限公司	80	广誉远中药股份有限公司
57	浙江佐力药业股份有限公司	81	陕西盘龙药业集团股份有限公司
58	万邦德医药控股集团股份有限公司	82	湖南汉森制药股份有限公司
59	上海医药集团青岛国风药业股份有限公司	83	杭州胡庆余堂药业有限公司
60	清华德人西安幸福制药有限公司	84	特一药业集团股份有限公司
61	海南葫芦娃药业集团股份有限公司	85	成都华神科技集团股份有限公司
62	仲景宛西制药股份有限公司	86	吉林省集安益盛药业股份有限公司
63	重庆希尔安药业有限公司	87	邯郸制药股份有限公司
64	精华制药集团股份有限公司	88	重庆华森制药股份有限公司
65	山东宏济堂制药集团股份有限公司	89	江苏九旭药业有限公司
66	通化金马药业集团股份有限公司	90	贵州信邦制药股份有限公司
67	正大青春宝药业有限公司	91	赛灵药业科技集团股份有限公司
68	湖南方盛制药股份有限公司	92	恩威医药股份有限公司
69	河南润弘本草制药有限公司	93	广东嘉应制药股份有限公司
70	贵州三力制药股份有限公司	94	厦门中药厂有限公司
71	广西梧州制药(集团)股份有限公司	95	广东红珊瑚药业有限公司
72	吉林华康药业股份有限公司	96	云南生物谷药业股份有限公司
73	上海凯宝药业股份有限公司	97	河南福森药业有限公司
74	贵阳新天药业股份有限公司	98	金花企业(集团)股份有限公司
75	北京北大维信生物科技有限公司	99	长白山制药股份有限公司
76	北京春风药业有限公司	100	浙江永宁药业股份有限公司

数据来源:中国中药产业高质量发展暨第四届中国中药品牌建设大会

三、总结和展望

2023 年,中药工业发展运行情况呈现出积极变革和逐渐复苏的态势。国家对于行业的发展起到积极的政策引领和支持,公众对于健康需求的不断增加,中药工业在规模扩大、效益提升、创新发展和国际化方面仍有巨大的发展潜力和广阔的发展前景。中药行业在发展过程中也面临着一些挑战,如中药材价格高位运营导致的成本压力、集中带量采购深化带来的中标价格下降等。未来中药工业发展将呈现以下趋势:一是中药工业行业市场预期可实现稳定增长，中药饮片和中成药等将释放更多市场潜力；二是国家对中医药发展利好政策持续发力，但同时对中药材质量、标准和价格也有更高要求，中药行业将迎来革新和转型；三是中药创新发展方向迎来调整，将结合国内外民众需求调整产品研发结构，防疫产品将不再是主流。

第三节
中药上市企业年报分析

本节基于中国境内上市的73家中药企业2023年报数据开展统计分析。73家上市企业主营业务以中药工业为主，部分企业主营业务涉及化药、生物制品、医疗器械和药品流通等领域。73家企业分布在25个省级行政区，其中广东、浙江、贵州上市企业数量位居前3。

2023年，73家上市中药企业实现营收3 715.96亿元，累计归母净利润为444.37亿元，综合净利润率11.96%，相较于2022年度，总营收增长6.31%，净利润增长70.33%。截至2023年12月29日，A股三大指数（上证指数、深证成指、创业板指）年内分别下跌3.70%、13.54%、19.41%，医药板块指数年内下跌4.47%，而中药板块指数年内上涨1.57%。中药行业不但跑赢大盘，在医药行业内也呈现出更好的发展趋势。

一、大盘市值下降，中药保持稳健

据《华商报》报道，截至2023年12月30日收盘，A股指数多数下跌，沪指全年累计跌幅为3.7%，深证成指下跌13.54%，创业板指累计跌幅更达到19.41%。截至年末，A股市场共有5 335家上市公司，总市值约83.73万亿元，较2022年末减少约1.16万亿元，降幅1.37%。截至2023年12月30日，医药生物板块市值7.02万亿元，较2022年7.25万亿元下降3.17%。2023年度，医药生物板块6个二级子行业中，医疗服务板块跌幅最大，下跌15.87%，但化学制药、中药板块实现上涨，涨幅分别为5.04%、3.47%。73家上市中药企业年初总市值1.04万亿、年末市值1.02万亿元，市值减少1.96%，相较于2022—2023年度下降程度减少。

截至2023年末，一家中药企业退市（紫鑫药业），境内中药上市企业为73家，市值1.02万亿元。其中，片仔癀以总市值1 459.97亿元领跑中医药板块，云南白药和同仁堂排名分列第二、三位，市值分别为 883.16 亿元和 736.48 亿元，相较于往年市值有所下降。达仁堂、太极进入市值前十。前十名企业总市值共达 5 546.66 亿元，占全部上市公司市值的 54.18%。榜单的市值排名前十公司中，同仁堂、太极、济川、东阿阿胶、达仁堂、白云山 6 家市值处于正增，分别为 20.19%、11.34%、8.84%、4.13%、3.28%、0.21%，其余 4 家跌幅较往年下降，见表 4－12。

表 4－12　2023 年境内上市中药企业市值排名前 10

序号	企业名称	2023 年末市值(亿元)	2022 年末市值(亿元)	市值变化(亿元)	涨跌幅(%)
1	片仔癀	1 459.97	1 740.33	−280.36	−16.11
2	云南白药	883.16	976.77	−93.61	−9.58
3	同仁堂	736.48	612.77	123.71	20.19
4	华润三九	491.42	500.54	−9.12	−1.82
5	白云山	464.98	463.99	0.99	0.21
6	以岭药业	385.43	462.64	−77.21	−16.69
7	东阿阿胶	317.61	305.01	12.60	4.13
8	济川药业	289.72	266.19	23.53	8.84
9	达仁堂	259.16	250.92	8.24	3.28
10	太极集团	258.73	232.38	26.35	11.34

二、营收增速提升，行业趋势向好

2023 年，73 家上市中药企业营收总额 3 715.96 亿元，与 2022 年的 3 495.49 亿元相比增长 6.31%。其中实现正增长 49 家，占比 67.12%；负增长 24 家，占比 32.87%。全年营收增速超过 10%的共有 31 家，超过 20%的有 10 家，数量相较于 2022 年明显上升，见表 4－13。营收增幅最高的是上海凯宝(＋42.47%)、康惠制药(＋36.92%)和华润三九(＋36.83%)。

表 4－13　2023 年境内上市中药企业营收增速排位前 10

序号	企业名称	总营收(亿元)	营收增长率(%)
1	上海凯宝	15.94	42.47
2	康惠制药	6.73	36.92
3	华润三九	247.39	36.83
4	贵州三力	16.35	36.10

续 表

序号	企业名称	总营收(亿元)	营收增长率(%)
5	陇神戎发	10.80	35.06
6	葫芦娃	19.05	25.75
7	西藏药业	31.34	22.69
8	贵州百灵	42.63	20.42
9	特一药业	10.67	20.38
10	吉林敖东	34.49	20.25

全年营收过百亿元中药上市企业有 8 家，过 10 亿元的企业 52 家，数量相比 2022 年有所增加。营收过百亿元的 8 家企业全年营收总额 2065 亿元，与 2022 年的 1823 亿元相比增长 13.25%，见表 4-14。过百亿企业中 6 家都保持正增长，其中 4 家增长超过 2 位数。

表 4-14　2023 年境内上市中药企业营收超百亿元企业

序号	企业名称	总营收(亿元)	营收增长率(%)
1	白云山	755.15	6.68
2	云南白药	391.11	7.19
3	华润三九	247.39	36.83
4	同仁堂	178.61	16.19
5	太极集团	156.23	10.58
6	步长制药	132.45	−11.41
7	以岭药业	103.18	−17.67
8	片仔癀	100.58	15.69

三、政策支持效应显现，企业盈利能力增强

2023 年是中国医药行业发展过程中具有转折意义的一年，伴随着防疫政策的整体调整，国家层面从中药研发创新、医保准入、质量管理、体系建设等多个维度持续推动中医药振兴发展。从宏观层面来看，我国中药行业销售额已恢复到疫情前水平，发展趋势整体持续向好。中成药是我国中药产业的重要组成部分，也是药品子行业中增速较快的细分领域，从全年来看，中药板块已经成为支撑制药工业实现正增长的重要增长点。

73 家境内上市中药企业中，有 69 家在年报中披露了利润或增幅数据。2023 年，73 家企

业利润总额351.8亿元，与2022年的272.8亿元相比增加29.0%。全年利润增长的有64家，占比87.6%；同比下降的仅9家，占比12.3%。73家中药企业营业收入增长6.3%，利润却同比增加29.0%，表现为行业整体盈利能力提升。

全年利润超过40亿元的仅有云南白药和白云山，超20亿元的有华润三九、济川药业和片仔癀，超10亿元的企业共计11家，相较于2023年增加了3家；11家净利润合计244.4亿元，同比2022年的214.54亿元增长13.9%，见表4-15。73家企业中，剔除5家未公布利润增长率企业，全年利润增幅最大企业为天士力，增长率为505.3%，太龙药业、珍宝岛、太极集团、西藏药业利润增幅均超过100%，见表4-16。

表4-15 2023年利润过10亿中药企业

序号	企业名称	利润(亿元)	利润增长率(%)
1	云南白药	40.94	36.41
2	白云山	40.56	2.25
3	华润三九	28.53	16.50
4	济川药业	28.23	30.04
5	片仔癀	27.97	13.15
6	同仁堂	16.69	16.92
7	吉林敖东	14.60	−18.02
8	以岭药业	13.52	−42.76
9	东阿阿胶	11.51	47.55
10	葵花药业	11.19	29.05
11	天士力	10.71	505.34

表4-16 2023年利润增幅排位前10位中药企业

序号	企业名称	利润(亿元)	利润增长率(%)
1	天士力	10.71	505.34
2	太龙药业	0.44	160.32
3	珍宝岛	4.73	154.93
4	太极集团	8.22	131.99
5	西藏药业	8.01	116.56
6	亚宝药业	2.00	90.71

续　表

序号	企业名称	利润(亿元)	利润增长率(%)
7	上海凯宝	3.28	71.84
8	陇神戎发	0.62	58.95
9	东阿阿胶	11.51	47.55
10	贵州三力	2.93	45.12

四、研发投入保持增长，头部企业加码创新

73家境内上市中药企业2023年平均研发费用率为3.85%，与2022年的3.87%相比略微下降；研发费用总额100.84亿元，较2022年增长7.93%。28家中药上市公司研发投入过亿，7家研发投入未及千万，研发投入超2亿元的企业见表4-17。研发费用增长的有44家，占比60.27%，减少的有29家，占比39.73%。73家上市企业中，头部企业对研发投入占比较大，研发投入TOP10的企业研发总投入占全行业57.04%，相较于2022年增长6.28%，其中，增幅较大为康恩贝(+52.31%)、同仁堂(+28.68%)、康缘药业(+27.40%)、华润三九(+20.30%)、步长制药(+17.94%)、天士力(+8.51%)，见表4-18。

表4-17　2023年研发费用超2亿元上市中药企业

序号	企业名称	研发经费(亿元)	变动比例(%)	研发费用率(%)
1	天士力	9.17	8.51	10.57
2	以岭药业	8.53	−17.33	8.27
3	白云山	7.82	4.55	1.04
4	康缘药业	7.72	27.40	15.85
5	华润三九	7.15	20.30	2.89
6	济川药业	4.64	−16.07	4.81
7	云南白药	3.36	−0.21	0.86
8	步长制药	3.35	17.94	2.53
9	康恩贝	2.98	52.31	4.43
10	同仁堂	2.80	28.68	1.57
11	太极集团	2.34	113.52	1.50
12	片仔癀	2.32	1.01	2.31
13	红日药业	2.16	−8.91	3.53

表 4-18　2023 年研发费用率排名前 10 的上市中药企业

排序	企业名称	总营收(亿元)	研发费用(亿元)	费用率(%)
1	龙津药业	0.87	0.22	25.65
2	康缘药业	48.68	7.72	15.85
3	华森制药	6.92	0.78	11.30
4	天士力	86.74	9.17	10.57
5	以岭药业	103.18	8.53	8.27
6	维康药业	5.20	0.43	8.24
7	桂林三金	21.72	1.58	7.28
8	方盛制药	16.29	1.08	6.63
9	寿仙谷	7.84	0.50	6.33
10	太龙药业	20.70	1.28	6.17

五、头部企业引领中药行业增长与创新

从营收、利润、研发费用 3 项指标来看，73 家企业的头部企业的规模、盈利能力和未来发展潜力都显示出更大的优势，在推动整个中药产业发展中起到引领示范作用。2023 年年报数据显示，8 家过百亿公司的营收占 73 家上市公司总营收的 55.52%；全年利润超过 10 亿元的 11 家企业，净利润合计 244.44 亿元，占 73 家上市企业总利润的 69.48%；研发费用投入前 13 家企业总研发费用 64.34 亿元，占 73 家上市企业总研发费用的 63.80%。此外，根据国家药品监督管理局药品审评中心(center for drug evaluation, CDE)公布的受理品种信息显示，2023 年中药新药临床试验申请(investigational newdrug application, IND)、新药生产上市申请(new drug application, NDA)合计 98 项，其中 30 项由上市公司单独发起或联合其他医药科技公司申请，占比 30.61%。2023 年，上市中药企业共计获得 1 类新药临床试验许可 12 项，2 类新药临床试验许可 4 项；获得新药批准上市 5 项，其中经典名方制剂 2 项，康缘、以岭保持每年都有中药新药上市的态势。另外，浙江佐力获得新的注册管理办法实施以来，首个同名同方药批准上市，引起行业的广泛关注。

值得注意的是，在 2023 年年报中有 35 家企业(占比 48.61%)披露了推进数字化、智能化技术改造传统中药产业的举措，其中以康缘、天士力、马应龙、同仁堂、华润三九、红日药业、白云山、太极集团、云南白药、片仔癀、以岭药业、步长制药、东阿阿胶等企业成效最为突出，显示出中药行业积极拥抱新质生产力，实现高质量发展的趋势。

六、总结

近年来，国家政策的支持为中药行业提供了历史性发展机遇。2023 年，尽管整体股市表现不佳，但中药行业却能保持总体增长。特别是头部企业不但保持了规模、营收和利润增长方面的优势地位，而且加大了产品研发和智能制造方面的投入，行业分化趋势进一步加剧，有利于资源集中和行业整体效率和竞争力的提升。

第四节 中药新药审评审批

一、中药注册管理专门规定

为促进中医药传承创新发展，遵循中医药研究规律，加强中药新药研制与注册管理，国家药监局制定了《中药注册管理专门规定》(2023 年第 20 号)(以下简称《专门规定》)。《专门规定》共 11 章 82 条，包括总则、中药注册分类与上市审批、人用经验证据的合理应用、中药创新药、中药改良型新药、古代经典名方中药复方制剂、同名同方药、上市后变更、中药注册标准、药品名称和说明书等内容。《专门规定》具有以下主要特点：

(一) 将药品的基本要求与中药特殊性有机结合

中药与其他药品的共同点是以临床价值为导向，用于人体疾病的预防、治疗、诊断，而不同点在于中药具有丰富的临床人用经验，中药的人用经验蕴含着重要的有效性和安全性信息，“临床—实验室—临床”是中药新药研发的主要路径和特点。因此，《专门规定》遵循中药研制规律和特点，不断强化“以临床价值为导向、重视人用经验、全过程质量控制”等研制理念，将中药的生产工艺、质量标准、药效学、毒理学、临床研究等各研制内容有机结合，结合药品安全性、有效性、质量可控性的基本要求，建立起符合药品注册技术要求，具有中药特点的审评审批体系。

(二) 辩证处理好中药传承与创新的关系

推动中药高质量发展，要善于传承、勇于创新。中医药具有历史悠久的临床实践，为中药研发提供了宝贵经验和指导理论；同时，中药的创新发展也需要充分运用现代科学技术。中药的传承与创新是相互统一、相互依存、相互促进的关系。《专门规定》明确中药新药研制应当注重体现中医药原创思维及整体观，鼓励运用传统中药研究方法和现代科学技术研究、开发中药；支持研制基于古代经典名方、名老中医经验方、医疗机构中药制剂等具有丰富中医临床实践经验的中药新药。同时，《专门规定》鼓励应用新兴科学和技术研究阐释中药的作用机理，鼓励将真实世界研究、新型生物标志物、替代终点决策、以患者为中心的药物研发、适应性设计、富集设计等用于中药疗效评价，在此基础上推动中药新药研制创新。

（三）充分尊重中药人用经验

中医药学极其注重临床实践，中医药具有悠久的人用经验和数据，人用经验反映了中药的实践性特点。中药研制一般具有“源于临床，用于临床”的特点，中药新药在上市前多数已有一定的人用经验。2021 年以来，国家药监局加快了构建“三结合”的中药审评证据体系步伐。《专门规定》充分重视“人用经验”对中药安全性、有效性的支撑，设立专章，对中药人用经验的具体内涵，作为支持中药临床有效性与安全性证据、药学研究要求，以及人用经验证据支持注册申请的情形等进行明确，促进了“三结合”审评证据体系的加快建立和完善；同时，还明确注册申请人可根据中药人用经验对中药安全性、有效性的支持程度和不同情形，在研制时可选择不同的临床研究路径，将极大地激发中药新药研制的活力。

（四）系统阐释了中药注册分类研制原则要求

目前，调整后的中药注册分类尊重中药研发规律、突出中药特色，鼓励具有中医药特点的中药复方制剂创新，注重以临床价值为导向，不再以物质基础作为划分注册类别的依据。《专门规定》按照调整后的中药注册分类（中药创新药、中药改良型新药、古代经典名方中药复方制剂及同名同方药等）的不同特点，分章节系统阐释。依法简化古代经典名方中药复方制剂审批，构建与制剂特点相适应的审评模式，促进古代经典名方中药复方制剂研发。

（五）中药新药临床定位多元性

《专门规定》基于中医药在临床中发挥的作用和特点，明确了中药的疗效评价应当结合中医药临床治疗特点，确定与中药临床定位相适应、体现其作用特点和优势的疗效指标；挖掘中医药临床价值，列举了可作为中药疗效评价的 8 种情形（对疾病痊愈或者延缓发展、病情或者症状改善、患者与疾病相关的机体功能或者生存质量改善、与化学药品等合用增效减毒或者减少毒副作用明显的化学药品使用剂量等情形），丰富了以临床价值为导向的多元化中药临床疗效评价方法，促进了中医药独特的评价方法与体系的建立，为中药新药研制拓展思路。

《专门规定》是在《中药注册管理补充规定》实施基础上，充分吸纳药品审评审批制度改革成熟经验，结合疫情防控中药成果转化实践探索，借鉴国内外药品监管科学研究成果，全方位、系统地构建了中药注册管理体系，并与新修订《药品管理法》《药品注册管理办法》有机衔接，在药品注册管理通用性规定的基础上，进一步对中药研制相关要求进行细化，加强了中药新药研制与注册管理。

二、中药新药注册情况分析

当前新一轮技术变革加速发展，围绕新机制、新靶点药物的基础研究和转化应用不断取得新突破，以细胞治疗、基因治疗、小核酸药物等为代表的新一代疗法日渐成熟，生物医药产业进入新阶段，药品注册申请申报量持续增长。2023 年，中药注册申请受理数量(以受理号计，下同)和审结数量均创近 5 年新高。2023 年，药审中心受理 1 163 件需技术审评的中药注册申请。按审评序列统计，受理 IND 75 件，NDA 26 件，补充申请 1 054 件，同名同方药、化学仿制药上市许可申请(ANDA)1 件，境外生产药品再注册申请 7 件。2023 年需技术审评的中药注册申请受理情况见图 4－3。

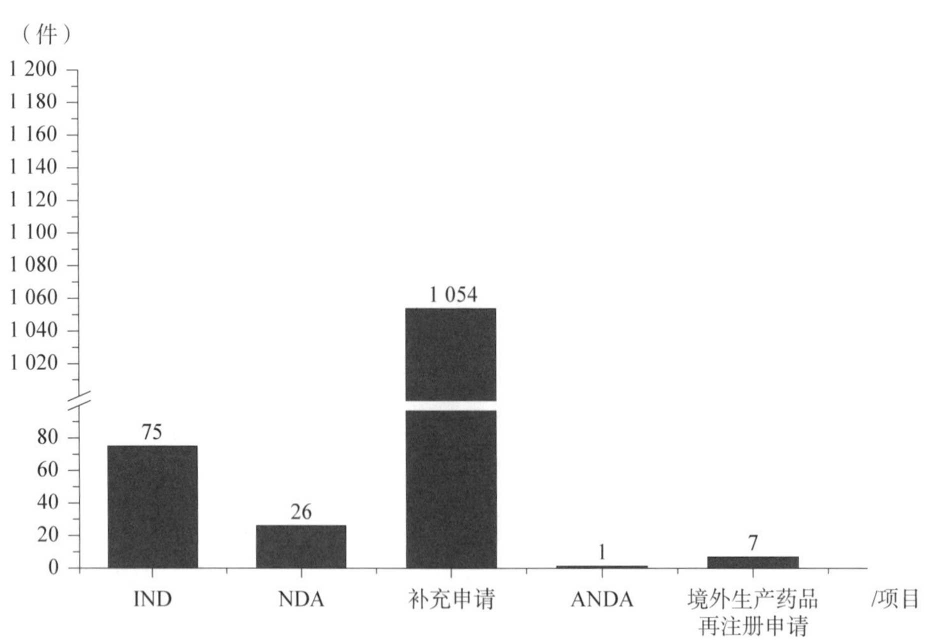

图 4－3 2023 年需技术审评的中药注册申请受理情况

2023 年，药审中心审结 878 件需技术审评的中药注册申请。按审评序列统计，审结 IND

77 件,NDA 21 件,ANDA 1 件补充申请 768 件,境外生产药品再注册申请 8 件,复审 3 件。2023 年需技术审评的中药注册申请审结情况见表 4-19。

表 4-19　2023 年需技术审评的中药注册申请审结情况

注册申请类别	审结数量(件)			
	批准/建议批准	不批准/建议不批准	其他	合计
IND	63	0	14	77
NDA	11	4	6	21
ANDA	1	0	0	1
补充申请	688	8	72	768
境外生产药品再注册申请	8	0	0	8
复审	0	1	2	3
总结	771	13	94	878

三、中药新药获批情况分析

2023 年,国家药品监督管理局共批准 11 个(以批准文号计)中药品种的上市许可,包括 6 个中药创新药、1 个中药改良型新药、3 个古代经典名方中药复方制剂和 1 个同名同方药,首次批准中药改良型新药小儿豉翘清热糖浆及同名同方药百令胶囊的上市许可申请,实现新的中药注册分类调整后 4 个类别的全覆盖,见表 4-20。

表 4-20　2023 年获批上市中药新药情况

序号	药品名称	功能主治	上市许可持有人	批准日期	批准文号	注册分类
1	参郁宁神片	益气养阴,宁神解郁。用于轻、中度抑郁症中医辨证属气阴两虚证者,症见失眠多梦,多疑善惊,口咽干燥,舌淡红或红,苔薄白少津,脉细或沉细等	广东思济药业有限公司	20230608	国药准字 Z20230001	1.1
2	枇杷清肺颗粒	清肺经热。用于肺风酒刺,症见面鼻疙瘩,红赤肿痛,破出粉汁或结屑等	吉林敖东洮南药业股份有限公司	20230726	国药准字 C20230001	3.1
3	小儿紫贝宣肺糖浆	宣肺止咳,化痰利咽。用于小儿急性气管—支气管炎风热犯肺证,症见咳嗽不爽或咳声重浊,痰黄黏稠,不易咳出,恶风,汗出,咽痛,口渴,鼻浊流涕等,舌苔薄黄,脉浮数	健民药业集团股份有限公司	20231019	国药准字 Z20230002	1.1

续 表

序号	药品名称	功能主治	上市许可持有人	批准日期	批准文号	注册分类
4	通络明目胶囊	化瘀通络，益气养阴，止血明目。用于2型糖尿病引起的中度非增殖性糖尿病视网膜病变血瘀络阻、气阴两虚证所致的眼底点片状出血，目睛干涩，面色晦暗，倦怠乏力，舌质淡，或舌暗红少津，或有瘀斑瘀点，脉细，或脉细数，或脉涩	石家庄以岭药业股份有限公司	20231019	国药准字Z20230003	1.1
5	枳实总黄酮片	行气消积、散痞止痛。用于功能性消化不良，症见餐后饱胀感，早饱，上腹烧灼感和上腹疼痛等	江西青峰药业有限公司	20231019	国药准字Z20230004	1.2
6	枳实总黄酮提取物	行气消积、散痞止痛。用于功能性消化不良，症见餐后饱胀感，早饱，上腹烧灼感和上腹疼痛等	江西青峰药业有限公司	20231019	国药准字Z20230005	1.2
7	香雷糖足膏	清创后创面截面积小于25 cm^2 的Wagner 1级糖尿病足部伤口溃疡	合一生技股份有限公司	20231109	国药准字ZC20230001	1.1
8	小儿豉翘清热糖浆	宣肺止咳，化痰利咽。用于小儿急性气管—支气管炎风热犯肺证，症见咳嗽不爽或咳声重浊，痰黄黏稠，不易咳出，恶风，汗出，咽痛，口渴，鼻浊流涕等，舌苔薄黄，脉浮数	济川药业集团有限公司	20231117	国药准字Z20230006	2.2
9	一贯煎颗粒	滋阴疏肝。用于慢性肝炎，慢性胃炎，胃及十二指肠溃疡，肋间神经痛，神经症等属阴虚肝郁者	神威药业集团有限公司	20231226	国药准字C20230003	3.1
10	济川煎颗粒	温肾益精，润肠通便。用于肾虚便秘证，症见大便秘结，小便清长，腰膝酸软，头目眩晕，舌淡苔白，脉沉迟	江苏康缘药业股份有限公司	20231226	国药准字C20230002	3.1
11	百令胶囊	补肺肾，益精气。用于肺肾两虚引起的咳嗽、气喘、腰背酸痛以及慢性支气管炎的辅助治疗	浙江佐力药业股份有限公司	20231229	国药准字Z20233001	4

四、中药配方颗粒备案情况分析

截至2023年12月31日，中药配方颗粒上市备案数22 727个，跨省销售备案数264 707个。其中2023年中药配方颗粒上市备案数10 448个，跨省销售备案数147 075个。

五、医疗机构中药制剂情况分析

截至2023年底，全国31个省(区、市)共有37 535个医疗机构中药(含民族药)制剂批准文号，其中20 382个备案的医疗机构中药(含民族药)制剂。各地医疗机构中药(含民族药)制剂批准文号和备案情况如图4-4、表4-21所示。

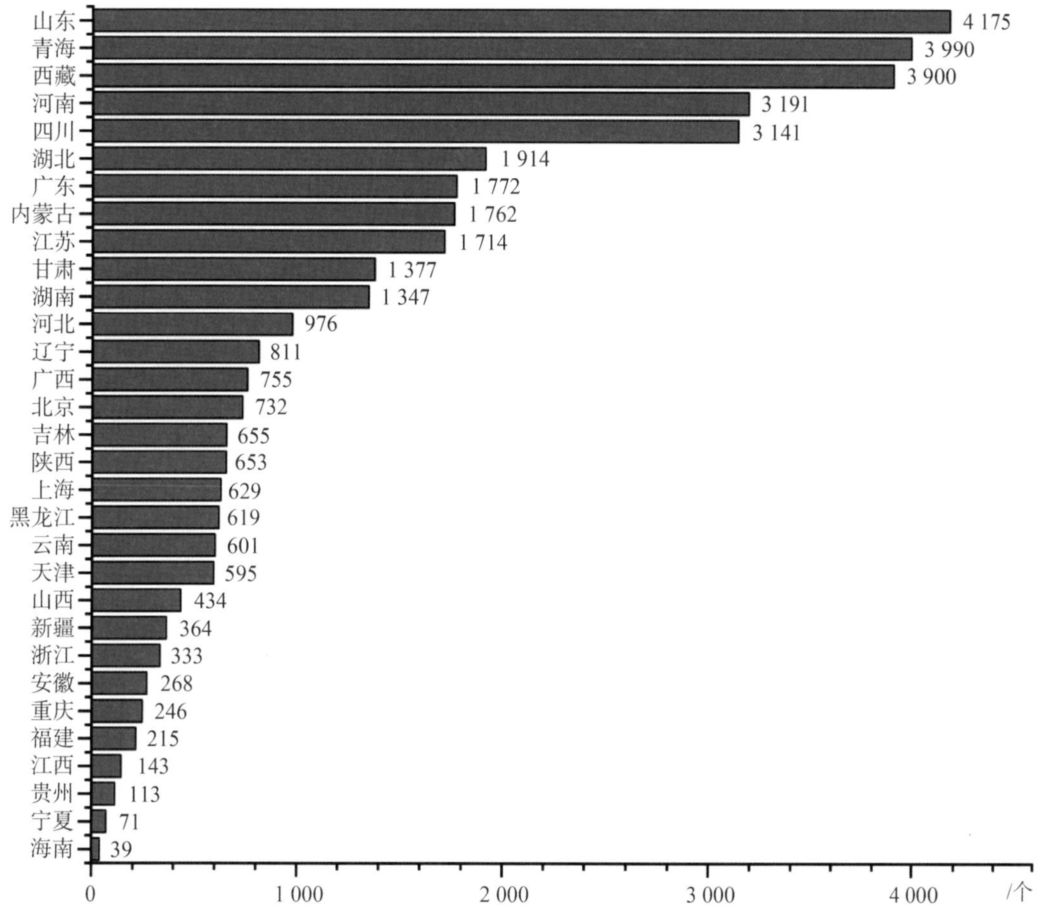

图 4-4　截至 2023 年底 31 个省(区、市)医疗机构中药(含民族药)制剂总数

表 4-21　各地医疗机构中药(含民族药)制剂备案情况

省(区、市)	2019 年新备案(个)	2020 年新备案(个)	2021 年新备案(个)	2022 年新备案(个)	2023 年新备案(个)
北京	30	72	55	53	12
天津	9	80	29	127	5
河北	4	18	5	71	38
山西	102	29	119	31	18
内蒙古	239	1 684	365	33	18
辽宁	41	29	21	23	40
吉林	33	245	65	127	132
黑龙江	24	86	38	95	224
上海	75	71	80	18	26
江苏	10	12	27	28	20

省(区、市)	2019年新备案(个)	2020年新备案(个)	2021年新备案(个)	2022年新备案(个)	2023年新备案(个)
浙江	11	42	6	16	33
安徽	29	25	59	48	29
福建	5	67	21	19	9
江西	1	12	6	17	10
山东	12	43	24	21	47
河南	66	145	152	147	209
湖北	0	19	21	26	7
湖南	66	74	123	128	208
广东	8	3	10	22	38
广西	87（含民族药3个）	31（含民族药6个）	22（含民族药8个）	21	20
海南	1	0	3	2	4
重庆	27	21	34	55	18
四川	381	1274	826	517	127
贵州	0	7	4	17	27
云南	0	13	126（含藏药注册转备案121个）	142	21
西藏	434	434	434	191	847

六、中药新药研发及审评发展趋势

随着《中药注册分类及申报资料要求》(2020年第68号)、《中药注册专门管理规定》(2023年第20号)、《关于加快古代经典名方中药复方制剂沟通交流和申报的有关措施》等政策文件的实施，中药领域研发创新活跃，中药新药注册申请数量再创新高。截至2023年底，已有8个古代经典名方中药复方制剂新药上市，首次批准中药改良型新药及同名同方药的上市许可申请，实现新的中药注册分类调整后4个类别的全覆盖。中药新药研发及审评发展趋势清晰，将全力推动中药审评审批机制改革，促进中药传承创新发展，聚焦前沿技术领域，全面加强中药监管科学研究，加强信息化建设，以智慧监管助力中药审评现代化。

第五节
中药资源发展现状

中药资源是国家战略性资源。尤其是随着健康中国战略的深入实施，人民健康意识不断增强，中医药大健康需求以及产业高质量发展的需求不断增加，中药资源的可持续发展与合理利用备受关注。

1949 年以来，我国分别于 1960—1962 年、1969—1973 年、1983—1987 年、2011—2022 年组织开展了 4 次全国范围的中药资源普查。第一次全国中药资源普查出版的《中药志》收载了 400 多种中药材。第二次全国中药资源普查出版的《全国中草药汇编》收载了 2 300 多种中药。第三次全国中药资源普查出版的《中国中药资源》收载了中药资源 12 807 种。根据国家中医药管理局组织开展的第四次全国中药资源普查，基本摸清了我国中药资源的现状本底情况，掌握了我国中药资源种类、分布、蕴藏量等基础信息。

一、我国中药资源与蕴藏总量概况

我国现有中药资源 18 817 种，其中药用植物 15 321 种、药用菌物 826 种、药用动物 2 517 种、药用矿物 153 种。药用植物种类占总种类数的 81.42%，是中药资源的主要组成部分。药用菌物占 4.39%，药用动物占 13.38%，药用矿物占 0.81%(表 4 - 22)。

根据《中国药用植物特有种》一书收载情况，我国特有的药用植物资源 3 151 种，分属于 786 属，154 科；此外，需要特别注意濒危药用植物情况，中国濒危药用植物资源指的是在中国分布，因自然环境变化、过度开采等原因而数量稀少、面临灭绝风险的药用植物资源，如野外灭绝的药用植物三七 *Panax notoginseng* (Burkill) F. H. Chen ex C. H. Chow。《中国药用植物红皮书》收载了 464 种濒危药用植物，分属于 114 属，59 科。包括真菌和藻类 2 种、蕨

表4-22　中国中药资源种类的构成

类别(占比)	类群	科数	属数	种数
药用植物(81.42%)	藻类	14	14	19
	苔藓植物	34	46	71
	蕨类植物	51	129	690
	裸子植物	11	41	185
	被子植物	214	2517	14356
药用菌物(4.39%)	子囊菌门	34	76	197
	担子菌门	86	231	629
药用动物(13.38%)	原生动物门	1	1	2
	多孔动物门	1	9	26
	刺胞动物门	9	10	13
	扁形动物门	1	1	1
	线形动物门	1	1	1
	星虫动物门	1	1	1
	环节动物门	9	16	45
	软体动物门	77	228	461
	节肢动物门	116	243	536
	苔藓动物门	1	2	2
	腕足动物门	3	4	4
	棘皮动物门	24	47	94
	脊索动物门	225	640	1331
药用矿物(0.81%)	矿物类			72
	岩石类			12
	化石类			7
	水资源类			2
	化学制品及其他			60

类植物43种、裸子植物18种、被子植物401种。这464种濒危药用植物被划分为6个等级，分别为野外灭绝(EW，1种)、极危(CR，28种)、濒危(EN，88种)、易危(VU，150种)、近危(NT，56种)、保护关注(CC，141种)。

二、全国部分区域中药材概况

根据国家中药材标准化与质量评估创新联盟初步统计，目前各省(区、市)药用资源种类及栽培中药材种类分布不均(见图4-5与表4-23)。2023年，我国各省中药材种植面积9500多万亩。

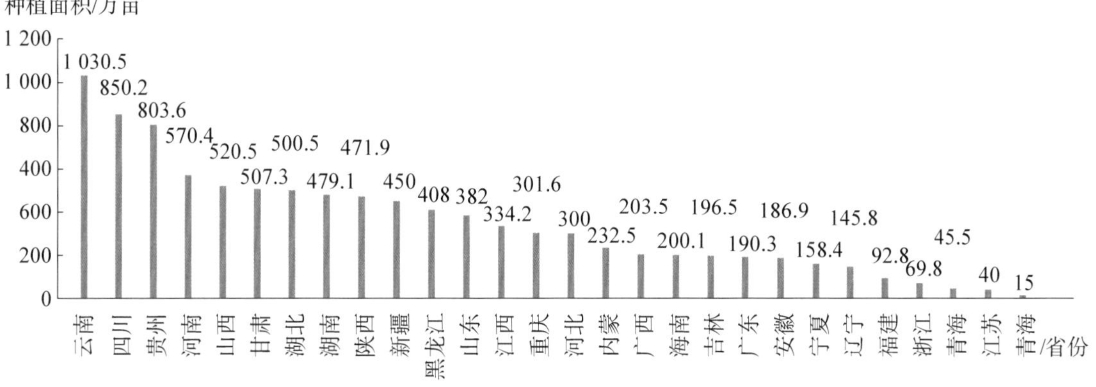

图 4-5　全国各省中药材种植面积统计

表 4-23　全国各省中药材种植面积　　单位:万亩

序号	地区	面积	序号	地区	面积
1	云南	1 030.5	16	河北	228.6
2	四川	850.2	17	广西	203.5
3	贵州	803.6	18	海南	200.1
4	河南	570.4	19	吉林	196.5
5	山西	520.5	20	内蒙古	193.7
6	甘肃	507.3	21	广东	190.3
7	湖北	500.5	22	宁夏	158.4
8	湖南	479.1	23	辽宁	145.8
9	陕西	471.9	24	福建	92.8
10	黑龙江	408	25	浙江	69.8
11	山东	382	26	青海	45.5
12	江西	334.2	27	江苏	40
13	新疆	320.3	28	青海	15
14	重庆	301.6	29	西藏	8.5
15	安徽	264.5	30	天津	0.4
合计					9 533.5

三、中药材市场行情

2023 年，中药材价格整体呈现高速上涨后低速滑落回稳的情况。上半年涨价的原因来自供需、产能、成本与资金等因素碰撞的综合结果，随后因流通渠道变现抛售及工业企业的采购调整等，下半年中药材价格开始回落调整。本轮行情的变动对后期中药材的生产、流通、需求消耗产生有一定的影响。2023 年中药材整体产需同步呈现增长，但流通环节的投机性仓储需求、金融性投资需求非常突出。

（一）中药材价格运行整体情况

2023 年，中药材价格整体呈现高速上涨后低速滑落回稳的情况（图 4－6）。上半年在细辛、紫菀、当归、党参、白术、白芍、牡丹皮、黄连、附子、胖大海、猪苓、远志等大宗品种价格快速上涨的拉动下，上半年监控流通市场大宗品种行情的中药材天地网综合 200 价格从 2 900 点跃升至 3 500 点以上，上涨超 600 点，涨幅超 20％。

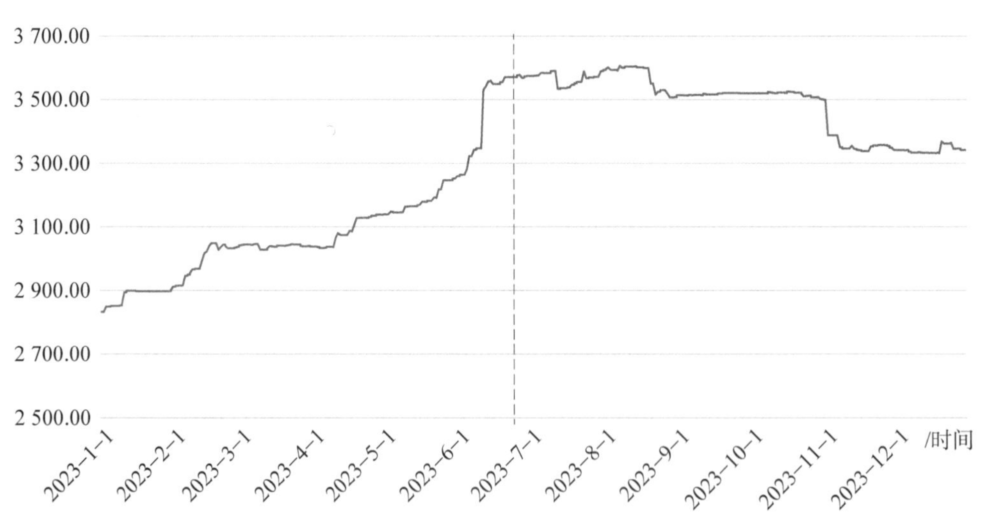

图 4－6　2023 年中药材价格综合 200 指数走动（数据来源：中药材天地网）

随后在下半年，一方面因持有的货源增值后，中药材流通人群的变现抛售，另一方面来自相关中药材消耗工业企业面对中药材原料的高价，以销定购、调整采购节奏，加上医药反腐和中成药、中药饮片、配方颗粒集采的外部环境，中药材整体价格在下半年持续向下回归调整，综合 200 指数于 2023 年底回落至 3 300 点周围，向下回调幅度 6％。2023 年下半年价格滑落的代表品种有防风、地黄、罗汉果、沙苑子、广金钱草、白前、前胡、当归、太子参、射干、川芎、紫菀等。详细数据见表 4－24 至表 4－27。

表 4-24　1 445 个监控中药材品规 2023 年价格涨幅前 10 名

元/千克

序号	类别	品种	规格	2023/1/1	2023/12/31	额度	幅度(%)
1	根茎类	猫爪草	家统　河南	85	350	265	312
2	根茎类	白术	统个　河北	16.5	58	41.5	252
3	根茎类	细辛	统根　辽宁	88	280	192	218
4	根茎类	附子	清水白附片　四川	48	140	92	192
5	树皮类	牡丹皮	黑丹抽芯 70%～80%　安徽	24	65	41	171
6	果实籽仁类	胖大海	圆果　进口	100	260	160	160
7	动物类	水牛角	统个　广西	45	110	65	144
8	根茎类	白芍	尾芍　安徽	14	32	18	129
9	菌藻类	猪苓	统个　家种	53	120	67	126
10	根茎类	龙胆	北统　辽宁	60	130	70	117

表 4-25　1 445 个监控中药材品规 2023 年价格跌幅前 10 名

单位:元/千克,罗汉果:元/个

序号	类别	品种	规格	2023/1/1	2023/12/31	额度	幅度(%)
1	全草类	瞿麦	统　较广	27	8	−19	−70
2	根茎类	芦根	统片　河北	45	14	−31	−69
3	果实籽仁类	罗汉果	小个　广西	1	0.35	−0.65	−65
4	全草类	马鞭草	统　较广	37	13	−24	−65
5	果实籽仁类	柠檬	统片　四川	55	20	−35	−64
6	果实籽仁类	沙苑子	统　陕西	140	55	−85	−61
7	果实籽仁类	车前子	统　江西	62	25	−37	−60
8	根茎类	防风	秧播　河北	53	23	−30	−57
9	全草类	佩兰	统　较广	18	8.5	−9.5	−53
10	根茎类	绵马贯众	统个　东北	23	11	−12	−52

表 4-26　200 个大宗中药材品种 2023 年涨幅前 10 名

单位:元/千克

序号	样本药材	2023/1/1	2023/12/31	涨跌情况	额度	幅度(%)
1	细辛　统根　辽宁	88	280	涨↑	192	218
2	附子　清水黑顺片　四川	33	100	涨↑	67	203
3	白术　统个　安徽	27	78	涨↑	51	189
4	胖大海　圆果　进口	100	260	涨↑	160	160

续 表

序号	样本药材	2023/1/1	2023/12/31	涨跌情况	额度	幅度(%)
5	龙胆　北统　辽宁	60	130	涨↑	70	117
6	牡丹皮　刮丹抽芯 70%～80% 安徽	37	80	涨↑	43	116
7	紫菀　水洗个　安徽	33	70	涨↑	37	112
8	远志　肉统　山西	100	200	涨↑	100	100
9	党参　中条　甘肃	68	135	涨↑	67	99
10	当归　箱装　甘肃	68	130	涨↑	62	91

表 4-27　200 个大宗中药材品种 2023 年跌幅前 10 名　　元/千克

序号	样本药材	2023/1/1	2023/12/31	涨跌情况	额度	幅度(%)
1	车前子　统　江西	62	25	跌↓	−37	−60
2	防风　秧播　河北	53	23	跌↓	−30	−57
3	广藿香　统个　广东	24	13	跌↓	−11	−46
4	山银花　开花无硫烤干　湖南	80	45	跌↓	−35	−44
5	半枝莲　二茬全草　河南	19.5	11	跌↓	−8.5	−44
6	川芎　炕统个　四川	35	21	跌↓	−14	−40
7	射干　统个　河北	180	110	跌↓	−70	−39
8	荆芥　全草　河北	20	13	跌↓	−7	−35
9	水蛭　清水统　较广	1 880	1 250	跌↓	−630	−34
10	金银花　色白花无杆　山东	215	145	跌↓	−70	−33

(二) 中药材价格波动因素分析

2023 年上半年中药材价格的快速上涨,原因有部分大宗中药材品种之前多年的低价导致农户弃种,加上一些品种因天气造成的减产。在冻库等设施条件不断发展的条件下,在量化宽松的货币环境下,中药材流通渠道的资金增加明显,中药材的投资金融属性被放大,热钱加流通渠道人群的热情铸就了 2023 年上半年不断上涨的中药材行情,相关因素具体分析如下：

一是供需因素。供需是决定价格的关键,中药材供给的基础是广大的药农,药农以获得收益为目的来种植生产中药材,一旦相关品种行情长期不佳,在药农选择的变化下,这些产能就会不足,如牡丹皮、甘草、白术和款冬花等品种,之前动辄 3 年以上的低价期,农户在那些年收益低持续减种,2023 年供需矛盾进一步加剧。

二是天气因素。绝大部分中药材都种在地里，靠天吃饭，属于气候密切型产品，一旦天气发生较大异常，供给侧就面临非常大的挑战，而近年天气的情况又愈加复杂，如遭遇倒春寒的连翘，遭受高温的黄连，遭遇干旱的附子、龙胆，遭受水涝的白术等，都是因为天气而发生的产能波动，进而推动价格在2023年发生变化。

三是成本因素。在社会整体物价水平持续上升的背景下，中药材的生产成本也被逐步抬高，人力成本在产地上基本一年一个价，农机、农具、农药、化肥、种子、塑料薄膜、燃料等产地生产要素的上涨，也在持续推动中药材生产成本的提高。

四是资金因素。三年疫情让社会整体经济环境受到一定挑战，房地产等领域经济回报的下行，社会上高收益资产的缺乏，使得部分热钱资金在寻找保值增值的出口后，选择了中药材流通领域，加上宽松的货币政策下，贷款的低息化与便捷化，业内人员也有更大的资金池，整体资金因素加快了中药材的购销频率。

五是其他因素。随着国内仓储物流基础设施的长足发展，全国公共型冷库总面积持续增长，加上物流发车的方便，中药材购货仓储更加高效与便捷，中药材仓单化交易发展助推了中药材流通市场的购销效率。

（三）中药材价格波动影响分析

2023年中药材价格整体行情上半年上涨、下半年回落调整的波动，对中药材的生产、流通、需求消耗都有一定的影响。

一是对中药材生产端的影响。首先，是中药材生产成本风险的变化，例如当归、党参、白芷等品种涨价以后，新栽种的种子种苗成本也大幅度上升，相关药农新下种之后，因成本增高而带来的栽种风险性会变大。其次，是后期产能变化的不确定性加大，过去中药材高价往往会带来高产能的刺激，从而迅速弥补前期的产能不足，但这轮中药材价格在短期内进行上下震荡后，产地种植户受到的警示效应更强，后期是否选择扩种也会进行更理智的考虑。最后，是部分中药材生产群体的身份会有所转型，部分生产群体在获得品种价格波动的收益后，会转型育苗者和种子种苗商家，推广中药材种植，进而增加中药材的供应资源堆积。

二是对中药材交易流通端的影响。首先，中药材流通经营者的两极分化情况会加重，强者更强、弱者更弱，在上半年捏住行情及时变现的流通经营商会获益颇丰，而下半年入场时机不对的中药材流通经营商会有很大的持仓压力及流动性风险。其次，流通渠道的资源整合会增加，高度变化的市场会促成从业人群的抱团取暖，品种联盟、区域联盟会不断增多。最后，中药材流通领域中的资金沉淀会变多，除非有新的高收益出口，否则相关商家获益的资金还会大部分继续积蓄在中药材流通领域，并继续进行投机性仓储，加大中药材的价格风险。

三是对中药材需求工业端的影响。首先,中药材需求工业端的中药材行情意识会提高,本轮行情变化下,因行情认知的不同,不同需求企业间的原料成本会有巨大的差距。其次,中药材需求工业端的中药材原料战略采购与储备意识会有很大发展,在行情意识觉醒后,需求工业企业会更加注重自身的中药材原料战略采购与储备。最后,中药材需求工业端会更进一步地往中药材生产前端发力,会更加深度的认知产地供应商,会将产地供应商纳入自己的战略系统,会进一步促进产地供应商协同自己在品种上的战略采购,会引导产地供应商在品种上进行生产保障行为。

(四) 中药材整体产需分析

2023 年之前,中药材价格已经整体呈现 4 年的上涨(图 4-7),行情对产能是刺激性的,加上产业政策和产地扶贫等情况,中药材种植面积出现连续的扩大(图 4-8)。

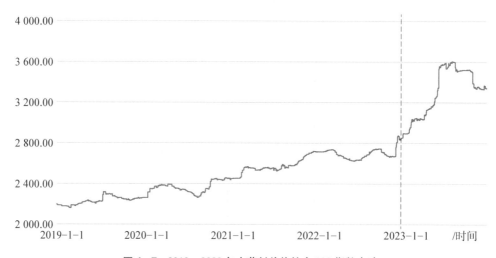

图 4-7 2019—2023 年中药材价格综合 200 指数走动

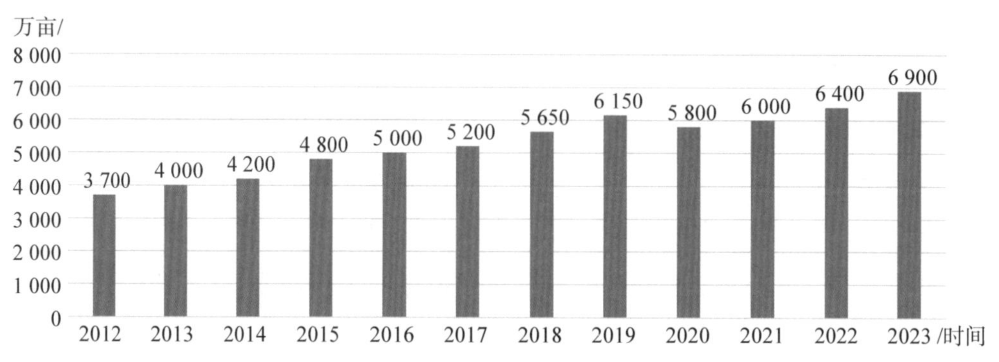

图 4-8 常用中药材种植面积趋势

2023 年,中药材的整体需求也同步呈现增长(图 4－9),但 2023 年作为中药材行情大牛市的一年,除了成药、饮片企业等的正常消耗性需求外,整个中药材流通环节的投机性仓储需求、金融性投资需求非常突出。这些需求让相关中药材品种资源在流通环节不断的交易、倒手、仓储,循环往复,品种货源并未真正进入到最后的消耗使用环节,而是一直堆积在中间环节。

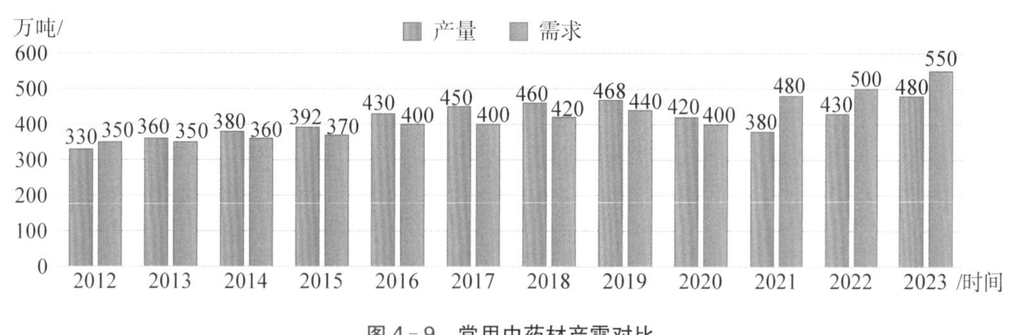

图 4－9 常用中药材产需对比

例如 2023 年涨价的代表中药材白芍,该品种年常规消耗量在 15 000 吨左右。2022—2023 年白芍已呈现连续增产,2022 年产量 15 000 吨左右,2023 年产量 18 000 吨左右,实际产需并无太大矛盾,但在 2023 年白芍非常受流通环节投机性仓储需求、金融性投资需求的欢迎,在正常的消耗需求之上,二级市场突增了 1 万吨以上的相关需求,人为形成的供需矛盾,拉动白芍价格在 2023 年再次上涨。

四、政策变化

2023 年,国务院办公厅发布了《中医药振兴发展重大工程实施方案》(以下简称《方案》),《方案》中明确提出了“中药质量提升及产业促进工程”,要求围绕中药种植、生产、使用全过程,充分发挥科技支撑引领作用,加快促进中药材种业发展,大力推进中药材规范种植,提升中药饮片和中成药质量,推动中药产业高质量发展。

其中涉及中药资源的包括中药材种业质量提升、中药材规范化种植、中药炮制技术传承创新三部分。

(一) 中药材种业质量提升

(1) 建设目标。中药材种质资源收集保存、鉴定评价、优良品种选育与良种繁育能力进一步提升,优质种子种苗大规模推广应用,中药资源监测能力明显提高,从源头保障中药材质量。

(2) 建设任务。一是支持国家药用植物种质资源库建设。二是引导地方建设一批中药材种子种苗专业化繁育基地，推动制定种子种苗标准。三是依托第四次全国中药资源普查工作成果，健全中药资源动态监测体系。

(3) 配套措施。出台中药材种子管理办法，从法规层面规范中药材种子种苗生产经营资质和经营行为，打击种业违法行为。加强部门协同，形成中药资源管理合力。

(4) 部门分工。国家中医药管理局、农业农村部等负责。

(二) 中药材规范化种植

(1) 建设目标。道地药材生产布局更加优化，珍稀濒危中药材人工繁育技术取得突破，中药材生产先进适用技术实现有效转化和示范推广，进一步推动中药材资源可持续利用。

(2) 建设任务。一是引导地方建设一批道地药材生产基地。二是建设一批珍稀濒危中药材野生抚育、人工繁育基地。三是制定常用300种中药材种植养殖技术规范和操作规程。四是广泛开展中药材生态种植、野生抚育和仿野生栽培，开发30～50种中药材林下种植模式并示范推广。五是统一中药材追溯标准与管理办法，依托现有追溯平台，建立覆盖主要中药材品种的全过程追溯体系。六是依托现有药品监管体系，搭建一批中药材快速检测平台。

(3) 配套措施。国务院有关部门出台全国道地药材目录，推进实施中药材生产质量管理规范(GAP)，加强道地药材产区规划和规范化种植。各地要强化道地药材资源保护和生产管理，在项目、政策等方面予以倾斜，建立部门协同机制，统筹力量协同推进中药材质量提升。

(4) 部门分工。农业农村部、国家中医药管理局、国家林草局、国家药监局等负责。

(三) 中药炮制技术传承创新

(1) 建设目标。深入研究中药炮制理论和技术，阐释中药炮制机理，完善中药饮片质量标准，保证饮片质量。

(2) 建设任务。一是建设一批中药炮制技术传承基地，挖掘与传承中药炮制理论和技术。二是开展一批常用中药饮片的质量标准、生产工艺等研究。

(3) 配套措施。国务院有关部门出台全国中药饮片炮制规范，完善中药饮片质量控制体系。各地要加强对区域特色饮片和炮制技术的挖掘、整理、传承。

(4) 部门分工。国家中医药管理局、财政部、国家药品监督管理局等负责。

五、中药材品牌建设

国家中药材标准化与质量评估创新联盟为中药材行业搭建了科技与经济交流合作平

台，促进中药材规范化生产，提高中药材/饮片质量，夯实中医药高质量发展基础。2023 年 4 月 4 日，农业农村部办公厅发布《关于公布 2023 年度国家农业科技创新联盟认定名单的通知》，国家中药材标准化与质量评估创新联盟被认定为标杆联盟。以表彰联盟在联合解决重大产业科技问题、协同提升创新效能中发挥的作用，以及对行业或产业发展做出的贡献。

联盟提出的优质药材"三无一全"标准，即无硫黄加工、无黄曲霉毒素超标、无公害(无农残超标、无重金属超标、无使用生长调节剂促进采收器官的生长)、全过程可追溯，已经得到了行业认可，有效助力 GAP 实施，目前有 112 个企业的 80 个品种达到了"三无一全"标准，涉及 173 个基地，共 153.3 万亩；总结推广中药材助力乡村振兴经验，带动农民增收致富。

自 2022 年，国家药品监督管理局、农业农村部、国家林草局、国家中医药管理局四部委联合发布《中药材生产质量管理规范》(简称中药材 GAP)以来，我国中药材规范化生产有了大幅提升。在国家中药材标准化与质量评估创新联盟以及多个行业组织的共同努力下，多省市陆续发布符合 GAP 延伸检查的基地信息。据统计，截至 2024 年 8 月，全国共有 204 家企业的 269 个基地已通过 GAP 符合性检查，涉及 27 个省级行政区、106 个品种(不含重复)，总面积达数百万亩，覆盖了众多常用中药材品种。

我国中药材 GAP 生产地区发展不平衡。西南地区达到 GAP 标准的基地最多，华南地区最少，在示范引领方面，甘肃、四川、云南等省份凭借得天独厚的自然条件，成为中药材 GAP 实施的前三甲。以甘肃省为例，该省已有 42 个基地符合 GAP 标准。同时，吉林、山东、河南等省份也在积极推进中药材 GAP 的实施，取得不俗成绩。

第六节
中医药大健康产业分析

中药大健康产业是以中药工业为主体、中药农业为基础、中药商业为枢纽、中药知识创新为动力的新型产业，形成了包括中药相关产品研发、生产、流通、销售在内的跨行业、跨区域、跨国界的中药产业链。中药大健康产品包括中成药、中药保健品、健康食品和饮品、中药化妆品、日化产品、中药兽药、中药饲料、中药加工设备等。

中医药作为中华民族传统文化，在疾病预防、治疗、康复等方面的优势受到人们的关注。近年来，在国家利好政策的支持与鼓励下，我国中医药大健康产业呈现出蓬勃发展态势，以创新和科技为驱动，不断提升全球竞争力和影响力。数据显示，2023 年，中医药大健康市场规模从 2022 年的近 4 500 亿元增至 4 800 余亿元。随着国家多重政策推进，目前包括中药工业、农业、商业以及食品、保健品、日化用品、中药装备等不同业态和产品的中药大健康产业快速发展，取得了突出的成绩。

一、中药保健食品

保健食品的监管日趋严格为行业发展保驾护航。2023 年 8 月市场监管总局会同国家卫生健康委、国家中医药管理局制定并颁布了《允许保健食品声称的保健功能目录 非营养素补充剂(2023 年版)》(表 4 - 28)、《保健食品功能检验与评价技术指导原则(2023 年版)》《保健食品功能检验与评价方法(2023 年版)》《保健食品人群试食试验伦理审查工作指导原则(2023 年版)》和《〈允许保健食品声称的保健功能目录 非营养素补充剂(2023 年版)〉及配套文件解读》等文件。自公告发布日起未来五年，已注册备案的非营养素补充剂保健食品按照《保健食品原料目录与保健功能目录管理办法》和《允许保健食品声称的保健功能目录 非营养素补充剂(2023 年版)》予以规范。新颁布的标准体系为保健食品市场规范化管理及消费者保健食品安全科普教育等工作的开展奠定了坚实的基础。日益完善的法律法规使保健食品行业的监管更加严格规范，为保健食品行业集中化、规范化、长久健康稳固发展保驾护航。

表 4-28　允许保健食品声称的保健功能目录——非营养素补充剂(2023 版)

序号	保健功能名称	序号	保健功能名称
1	有助于增强免疫力	13	有助于改善黄褐斑
2	有助于抗氧化	14	有助于改善皮肤水分状况
3	辅助改善记忆	15	有助于调节肠道菌群
4	缓解视觉疲劳	16	有助于消化
5	清咽润喉	17	有助于润肠通便
6	有助于改善睡眠	18	辅助保护胃黏膜
7	缓解体力疲劳	19	有助于维持血脂(胆固醇/三酰甘油)健康水平
8	耐缺氧	20	有助于维持血糖健康水平
9	有助于控制体内脂肪	21	有助于维持血压健康水平
10	有助于改善骨密度	22	对化学性肝损伤有辅助保护作用
11	改善缺铁性贫血	23	对电离辐射危害有辅助保护作用
12	有助于改善痔疮	24	有助于排铅

中药保健食品是大健康产业下保健食品的重要分支，大多属于功能保健食品，有着鲜明的中医药文化特色和源远流长的传承历史，是具有中国特色的健康资源。中药材是中药保健食品的基本原料，2023 年 11 月 17 日，国家卫生健康委员会、国家市场监督管理总局联合发文，将党参、肉苁蓉(荒漠)、铁皮石斛、西洋参、黄芪、灵芝、山茱萸、天麻、杜仲叶 9 种物质纳入按照传统既是食品又是中药材的物质目录。截至 2023 年底，《既是食品又是药品的物品名单》102 种、《可用于保健食品的物品名单》114 种，《新资源食品名录》追加了 23 种，这些可以用于开发保健食品原料。

截至 2023 年底，根据国家市场监督管理总局网站数据显示，国产保健食品在 2023 年注册获批的总数达到 753 款，较去年同期增长 110%。在获批的 753 款保健食品中，增强免疫力(有助于增强免疫力)功能的产品获批 316 款，依然领先，其次是增加骨密度(有助于改善骨密度)和缓解体力疲劳分别获批 159 款和 106 款(注：8 月 31 日后获批产品启动新的保健食品功能声称)。经过梳理各地区获批情况，对 2023 年获批数量前 10 的地区进行了统计，见图 4-10。在获得新产品注册批件的 753 款保健食品中，北京市脱颖而出，获批产品最多，共计 200 款，占保健食品注册总量的 26%。其次，广东省获批产品为 93 款，占保健食品注册总量的 12%。

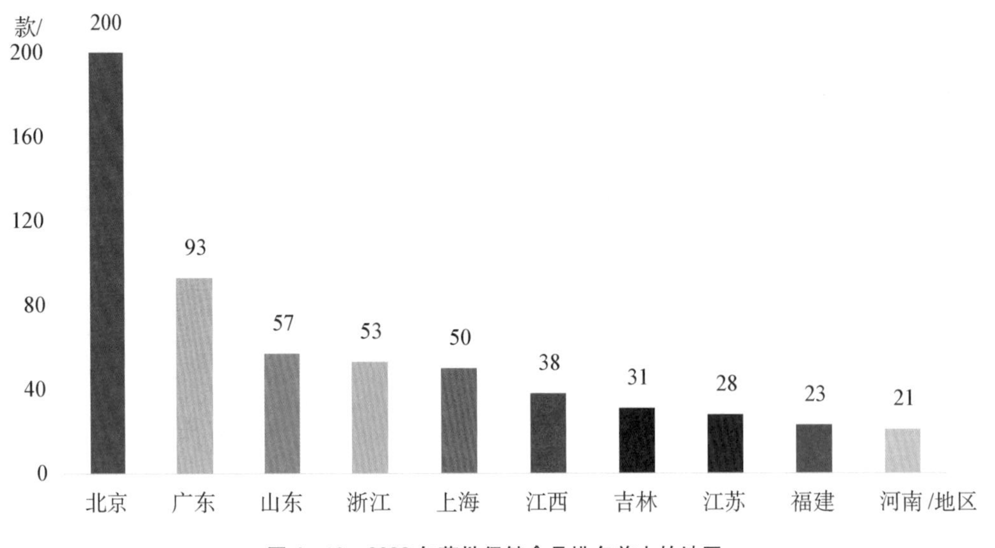

图 4-10　2023 年获批保健食品排名前十的地区

获批的保健食品中，中药类保健食品批件数量为 550 个。胶囊、片剂为中药类保健食品中主要的剂型，产品数分别为 79 款和 51 款，占比分别为 34.35%和 22.17%，此外颗粒剂、软胶囊和口服液也占了一定的比例，具体如图 4-11 所示。

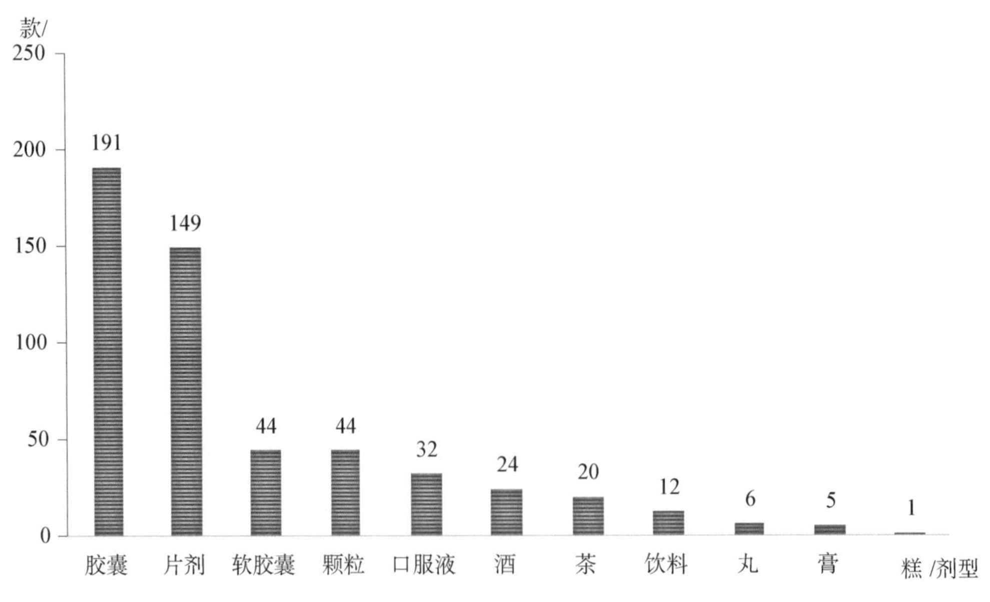

图 4-11　2023 年中药类保健食品不同剂型注册数量

对2023年获批的中药保健食品所使用的中药原料70余种，种类涉及西洋参、枸杞、黄芪、灵芝、葛根、淫羊藿、人参等，如表4－29所示。其中使用频次最高的20种中药如图4－12所示。尤其是经历4年试点工作后，党参、肉苁蓉、铁皮石斛、西洋参、黄芪、灵芝、山茱萸、天麻、杜仲叶正式被批复为既是食品又是中药材的物质，进一步拓宽了药食同源健康食品原料的使用范围，地黄、麦冬、化橘红、天冬4味药材也初步完成了安全性审查，准备进入征求意见的进程，将为2024年健康食品的产业发展注入了新的活力。

表4－29　2023年中药类保健食品中中药使用频次

名称	频次	名称	频次
西洋参	105	桑叶	19
枸杞	95	阿胶	18
黄芪	89	山药	17
灵芝	83	地黄	17
葛根	80	杜仲	17
淫羊藿	71	白芍	17
人参	61	荷叶	16
鹿茸	50	银杏叶	16
丹参	42	酸枣仁	14
麦芽	40	菊花	13
当归	32	泽泻	12
姜黄	32	刺五加	12
五味子	31	桑椹	11
茯苓	30	余甘子	11
红景天	29	玉竹	10
山楂	29	女贞子	10
铁皮石斛	29	党参	9
山楂	29	陈皮	8
三七	26	莱菔子	8
麦冬	26	金银花	8
骨碎补	25	知母	8
黄精	25	天麻	7
大枣	24	菟丝子	7
甘草	21	肉桂	7
绞股蓝	19	玄参	6

续 表

名称	频次	名称	频次
罗汉果	6	川芎	3
百合	5	远志	3
决明子	5	桔梗	3
首乌藤	4	桑白皮	3
白术	4	牡丹皮	3
薏苡仁	4	车前子	2
龙眼	4	砂仁	2
枳实	3	益智仁	2
番泻叶	3	白扁豆	2
乌梅	3		

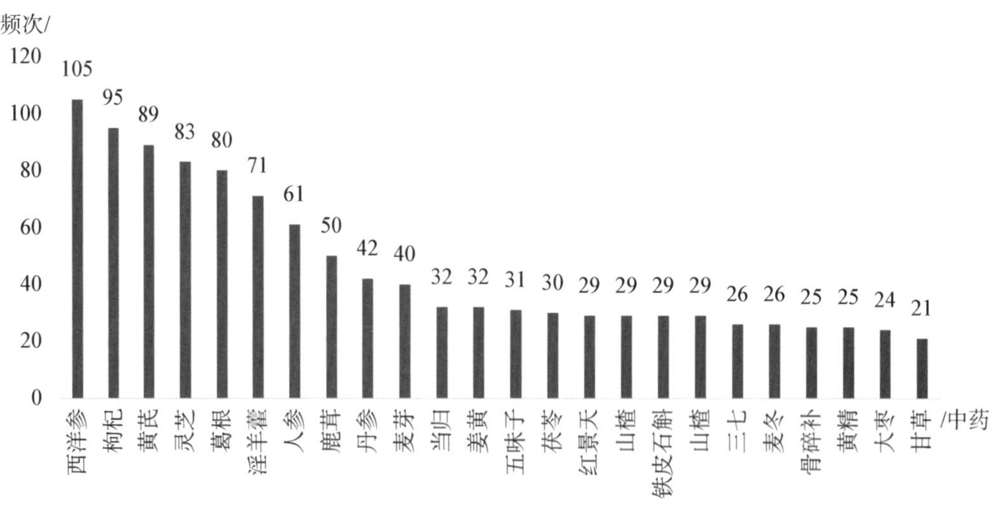

图 4-12　2023 年中药类保健食品中中药使用频次位列前 20 位的中药

在 2023 年获批的 550 种中药保健食品中，增强免疫力的品种依然高居首位，为 205 款；其次则是缓解体力疲劳、改善化学性肝损伤、改善骨密度、辅助降血脂和改善睡眠的产品居多。与 2022 年相比较，改善化学性肝损伤和改善骨密度的中药保健食品快速增长到前 5 位，见图 4-13。

2023 年枸杞原浆、人参饮、桑葚养生饮需求持续增加，浙江某中医院的酸梅汤也“火出圈”，受到不同年龄段消费者的喜好，本年度多个互联网平台代茶饮开始热销，代茶饮出现新的表现形式，以可视化药材、小罐茶的包装形式取代老旧粉末包装形式，受到了消费者的追捧和喜爱，各大老牌中药企业也纷纷进入药食同源产品赛道，包括江中、华润三九等中药龙

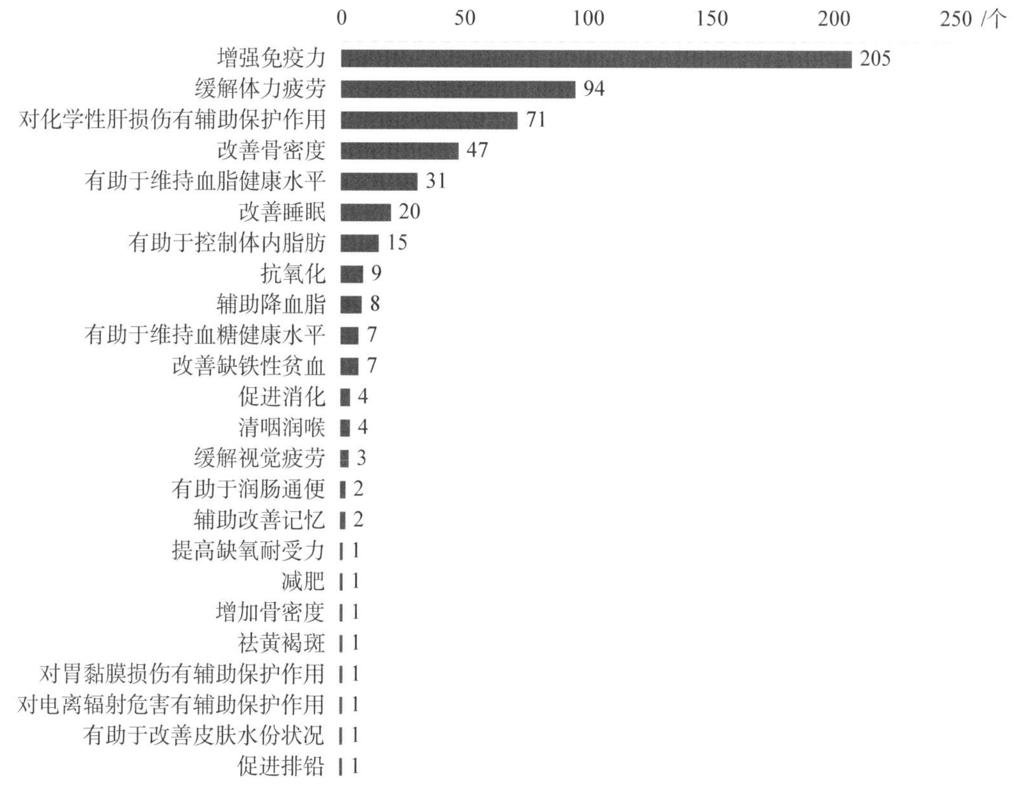

图 4-13　不同中药保健食品功能获批情况

头企业，产品形式依然以软糖、即食等产品形式。某互联网平台显示，药食同源市场近一年规模超 200 亿元，市场规模同比增长 22.3%，规模正处于稳定增长趋势中。当前市场准入门槛较低，药食同源产品客单价增长迅猛，均价较 2019 年已经翻倍，多家上市公司已在年报中表态持续发力药食同源。

后疫情时代全民健康意识迸发，消费群体“年轻化”程度加速，而且更加多样化、细分化和科学化，企业必须通过创新产品，来满足新消费群体对营养保健食品更高质量的需求，实现对中国市场的持续开拓和深耕。新法规下保健食品申报门槛日益提高，已迈入专业化、规范化、科学化轨道，技术审评环节从严审查产品的安全性、核心功能文献科学依据支持、注册申报资料的真实性，动态核查生产现场重现及可溯源。

二、含有药食同源中药原料的食品

大健康背景之下，膳食养生正在流行。随健康消费意识的提升，“以食为养”养生观念的推动，根植于传统中医药文化的传统滋补、药食同源等理念备受关注。2022 年，药食同源产品进入迅速增长期，尤其是随着年轻人养生意识提升，他们不满足保健食品的药品形态及口感，而传统滋补品食用麻烦，所以药食同源的养生茶饮不断涌现且受市场欢迎。魔镜市场情报显示，药食同源市场近一年销售额近 234 亿元，市场规模同比增长 22.3%，药食同源产业规模尚有广阔增长空间。

1. 食疗滋补在消费者中需求迫切，营养健康食品市场涨势迅猛

对于食疗滋补的消费者来说，增强免疫（20%）、养脾胃（14%）和补气益血（13%）是驱动其购买产品的三大主要因素，见图 4－14。截至 2022 年底，中国营养健康食品行业规模达到 5 885 亿元，预计行业规模在 2027 年将超过 8 000 亿元。

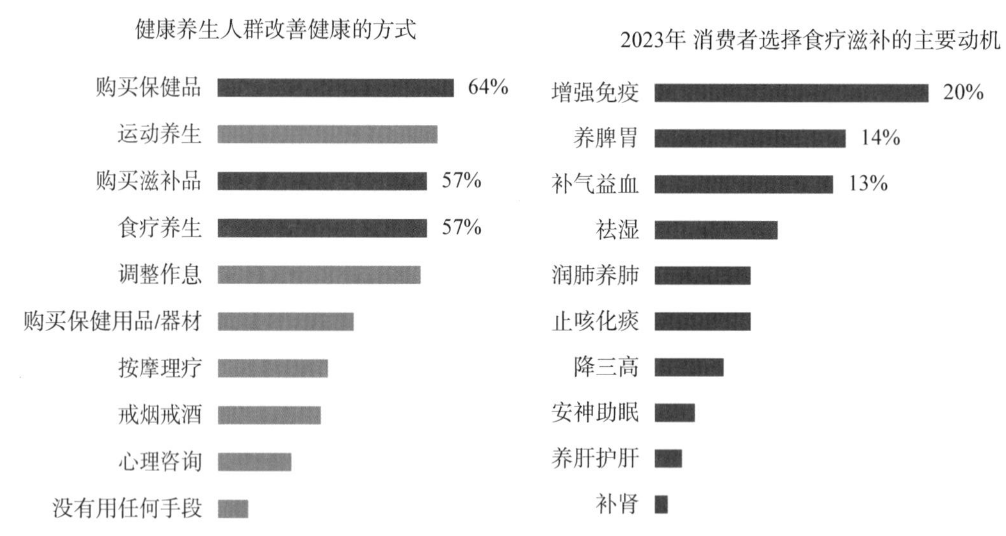

图 4－14　健康养生人群改善健康方法及 2023 年消费者选择食疗滋补的主要动机

数据来源：《2022 营养健康趋势白皮书》、魔镜社交聆听、《中国营养健康食品蓝皮书》

2. 药食同源市场销量持续增长

尽管网购平台的药食同源市场销售额呈小幅下降，而销量持续增长，表明消费者对药食同源产品的需求持续增加，见图 4－15。

在需求与政策的双轮驱动下，药食同源健康产品迎来了“后疫情时代”，市场显现出一片蓝海。从销售额来看，人参、蜂蜜、黑芝麻和西洋参等药味仍占据药食同源的主市场。同时，也有一些小众药食同源药味，虽然销售额的占比相对较低，但是却呈现出强势增长，代表性成分有茯苓、葛根、桑椹、黄芪、当归等，见图 4－16。

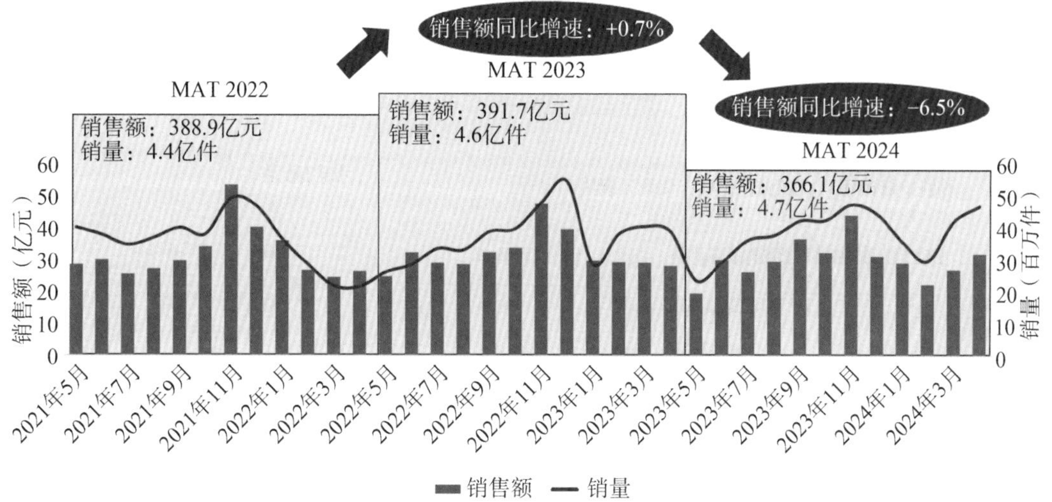

图 4-15　近三年网购平台药食同源市场销售趋势

数据来源：魔镜洞察　* 注：MAT2022：2021.5－2022.4；MAT2023：2022.5－2023.4；MAT2024：2023.5－2024.4

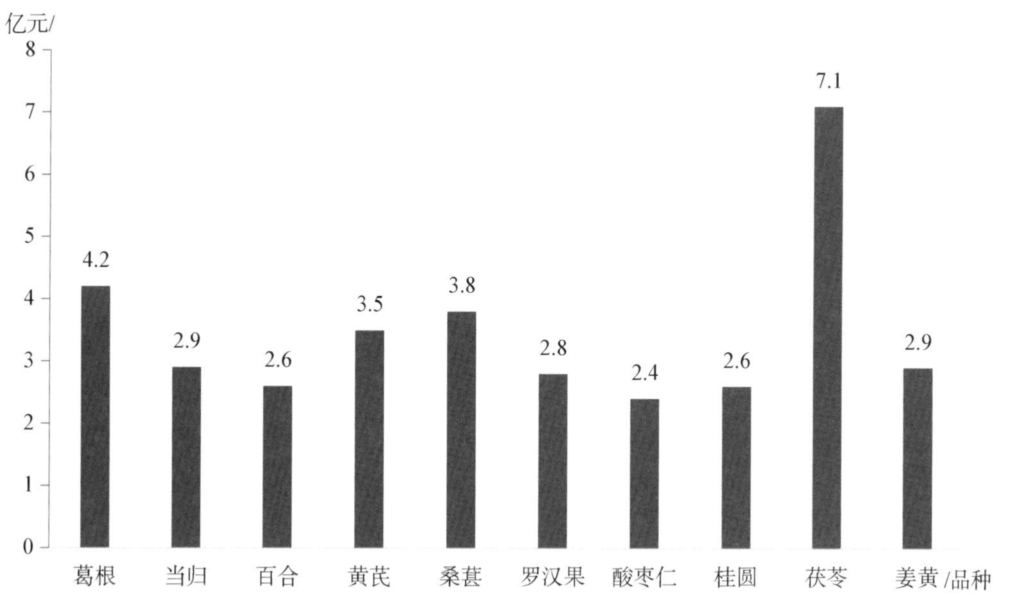

图 4-16　食药物质的 MAT2023 销售额

3. 药食同源市场需求较高的产品方向

2023 年 4 月 22 日，据魔镜市场数据，护肝类食品在保健食品市场一骑绝尘，见图 4-17。从 2022 年 3 月至 2023 年 2 月的近 12 个月内，养肝护肝市场累计销售额同比上升超 260%。具有护肝功效的药食同源成分葛根在此期间的销售额达 4.2 亿元，虽然销售额占比仅为 1.8%，但是其同比增长率高达 114.9%，具有很大的发展潜力。从护肝产品的成分来看，奶蓟草、灵芝、五味子、生姜等成分同比增长，其中灵芝增长最为显著(653.4%)，随着 2023 年 11 月国家卫生健康委员会、国家市场监督管理总局将灵芝纳入药食同源目录，将加速灵芝在药食同源产品中的应用。

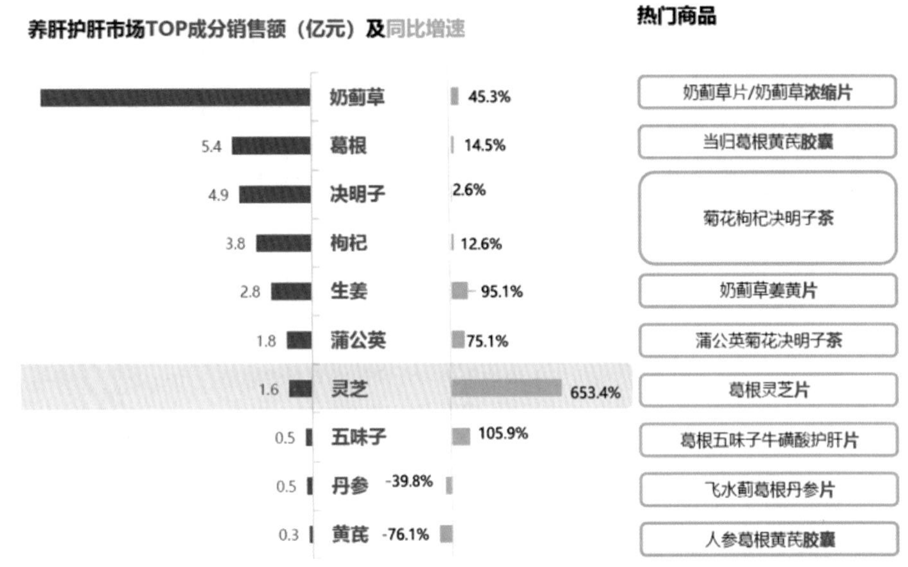

图 4-17　MAT2024 网购平台养肝护肝市场 TOP 成分销售情况及热门商品分析

数据来源：魔镜洞察

魔镜洞察对某电商平台“三高”人群的药食同源市场数据分析显示，“三高”药食同源市场的规模增长迅速，同比增速达 26.6%。国家卫生健康委员会 2023 年发布的《成人“三高”食养指南》中食药物质的推荐也加速了“三高”药食同源食药物质销售额增加。如 MAT2024 年(2023 年 5 月至 2024 年 4 月)某电商平台高血压人群的食药物质市场销售额达 1.14 亿元，同比增速达 72.5%。在“三高”药食同源市场中，三七、西洋参、天麻和灵芝的同比增长显著，同比增速均超过 120%(图 4-18)。

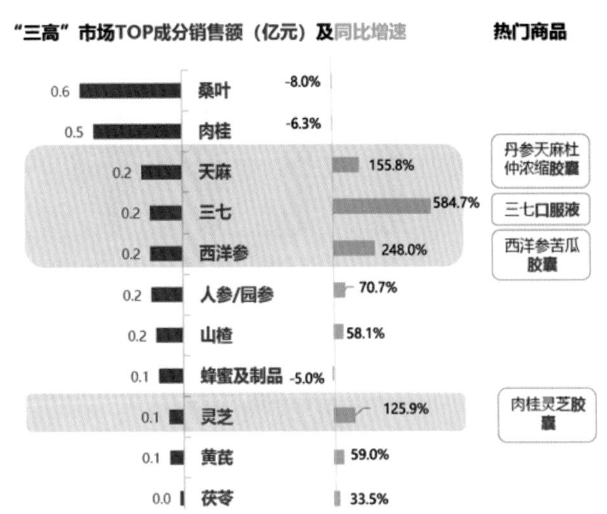

图 4-18　MAT2024 网购平台“三高”市场 TOP 成分销售情况及热门商品分析

数据来源：魔镜洞察

促进睡眠市场在经历了 MAT2023 销售额上涨 83.1%的快速增长后，增速有所放缓。MAT2024 助眠市场总销售额达 4.64 亿元，同比增长 10.1%。酸枣仁为改善睡眠主流药食同源成分，主要有酸枣仁复合茶、酸枣仁油软胶囊、酸枣仁膏等产品形式，且常与茯苓、百合等药食同源原料复配发挥功效。另外桂圆/龙眼肉具有安神清气、益气补血的功效，可缓解失眠、健忘等症状，因此也被添加到助眠相关产品中，其增速远超其他成分，达 795%左右（图 4-19）。

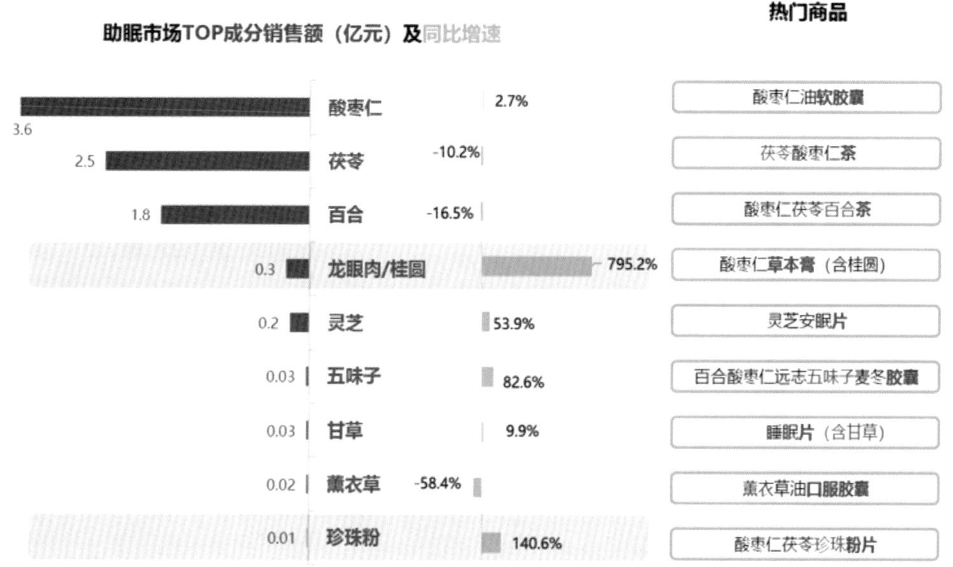

图 4-19 MAT2024 网购平台助眠市场 TOP 成分销售情况及热门商品分析

数据来源：魔镜洞察

药食同源产品进入了迅速增长期。消费市场早已表现出对药食同源物质的热情。尤其是年轻人养生意识提升，他们不满足保健食品的药品形态及口感；而传统滋补品食用麻烦，所以添加了药食同源成分的零食、养生茶饮、食疗等功能食品不断涌现。目前“轻养生”和“轻滋补”已经成为新趋势，在社交媒体上讨论“即食滋补品”的帖子也在逐渐增加。药食同源＋滋补类成为新生代消费首选。年轻人希望通过膳食养生进行健康的改善。其中，增强免疫力、提高睡眠质量、提高记忆力和专注力是年轻人的前三大诉求。

三、中药化妆品

中药化妆品是把中药提取物以功能性原料的性质加入到化妆品中，赋予化妆品一些特殊功能，使化妆品具有嫩肤、美白、防晒、祛斑、延缓衰老等功能。中药化妆品是中药与化妆品的结合物，许多种中药及其提取物均具有延缓皮肤衰老的功效，如中药中提取的熊果酸、沙棘油和霍霍巴油等均是药妆品的原料。目前国际上化妆品业界常用的药妆品原料大多从中国药用植物中提取。截至 2023 年 12 月底，中国化妆品新原料三年(2021—2023)成功备案累计数量达到 117 个，其中，2021 年备案的新原料有 6 个，2022 年有 42 个，2023 年有 69 个。其构成情况为：化学原料是主角，有 67 个，占比 57.26%；其次是生物技术原料，有 28 个，占比 23.93%；排名第 3 的是植物原料，有 16 个，占比 13.67%；最后是动物原料，有 6 个，占比 5.13%，见图 4－20、表 4－30。

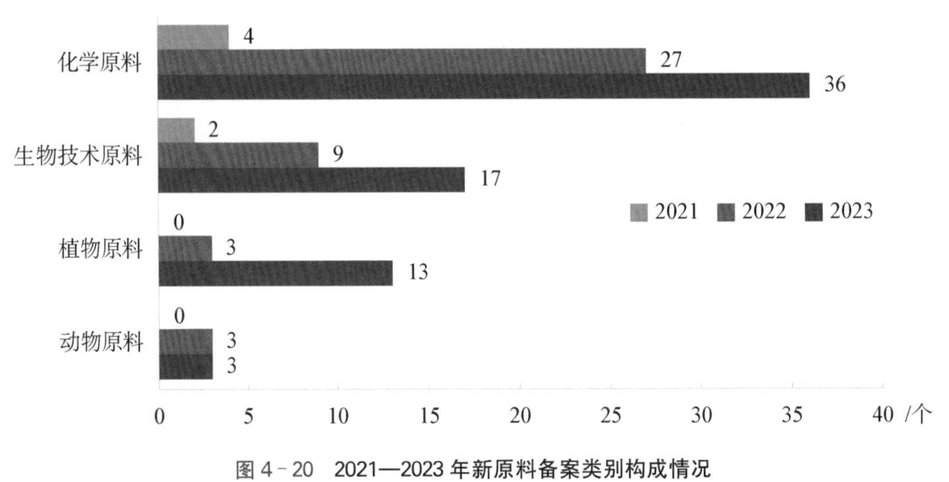

图 4－20　2021—2023 年新原料备案类别构成情况

表 4－30　化妆品(植物原料)新原料备案情况

标准中文名称	备案号	原料使用目的	备案人
红藜(*Chenopodium formosanum*)提取物	国妆原备字 20220006	皮肤保护剂	百岳特生物科技(上海)有限公司
铁皮石斛原球茎	国妆原备字 20220010	抗皱剂、保湿剂	大连普瑞康生物技术有限公司
山芙蓉根/茎提取物	国妆原备字 20220036	皮肤保护剂、抗氧化剂	嘉文丽(福建)化妆品有限公司
平卧菊三七(*Gynura procumbens*)提取物	国妆原备字 20230013	皮肤保护剂、抗氧化剂	温州古木生物科技有限公司
冰叶日中花(*Mesembryanthemum crystallinum*)愈伤组织提取物	国妆原备字 20230017	皮肤保护剂、保湿剂	百岳特生物科技(上海)有限公司
大叶冬青(*Ilex latifolia*)叶提取物	国妆原备字 20230021	皮肤保护剂	广州汉方医学生物科技有限公司
半乳甘露聚糖(水解原料)	国妆原备字 20230025	保湿剂	北京瓜尔润科技股份有限公司
球药隔重楼(*Paris fargesii*)根茎提取物	国妆原备字 20230026	皮肤保护剂	云南白药集团上海科技有限公司

续 表

标准中文名称	备案号	原料使用目的	备案人
香露兜叶提取物	国妆原备字 20230028	保湿剂	广东芭薇生物科技股份有限公司
水龙(*Ludwigia adscendens*)提取物	国妆原备字 20230029	皮肤保护剂、保湿剂	云南贝泰妮生物科技集团股份有限公司
指橙提取物	国妆原备字 20230034	皮肤保护剂、保湿剂	广东丸美生物技术股份有限公司
宽叶夜香树(*Cestrum latifolium*)叶提取物	国妆原备字 20230037	皮肤保护剂	巴斯夫(中国)有限公司
黑参提取物	国妆原备字 20230042	抗皱剂、皮肤保护剂	湖南水羊生物科技有限公司
羟基-α-山椒素	国妆原备字 20230043	皮肤保护剂、抗氧化剂	四川昇嘉科技有限公司
平卧菊三七(*Gynura procumbens*)叶/茎提取物	国妆原备字 20230061	柔润/气味抑制剂/清洁/皮肤防护/表面活性剂	广东完美生命健康科技研究院有限公司
岩藻黄质	国妆原备字 20230068	抗氧化剂	浙江海肽生物科技有限公司

2023 年植物新原料备案数同样呈现大幅增长。植物提取物在化妆品中一般起到皮肤保护、保湿、抗氧化、抗皱的作用。红藜、铁皮石斛原球茎、山芙蓉根/茎、平卧菊三七、冰叶日中花、大叶冬青叶、半乳甘露聚糖、球药隔重楼根茎、香露兜叶、水龙、指橙、宽叶夜香树叶、黑参、羟基-α-山椒素、岩藻黄质等 16 个植物来源的新原料备案成功,进一步推动着根源中国、兼具文化价值与科技含量的特色植物成分的崛起与发展。

2023 年,全球植物药美容产品市场规模达到 1 362.59 亿元,中国中药美容产品市场规模达 623.11 亿元。中国人对于中草药的信任度和接受度均较高,经过几千年的传承和创新,中草药已经可以较为成熟的应用到化妆品中。相信在传承和创新的共同努力下,中药化妆品一定可以探索出更多适合国人的优秀产品。预计到 2029 年,中药化妆品市场规模将达到 1 400 亿左右。

中国的化妆品行业发展越来越蓬勃,离不开科技力量的推动。到 2023 年,我国也形成了六大知名化妆品产业园,分别是中国美都(广州,花都),白云美湾(广州,白云)、南方美谷(广州,黄埔)、东方美谷(上海,奉贤)、美妆小镇(浙江,湖州)及湾区美谷(广州,从化)。各大产业园在自主研发的基础上通过不断实践开发出了产学研化妆品开发模式,与江南大学、大连理工大学、上海应用技术大学以及中国中医科学院、上海中医药大学、长春中医药大学等国家重点实验室及国内高校合作,全力打造新兴“政产学研”合作创新模式,一方面将高校研究成果快速转化落地,另一方面为企业提供定制化服务,切实满足企业的需求。

在中药类化妆品原料开发方面,通过对于护肤品中中药化妆品原料制备技术的分析发现，2023 年，化妆品原料制备工艺以萃取技术为最多，由于其简单易行、成本低，明显高于其他制备技术。随着中药活性成分及功效机理研究的不断深入，已由传统的简单利用有机溶剂或水溶液来提取药材提取物，过渡到利用柱层析、膜过滤等技术制备中药活性组分阶段，中药蛋白/多肽、酚酸、多糖等更多多种种类活性组分应用于化妆品中，尤其是将中药外泌体这一新的概念引入到化妆品原料行列，成为 2023 年中药化妆品原料的一个全新应用。往往直接应用萃取技术从中药中获取的活性成分含量低，有时难以满足预期的功效，因此冻干技术、基因重组技术、生物发酵技术、靶向制剂、仿生、微囊包裹等技术应用仍然是 2023 年主要应用较多技术。其中仍然以微生物发酵技术类化妆品原料热度最高，中药材发酵种类以及菌种更加丰富，与益生元、益生菌、后生元结合共同调节皮肤面部以及头皮微生态功效原料成为 2023 年出现最多的细分功能。另外值得关注的是，生物合成技术突飞猛进的发展使中药含量低、活性好的小分子化合物富集成为可能，如应用基因工程技术及酶催化技术，定向生物合成人参系列稀有皂苷 Rg3、Rh2 等；利用超分子技术提高中药提取物/活性成分稳定性、溶解性以及生物有机体渗透性，降低其刺激性，大幅扩大中药类成分在化妆品中的范围。随着这些新技术的引入，使中药在日化产业中的应用向着更为精细化方向发展，未来会有更多如碳纳米点等跨学科领域技术应用于中药资源的开发，为我国的特色中药资源化妆品原料及产品开发提供强大的技术支持。

四、中兽药

中兽药也称兽用中药，是近年来的新兴产业，即将中医药理论应用于动物身上。由于兽药残留已成为影响畜牧业发展的重要障碍，而中兽药由于不会对食品安全构成威胁，未来将在很大程度上逐步取代化学药品。根据主治病症或药效功能，可将中兽药分为免疫增强剂、激素样作用剂、抗应激剂等 11 类。

2016 年我国兽药企业个数为 1 666 家，完成了 472.29 亿元的产值。而到了 2023 年中国兽药行业企业个数降至 1 633 家，却完成 620.95 亿元的产值。虽然兽药生产企业的个数有所下降，但我国兽药行业仍在畜牧业的发展下保持发展态势。

2023 年农业农村部通过审批的新兽药产品共有 76 个，比 2022 年国内新兽药数量减少 2 个。其中一类新兽药 2 个，二类新兽药 13 个，三类新兽药 50 个，四类新兽药 6 个，五类新兽药 5 个。一类和二类产品数量均为近 5 年最少，三类产品数量为近 5 年最多。2023 年获批的兽药中药 12 种，其中，三类新兽药 10 种，四类新兽药 2 种，见表 4 - 31。

表 4－31　2023 年获批的中药兽药清单

日期	公告	新兽药名称	研制单位	类别	新兽药注册证书	监测期
2023 年 2 月 16 日	农业农村部公告第 650 号	枫蓼胶囊	北京生泰尔科技股份有限公司、爱迪森（北京）生物科技有限公司、生泰尔（内费古）科技有限公司、北京爱宠族科技有限公司、爱宠族（江苏）科技有限公司	三类	（2023）新兽药证字 07 号	3 年
2023 年 2 月 16 日	农业农村部公告第 651 号	黄柏滴耳液	北京生泰尔科技股份有限公司、爱迪森（北京）生物科技有限公司、生泰尔（内蒙古）科技有限公司、北京爱宠族科技有限公司、爱宠族（江苏）科技有限公司	三类	（2023）新兽药证字 08 号	3 年
2023 年 2 月 16 日	农业农村部公告第 652 号	荆鲜止痒涂剂	北京生泰尔科技股份有限公司、爱迪森（北京）生物科技有限公司、生泰尔（内蒙古）科技有限公司、北京爱宠族科技有限公司、爱宠族（江苏）科技有限公司	三类	（2023）新兽药证字 09 号	3 年
2023 年 4 月 29 日	农业农村部公告第 668 号	蒲虎颗粒	河南新正好生物工程有限公司、洛阳惠中兽药有限公司、河北农业大学、普莱柯生物工程股份有限公司、山东金铸基药业有限公司、广西大学、北京中农华正兽药有限责任公司、江西成必信生物科技有限公司、河南众科博奕生物科技有限公司	三类	（2023）新兽药证字 22 号	3 年
2023 年 6 月 28 日	农业农村部公告第 681 号	五皮口服液	西安雨田农业科技股份有限公司、西安市昌盛动物保健品有限公司、河南天纳图实业有限公司、潍坊诺达药业有限公司、济南亿民动物药业有限公司、陕西鑫诚大唐畜牧有限公司、福建贝迪药业有限公司、江西仲襄本草生物有限公司	四类	（2023）新兽药证字 24 号	3 年
2023 年 6 月 28 日	农业农村部公告第 681 号	穿琥宁注射液	四川育强科技有限公司、四川欧邦生物科技有限公司、湖北武当动物药业有限责任公司、河北呈盛堂动物药业有限公司、瑞普（天津）生物药业有限公司、华北制药集团动物保健品有限责任公司、四川育强本草生物技术有限公司、江西安立摩生物技术有限公司	四类	（2023）新兽药证字 26 号	3 年
2023 年 8 月 17 日	农业农村部公告第 699 号	地黄归芩胶囊	北京生泰尔科技股份有限公司、爱迪森（北京）生物科技有限公司、生泰尔（内蒙古）科技有限公司北京爱宠族科技有限公司、爱宠族（江苏）科技有限公司、喜禽（黑龙江）药业有限公司	三类	（2023）新兽药证字 47 号	3 年
2023 年 8 月 17 日	农业农村部公告第 699 号	千里光颗粒	北京生泰尔科技股份有限公司、生泰尔（内蒙古）科技有限公司、爱迪森（北京）生物科技有限公司、北京爱宠族科技有限公司、爱宠族（江苏）科技有限公司、喜禽（黑龙江）药业有限公司	三类	（2023）新兽药证字 49 号	3 年

续 表

日期	公告	新兽药名称	研制单位	类别	新兽药注册证书	监测期
2023 年 9 月 11 日	农业农村部公告第 707 号	复方黄芩素乳房注入剂（泌乳期）	中国农业大学、成都中牧生物药业有限公司、重庆方通动物药业有限公司、浙江博信药业股份有限公司、北京中农大动物保健品集团湘潭兽药厂	三类	（2023）新兽药证字 55 号	3 年
2023 年 9 月 11 日	农业农村部公告第 707 号	麻芩止咳颗粒	北京生泰尔科技股份有限公司、生泰尔（内蒙古）科技有限公司、爱迪森（北京）生物科技有限公司、爱宠族（江苏）科技有限公司、五洲牧洋（黑龙江）科技有限公司	三类	（2023）新兽药证字 56 号	3 年
2023 年 9 月 11 日	农业农村部公告第 707 号	麻芩止咳合剂	中国农业大学、保定冀中药业有限公司、保定冀中生物科技有限公司、保定阳光本草药业有限公司、河北金达福药业有限公司	三类	（2023）新兽药证字 57 号	3 年
2023 年 12 月 28 日	农业农村部公告第 743 号	广金钱草片	北京生泰尔科技股份有限公司、爱迪森（北京）生物科技有限公司、生泰尔（内蒙古）科技有限公司、北京爱宠族科技有限公司、爱宠族（江苏）科技有限公司	三类	（2023）新兽药证字 74 号	3 年

随着制药技术的大力发展，药物制剂的研发推动着中兽药行业向现代化方向进步，兽药的中西结合也将越来越普遍，兽药 GMP 实施将会推动中兽药行业规范化发展，加速市场整合。

第七节
中医药技术装备

中医药关键技术装备是指在中医药领域中，具有重要作用和影响的核心技术和设备。新发展形式下，中医药发展应重点突破关键技术瓶颈，破解中医药规模化供给能力不足的难题，大力提升中医药科技创新能力，促进传统产业改造技术升级，推动中医药先进制造水平的提升，为健康中国和科技强国提供战略支撑。以中医诊断装备及中医治疗装备为研发突破口，同步发展共性技术支撑平台，共同促进中医药技术装备产业发展。

一、中医药装备产业发展现状

近年我国中医医疗器械行业总体规模保持增长。从供给来看，2018 年到 2023 年中医医疗器械行业的生产规模分别为 118.49 亿元、138.67 亿元、158.99 亿元、186.22 亿元、206.69 亿元、256.85 亿元；从需求来看，2018 年到 2023 年中医医疗器械行业的市场规模分别为 111.62 亿元、130.65 亿元、150.81 亿元、176.95 亿元、198.22 亿元、228.82 亿元(图 4－21)。

随着国外对中医的认知度提升，推动着全球中医医疗器械行业持续增长。2018 年到 2023 年全球中医医疗器械行业的市场规模分别为 39.83 亿美元、43.57 亿美元、46.84 亿美元、51.92 亿美元、54.77 亿美元、59.35 亿美元。(部分数据来源：中国中医医疗器械行业现状调研与市场前景分析报告，产业调研网)

据 MDCLOUD(医械数据云)统计，2018—2023 年，我国注册可生产中医器械的企业有 623 家，其中，可生产Ⅰ类产品的企业有 597 家，可生成Ⅱ类产品的企业有 123 家，高新科技企业有 596 家，这些注册企业中，排名前 5 的省份分别是山东省、河南省、湖北省、广东省和江西省。

目前，中医药装备主要包括：中医装备、中药装备和大健康装备。其中，中医装备包括：

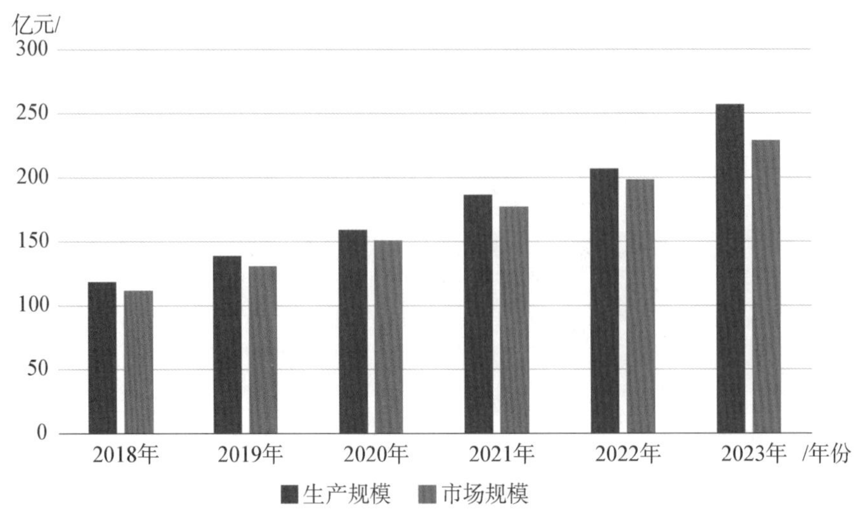

图4-21　2018—2023年我国中医医疗装备规模情况

部分数据来源：中国中医医疗器械行业现状调研与市场前景分析报告、产业调研网

预问诊装备、诊断评估装备、干预治疗装备两类；中药装备包括：中药材种植栽培机械化智能化装备，中药饮片炮制加工装备，中药提取、浓缩、分离、干燥模块化及新型成套装备，中药连续化生产装备，中药智能仓储与物流装备，中药大模型装备；大健康装备包括：居家健康装备、中医体检装备和中医康复装备。

二、中医装备

（一）预问诊装备

结合人工智能和大数据技术，针对中医诊疗特点而构建的医疗辅助工具，旨在以人机对话的方式采集、分析患者信息，为医生诊疗提供辅助。预问诊装备关键技术分为软件关键技术和硬件关键技术两个方面，软件关键技术在于利用深度学习和大量中医临床案例、经典医籍、名家经验等数据构建问诊大语言模型，主要解决问诊过程中问题回答的准确、专业，以及问题上下文关联性的问题；硬件关键技术在于为大数据运行和分析提供强大性能的算力支撑。预问诊装备是随着大语言模型而产生的新型中医装备，目前市面上的中医预问诊装备有清华大学中医药大模型装备、岐黄问道大模型装备等。

（二）诊断评估装备

包括四诊装备、微循环检测设备、红外热像仪、生物电检测设备等。

1. 四诊装备

四诊装备包括中医望、闻、问、切诊装备。

中医望诊是指医生运用视觉对人体外部情况进行观察，来了解人体的健康状况，测知病情的方法，包括望神色形态等整体望诊、望头面、五官等局部望诊、望舌、望排出物、望小儿指纹等。当前市场望诊设备的检测内容以望舌、望面为主，实现对人体气血阴阳等的功能态检测，对应检测设备为舌诊仪、面诊/目诊仪。望诊设备技术原理大多是通过摄像头（CMOS/CCD传感器）采集舌、面、目的图像数据，采用ARM、FPGA或DSP芯片对采集的图像数据进行滤波、增强、裁剪、压缩、编码等操作，进一步通过对图像进行数据标注，在本地或云端服务器部署人工智能算法，完成对舌、目、面等图像的大数据分析。望诊设备关键技术分为两个方面，硬件关键技术在于对图像的预处理方法，通过降噪、滤波等方式去除采集环境、光源、硬件电路等噪声干扰，尽可能还原图像真实像素。软件关键技术在于舌、目、面象识别的人工智能算法，通过改进卷积神经网络等算法尽可能提高识别算法的准确率。目前主流望诊设备生产厂商设备包括：上海道生医疗科技有限公司和重庆宗脉医疗科技有限公司的舌诊仪、北京博奥晶典的目诊仪、上海康谊医学的面诊仪等。

闻诊设备主要通过检测患者声音、口气对患者的疾病、体质进行定位或分析。闻诊设备检测内容分为声音检测和气味检测，实现对肺系疾病、肾脏等的功能态检测。闻诊装备关键技术为传感器研发。全面准确地采集闻诊数据是闻诊客观化的前提条件，所以其关键技术在于闻诊传感器的研发。声音传感器主要分为电容式驻极体传感器和压电式传感器，气味传感器主要采用气体传感器阵列，其基本原理是通过组合多种不同的气味传感器，实现多角度感知气味。闻诊装备关键技术为传感器研发。全面准确地采集闻诊数据是闻诊客观化的前提条件，所以其关键技术在于闻诊传感器的研发。声音传感器主要分为电容式驻极体传感器和压电式传感器，气味传感器主要采用气体传感器阵列，其基本原理是通过组合多种不同的气味传感器，实现多角度感知气味。目前主流闻诊设备厂商设备包括：重庆宗脉医疗科技有限公司的中医闻诊仪具有双通道声音采集、声音及图示引导采集，并能通过音频的时域与频域分析得出气虚、阴虚、实证等结论，具有较强的代表性。

中医问诊是了解患者病情，诊察疾病的重要方法，相较于其他三种诊断形式，问诊由于其能够最为便捷获取患者信息，已经成为临床四诊中医生使用最为频繁的诊断技术。中医问诊关键技术手段主要分为专科问诊量表及线上远程问诊两种形式。专科量表的研制，主要体现在心系和脾系，分别从饮食、睡眠、寒热、汗、头身胸腹、二便、情绪等多个方面进行问诊信息系统采集。结合现代计算机技术，可进一步研制问诊信息采集系统，通过大量医疗语料库，建立中医问诊智能化问答模型，以实现问诊信息的完整化、规范化及数字化。其中，以平安健康医疗科技有限公司的平安好医生、京新医强国科技有限公司的好大夫在线得到了广泛的关注和应用。

中医切诊是中医最有特色的诊察方法之一，是医生用手指或手掌对患者的某些部位进行触、摸、按、压，从而诊察疾病的方法。切诊可检测人体气血虚实、脏腑盛衰等病情，从而探查出疾病的病因、病位、病性、病势。脉诊的智能化主要通过对桡动脉脉搏波的研究来研制脉诊仪。脉诊设备关键技术在于切诊传感器的研发。脉诊仪通过传感器采集脉象信息并进行分析、处理，得出客观定量指标，是描记脉象的主要仪器，其基本原理是把合适的传感器置于被测部位，通过传感器采集脉搏搏动并将其转换成电信号，再经信号放大，用记录仪将微弱的生理病理信号进行记录，或将电信号经模数转换后用计算机处理，之后进行脉搏波分析和诊断。现今的脉象仪使用的传感器据工作原理可分为机械式传感器、压力式传感器、光电式传感器、超声波传感器和传声器等类型。其中，应用机械式传感器的脉象仪最早面世，但由于其在自动控制方面的不足，在研究中也因此受限。机械式和压力传感器属于接触式传感器，光电式、超声波传感器以及传声器属于非接触式传感器。非接触式传感器的工作原理并不符合中医的指按切脉法，但也从侧面为脉诊的客观化研究提供了一种思路。另外，以纳米和石墨烯技术制成的传感器以及时空域脉搏信号检测方法也在近年开始出现。目前脉诊设备主流厂商设备包括：南京大经中医药信息技术有限公司的脉诊仪、上海道生医疗科技有限公司的脉象仪。

2. 微循环检测设备

微循环检测设备主要检测气血循环状态、是对于人体经络检测系统的进一步延伸，通过检测人体络脉微循环探查气血运行状态。微循环设备可直观地观察到人体微循环状态的医疗设备，通过检测微血管流动速度、形态等参数，可以有效评估人体的微循环状态。微循环是人体最基本的生理现象之一，涉及身体的每一个细胞、每一个组织、每一个器官，是生命活动进行的基础。微循环的正常与否直接影响着营养物质的供应和代谢废物的排除，因此对人体健康至关重要。微循环检测设备常用厂商设备是徐州利华电子科技发展有限公司的微循环检测仪，具有体甲皱、球结膜、舌部黏膜、口腔黏膜部位的微循环检查功能。

3. 红外热像仪

红外热成像仪是一种利用物体自然辐射的红外辐射能量进行热成像的设备。众所周知，所有的物体都会根据其温度向周围空间发射一定的红外辐射能量。红外热成像仪就是通过检测这些红外辐射，将其转换为视觉图像，用以表示物体的温度分布。近年来，红外热像仪应用于医疗领域日渐广泛。红外热像仪主要厂商设备为 FLIRSystems、ULIS、远舟医疗科技有限公司等。

4. 生物电检测设备

生物电检测设备是一类用于测量和分析生物电活动的设备，主要通过在人体表面放置电极或通过其他非侵入式方法来检测和记录身体内的电信号。这些设备广泛应用于医疗诊断和科学研究。生物电检测设备主要厂商设备为法国鹰眼、秦皇岛睿瀚科技有限公司等。

5. 藏医智能化特色诊断与辅助医疗系统

围绕藏医药关键技术装备研发与产业化的核心需求，应用新一代信息技术与藏医药跨界融合创新，研发面向医疗及教学领域的藏医药现代化智能装备：藏医脉诊仪、舌面诊仪、体质辨识设备，并集成藏医智能化特色诊断与辅助医疗系统。本产品由 ZY－MZ－01B 多通道藏医脉诊仪、ZY－SZ－01C 仿自然光藏医舌诊仪、藏医智能化信息分析与辅助决策系统三部分组成。采用卷积神经网络识别脉搏波和干扰信号，利用 welch 算法实现临近信道的干扰抑制；基于角度值的波形特征点识别算法，精准高效识别脉搏特征点；采用 PVDF 传感器采集的压力脉搏波呼吸信号提取算法，实现从桡动脉脉搏波中提取呼吸波；基于卷积神经网络的脉象识别算法实现人体手腕桡动脉脉象识别；基于 MaskRenn 网络架构的舌部特征识别算法，实现舌象特征高精度识别。利用藏医四诊采集设备实现藏医临床数据的客观化采集，采用 AI 影像识别、机器语义识别、时域信号特征提取算法对检测数据进行处理，实现藏医四诊特征信息的精准捕捉，构建藏医诊疗的藏医电子档案，助力藏医诊断数据客观化研究。该产品实现了藏医临床诊断数字化智能装备“0”到“1”的突破，对助推藏医传承与发展，建构可持续发展的智慧藏医信息化服务模式，提升藏医药智能化、标准化水平，促进行业发展，服务偏远地区民众有重要示范意义。

（三）干预治疗设备

1. 经络装备

中医经络检测设备是一种将现代科技与传统中医经络理论结合的仪器，主要用于检测和评估人体的经络状态。这种设备可以通过检测某个或某些特定穴位的生物电阻、电容等电学特性，分析人体的经络状况。中医经络检测设备一般包括电极、电流源、信号处理器、显示器等部分。其中，电极用于接触皮肤获取生物电信号，电流源为电极提供电流，信号处理器负责将电极采集的原始信号进行放大、过滤、转换等处理，显示器则用于显示处理后的经络检测结果。中医经络设备常见厂商设备有上海真康医疗科技有限公司的中医经络检测仪，此外通化海恩达高科技股份有限公司、南京鑫体康信息科技有限公司、北京中瑞华夏医疗科技有限责任公司等公司均有中医经络检测装备问世。

2. 针灸套餐椅

针灸套餐椅是一种专为针灸治疗设计的多功能座椅或床椅组合，它集成了针灸、按摩、推拿、刮痧等多种理疗功能于一体，旨在为患者提供一个舒适且便利的治疗环境，同时也便于针灸师或理疗师进行操作。针灸套餐椅的关键技术和主要功能包括可调节式机械结构、基于传感器技术的穴位定位、基于触摸屏和移动应用的智能化控制、基于精密电子控制系统的自动化按摩与理疗、自动化数据记录与分析。

3. 骨科针灸推拿设备

骨科针灸推拿设备主要是指结合了中医针灸和推拿理疗原理，针对骨骼、关节及其周围软组织问题的治疗设备。这些设备旨在通过非侵入性的方式促进血液循环、缓解肌肉紧张、减轻疼痛，并加速恢复过程。包括中频理疗仪、电针仪、颈椎牵引仪、脉冲按摩椅、充气调节式针灸推拿康复装置、多功能颈椎按摩器、智能针灸按摩机器人。

4. 针灸大模型装备

基于中医经典名著、针灸临床循证证据库以及中医循证知识图谱等专业数据，利用深度学习人工智能技术，通过上亿参数对大量中医典籍、循证证据的训练学习，为患者提供个性化针灸治疗建议和方案，并提供必备针灸治疗环境的设备。该设备旨在为用户量身定制适宜的治疗方案，并为医生治疗提供方便的设施。该装备的软件关键技术基于深厚中医理论知识的挖掘和分析，通过深度学习技术具备不断的自学习能力。该装备的硬件关键技术一方面在于为大模型的运行提供足够的算力支持，另一方面在于为患者治疗提供舒适、可调节、智能化控制。由国家超级计算天津中心联合天津中医药大学等团队共同研发的“天河灵枢大模型”，除了能给出个性化针灸治疗方案以外，还构建了三维针灸数字人，动态展示穴位信息和模拟针灸治疗方案，为用户提供全方位的治疗建议。

三、中药装备

1. 中药材种植栽培机械化智能化装备

中药材种植栽培机械化技术重点发展种苗繁育的机械化装备，在充分吸收引进现代农业的智能化机械化经验的基础上，探索建立基于无人机、定点滴灌等技术的智能化种植设施，发展高效低毒病虫害防治装备，针对根茎、果实、茎叶等不同类型中药材，研制自动化智能化采收装备。

2. 中药饮片炮制加工装备

以饮片炮制加工过程全方位感知与智能控制为切入点，以规模化、自动化、智能化生产为目标，构建涵盖产地加工、净选、切、炒、炙、蒸等多种炮制工艺的饮片生产过程感知与智能控制技术，重点突破饮片生产关键工艺参数辨析技术，建立集过程监控、质量预测与精益管理等功能于一体的测管控技术，建立充分体现传统炮制经验、符合现代监管要求的中药饮片智能化生产技术体系。在此基础上，研制高效、连续、稳定、低耗的中药饮片干燥及灭菌设备，发展饮片智能化生产线设计方法。

3. 中药提取、浓缩、分离、干燥模块化及新型成套装备

中药材提取、浓缩、分离、干燥过程，直接影响到药材的质量，从而影响到制剂的安全、有效和可控性。根据中药制剂特点，对中药前处理关键技术工艺与装备有效融合，研发绿色、高效新设备，提升中药生产节能、降耗、控制标准；在保证产品的功效质量及成本的基础上，有效降低能耗、提高质量控制、增加生产效率，为中药绿色制造和智能制造提供坚实基础。

4. 中药连续化生产装备

中药输送设备是中药生产过程中不可或缺的机械设备，传统的皮带输送设备能耗高、效率低下，且有极大的药材污染风险。开发出新型智能管道型真空输送设备可以提高传输效率，减少被污染风险，并且能更好地与前后工序相结合，实现中药材、药粉以及药剂的管道真空传输功能。开发出传输速度可调，可自动清洗的传输设备。

5. 中药智能仓储与物流技术及装备研发与应用

现代中药产业的发展离不开智能仓储物流系统的支撑，仓储物流的发展也对仓储物流技术和装备提出了新的要求，没有新一流信息技术和硬件装备的支持智能仓储物流业发展艰难。研发新一代智能仓储与物流技术装备，为中药物流的发展提供技术支撑，快速有效地推动中药产业经济发展。

近年来，我国制药设备市场规模同样呈上涨趋势，市场规模由 2021 年 212.1 亿元增至 2022 年 358.7 亿元，年均复合增长率 14.04%。2022 年我国主流制药设备产量达 53128 台，中成药产量达 227.7 万吨，其中中药饮片加工相关机械及设备产量最大，占制药设备产量的 41.57%。近年来，制药企业对于制药机械设备自动化、智能化的需求和要求逐渐增高。制药设备企业需要逐渐从单纯的产品供应商向能为用户提供专业化的制药装备解决方案供应商转型。从中医药企业区域分布来看，目前湖南省以 12164 家中医药相关企业数量高居全国第一，广东、江苏排名第二和第三，中医药相关企业数量分别为 6170 家、6098 家。此外，山东、安徽、北京、辽宁、河南、四川、福建跻身前十，依次排名第 4～10 名。整体来看，中医药产业主要集中在湖南。

6. 中药大模型装备

结合大数据、云计算、人工智能等先进技术，对中医药领域的海量数据进行处理、分析和应用，以支持中医药研究、生产、应用等各个环节的设备或系统。其关键技术为海量中药数据的处理与存储、基于深度学习的大模型训练与优化以及支撑大模型软件和海量数据分析处理的算力底座硬件。目前已面世的有：成都中医药大学、北京百度网讯科技有限公司、国药太极集团、天府中药城等单位联合开发的“本草智库”中药大模型、由天士力医药集团与华为云共同开发的“数智本草”中医药大模型。

7. 药物微小毒性与风险预警专用检测仪

中药固有的复杂性、易变性和现时对其认知的程度，决定了仅依赖于对部分已知有效成分或者标志性化学成分及化学指纹图谱的研究尚不能满足对药物有效性、安全性以及质量控制的最低要求。亟需创新发展符合中药特点的有效性、安全性及质量控制评价新方法。基于 Microtox(微毒)技术的中药微小生物活性发现与质量评价新思路、新方法，与智能处理、实时数据分析等新一代信息技术高度融合，研发用于药物微小毒性与风险预警检测专用全自动仪器装备。建立针对药材、饮片、成药等不同种类中药的系统分析平台，实现药物微小毒性与风险预警检测的标准化、自动化、智能化和信息化。该产品解决了现有仪器通量小、功能不全、需要人工测量、记录和处理分析数据等问题，对进一步提高中药质量和保证临床用药安全具有重要价值，可为复杂性中药综合性能评价及审评决策提供新的监管科学方法学支撑。

四、大健康装备

1. 居家健康装备

居家健康装备指的是主要适用于家庭场景下的医疗设备，这些设备通常体积小巧、易于携带、操作简便，其专业性程度也不亚于大型医用医疗设备。家用医疗设备品类众多，功能涵盖医疗、保健、康复、护理、健康监测与预警等多种功能，可以作为综合医院和专业医院进行医疗诊断的补充。市场已开发出基于智能技术的血压仪、血糖仪、脂肪测量仪、智能手环、智能戒指等居家健康检测类设备，静音制氧机、呼吸机、电动理疗仪、智能艾灸仪、电动拔罐器等居家诊断、治疗类设备。这类设备的关键技术主要包括实时采集数据的传感器技术、数据分析技术、以医患交流共享为目的的云计算技术、智能预测和辅助的人工智能技术。

2. 中医体检装备

中医体检设备是结合了传统中医理论与现代科技的健康检测仪器，主要用于评估人体的健康状况，尤其是在中医的视角下，侧重于经络、气血、脏腑功能等方面的评估。目前常见的中医体检设备有：健康风险评估设备、中医健康检测仪、智能中医体检仪、中医体质辨识仪、中医证素分析仪、二十五音分析仪等。中医体检设备的关键技术在于现代检测技术、计算机科学技术与中医健康理论的融合，在中医健康理论的指导下，利用现代科学技术，开展人体健康体检信息的检测，并给出相应的健康评估和建议方案。

3. 中医康复装备

中医康复装备是指在中医理论指导下，用于促进患者康复、缓解病痛、恢复身体功能的各种设备和器具。这些设备结合了中医传统疗法与现代科技，为患者提供个性化的康复治疗。常见的中医康复装备有：中医电疗设备（低频电疗设备、中频电疗设备）、中医光疗设备（红外线治疗仪、激光穴位灸设备）、中医磁疗设备、中医热疗设备（中药熏蒸治疗仪）、牵引设备（微电脑牵引治疗仪）等。这类设备的关键技术包括：精准定位技术、智能控制技术、大数据分析与5G技术等。

2023
中医药发展报告

第五章
中医药走向国际

第一节
中药进出口贸易

根据中国海关数据统计显示，2023 年，我国中药外贸出口放缓、进口小幅增长。中药进出口总额 83.5 亿美元，同比下降 1.9%。其中，出口额 54.6 亿美元，同比下降 3.3%；进口额 28.9 亿美元，同比增长 0.7%。

一、中药出口贸易

2023 年中药进出口贸易额占比情况见图 5-1。

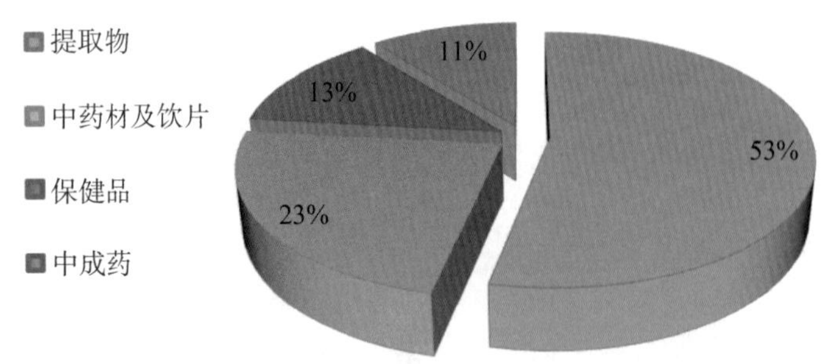

图 5-1　2023 年中药进出口贸易额占比

（一）中药材及饮片

2020—2022 年，中药材及饮片出口金额快速攀升，出口金额超 13 亿美元。由于前期激增后的基数较大，持续动力稍显不足，2023 年出口额出现小幅回落。中药材及饮片出口金额 12.7 亿美元，同比下降 6.6%，出口量 22.2 万吨，同比下降 8.3%。2023 年，我国出口中药材及饮片的前十大品种为肉桂、枸杞、红枣、人参、冬虫夏草、当归、黄芪、茯苓、地黄和山药，占全年总出口额的 45.5%。

国内市场药材价格的增长也影响了中药材出口市场。从中药材及饮片出口市场来看，出口到价格敏感型市场的金额下降，如出口到东盟市场的药材 2.9 亿美元，同比下降 20.1%，出口量 4.6 万吨，同比下滑 9.9%。对于非价格敏感型市场来说，中药材刚性需求的特点决定了其对价格敏感度不高，国内药材价格的增长对出口影响相对较小。如出口到日本市场的药材 2.9 亿美元，同比增长 15.4%，出口量 2.5 万吨，同比增长 4.5%；出口到韩国市场的药材 1.5 亿美元，同比下降 3.9%，出口量 3.3 万吨，同比下降 2.8%；出口到中国台湾市场的药材 1.2 亿美元，同比下降 1.2%，出口量 1.8 万吨，同比下降 8.9%。

（二）植物提取物

植物提取物作为我国中药进出口产品类目中的主要原料产品，占中药外贸 50%的份额。单从出口额来看，植物提取物占比达到 60%。2013—2023 年以来，植物提取物出口经历快速增长期（2013—2015 年）、调整平衡期（2016—2020 年）、爆发增长期（2020—2022 年）三个主要阶段。尤其是疫情引发的新一轮全球健康产品消费增长，2022 年植物提取物出口总额达到历史新高——35.3 亿美元。2023 年是疫情常态化的第一年，海外市场整体呈现需求下降、去库存的态势，植物提取物行业的疫情“红利”消失。植物提取物出口同比有较大的降幅。

2023 年，植物提取物出口额 32.6 亿美元，同比下降 6.6%，出口量 11.1 万吨，增速 3.6%。植物提取物出口平均价格下跌 10%。一方面原因是海外客户的库存量较高，仍处于消耗库存的状态，需求整体降低。另一方面原因是海外竞争更加激烈，导致我国的植物提取物产品出口回暖速度放缓。

（三）中成药

中成药在中药产品整体出口额中占比不高，出口比例常年维持在 7%左右，相对于其他中药类产品仍处于弱势地位。2023 年，中成药出口额 3.6 亿美元，同比下降 6.6%。疫情过后的需求下调是影响中成药出口的主要原因。

2023 年，中国香港仍是第一大中成药出口市场，出口到中国香港的中成药 1.6 亿美元，同比下降 7.7%。我国中成药第二大出口市场马来西亚出口额为 3 254 万美元，同比下降 40%，其下降的主要因素与疫情相关。与疫情前的 2019 年相比，出口到马来西亚市场的中成药增长 60%，说明疫情影响带动了我国中成药出口马来西亚，疫情后虽有回落，但市场规模较疫情前仍有大幅增长。我国中成药第五大市场印度尼西亚同马来西亚市场的情况类似，2023 年，我国中成药出口到印度尼西亚市场 1 395 万美元，同比下降 28%，同疫情前的 2019 年相比，出口到印度尼西亚市场的中成药则增长 92%。2023 年，我国出口到新加坡、泰国市场的中成药增长主要与片仔癀的出口增长有关。

（四）保健品

目前，保健品在海关统计系统中比较特殊，主要包括鱼油及鱼肝油类、蜂产品类（蜂蜜除外）以及燕窝，维生素及矿物类制剂产品并未统计在内，另外不少保健品是以食品的形式出口，也未纳入保健品项下，本文中有关保健品贸易的数据为不完全统计。

2023年，保健品出口额5.4亿美元，同比增长42%。其中，鱼油及鱼肝油类产品增长强劲，出口额4.5亿美元，同比增长66%；蜂产品类进一步下跌，各类蜂产品均呈现不同程度的下降，出口额8779万美元，同比下降18%。

二、中药进口贸易

（一）中药材

中药材进口量、进口额连年维持高增长态势，以补足国内需求。2023年中药材进口金额6.2亿美元，同比增长4.4%，进口量28.2万吨，同比增长30.6%。

我国进口药材品种约110种，进口药材品种和产地相对稳定。亚洲是进口药材的最主要来源地，根据进口药材数量统计，我国89%的进口药材来自亚洲。2023年，亚洲市场的贡献继续领跑，我国从亚洲市场进口药材4.1亿美元，同比增长2.0%，进口量25.1万吨，同比增长33.3%。其中，从东盟市场进口金额26.2亿美元，同比下降14.8%，进口量15.6万吨，同比增长9.4%。东盟市场整体呈现进口金额下滑的趋势，但进口量仍高速增长。其中越南市场的表现尤为抢眼，自2019年起持续保持高增长，我国自越南进口药材从百万美元级别增长至千万美元，越南迅速成为我国药材进口第6大市场。2023年，我国从越南进口药材3593万美元，同比增长78%，主要进口品种包括槟榔果、大海子、茯苓、肉桂等。亚洲的印度和伊朗市场药材进口增速也很快，印度的香料类药材和伊朗的番红花是两地区增长的主要品种，两国分列药材进口第5和第8大市场。此外，我国从加拿大和美国进口的西洋参进口量分别增长55%和97%，进口额分别增长32%和45%，两国分列药材进口第2和第10大市场。

近十年来我国进口药材增速较快。2013年，中药材进口仅为9.8万吨，到2023年进口数量到达26.1万吨，复合增长率为10.3%，高于2023年中药材的出口数量23.8万吨，进口数量已经超过出口。

（二）植物提取物

我国植物提取物进口以精油类产品为主，2023年植物提取物进口6.8亿美元，同比下降

12.5%。植物提取物主要来自于印度、美国和法国,这三个市场占比超过 50%。

三个市场进口品种也各有特色。从印度进口的主要是薄荷醇。从全球范围来看,亚太地区是薄荷醇最大的生产和消费市场,占据超过 58%的全球市场份额。印度的气候条件非常适合种植薄荷植物。印度薄荷相关产品质量极高,产量也十分丰厚,深受国内外消费者喜爱。成为全球市场的重要供应商之一。2023 年我国从印度进口植物提取物 1.8 亿美元,其中薄荷醇为 9 131 万美元,占比 48.7%。从美国主要进口是柑橘类精油和橙油,2023 年这两类产品进口额 7 165 万美元,占从美国进口提取物的 58.5%。从法国进口的主要产品是天然阿拉伯胶,阿拉伯胶主产于非洲,而非洲很多国家是法国的原殖民地,有天然的贸易优势。

(三) 中成药

2023 年,中成药进口额 4.2 亿美元,同比下降 0.9%。中成药前两大进口市场(中国香港、德国)的进口额占全球的 85%份额。中国香港是中成药最大的进口源,进口额 2.5 亿美元,占比 59.7%,同比增长 17.6%,进口商品主要是蜜炼川贝枇杷膏、红花油、活络油、小儿珠珀散等;德国在 2022 年进口增长超过 40%的基础上,2023 年下降 24.4%,进口额仍保持 1.1 亿美元。从德国进口的主要产品有锯叶棕果实提取物软胶囊、圣约翰草提取物片、施保利通片、莉芙敏片、马栗种子提取物片等。

(四) 保健品

2023 年,保健品进口额为 11.6 亿美元,同比增长 10.3%,在中药类进口商品中占比最高,达 40%。燕窝依旧是最受欢迎的保健品。2023 年,燕窝进口额 7.2 亿美元,同比增长 10.6%,均价继续下跌 9.2%。鱼油及鱼肝油类产品次之,进口额 4.3 亿美元,同比增长 66%。这两类产品占进口保健品总额的 99%。

三、中药主要贸易伙伴

(一) 亚洲市场

亚洲是我国中药贸易规模最大的区域市场,是我国中成药、中药材及饮片最大的进口货源地和出口目的地、保健食品最大的进口货源地。其中:

港澳台地区中药贸易稳步增长。2023 年,我国内地对澳门和台湾地区中药类进出口贸易额 13.7 亿美元,同比上涨 6.8%,占我国 2023 年中药类产品贸易总额的 16.4%。中国香港中药类进出口额上涨 8.5%,各类进口额、出口额均呈现上升态势。中国台湾市场表现有所分化,除保健品外,提取物、中成药、中药材及饮片均有所下降。整体来看,中国澳门中药类产品贸易额上涨 5.8%,进口和出口持续增长。中国澳门中药贸易主要以中成药为主,市场占比79.3%,出口增长13.6%。

东盟中药贸易基本持平。2023年,我国对东盟中药进出口贸易总额20.2亿美元,同比下降3.9%。出口贸易额8.9亿美元,同比下降10.9%,进口贸易额11.3亿美元,同比上涨2.5%。东盟传统医药资源丰富,与我国在资源和产业合作方面有很强的互补性。近年来,东盟、RCEP有关贸易便利化措施逐步推进,多边贸易环境进一步优化,未来中国和东盟中药贸易仍然值得期待。

日韩贸易冷暖不一。2023年,我国对日本和韩国的中药类产品进出口总额达10.04亿美元,占我国中药进出口总额的12%,同比增长3.3%,主要以原料药为主。日本多年来是我国中药出口的前三大市场之一,对我国中药类产品有较强的需求刚性,未来仍值得关注。具体来看,2023年中国对日本的中药出口额6.59亿美元,同比增长10.4%。而韩国市场,近年来中药出口增速下降较为明显。2023年,我国对韩中药出口额3.0亿美元,同比下降6.6%。其中,中药材出口1.5亿美元,同比下降3.8%;提取物出口1.1亿美元,同比下降15.2%。

(二) 北美市场

2023年,我国对北美市场中药类产品进出口贸易额为10.2亿美元,同比增长12.2%,占我国2023年中药类产品贸易总额的12.3%。其中出口贸易额7.3亿美元,同比下降20.3%,进口贸易额3.0亿美元,同比增长25.5%。

美国是我国北美市场最大的中药贸易伙伴,贸易产品主要是植物提取物。2023年,我国对美国植物提取物进出口额6.3亿美元,其中出口额5.1亿美元,同比下降26.3%,进口额1.2亿,同比增加10.2%。从美国主要进口是柑橘类精油类植物提取物,对美出口的植物提取物主要是甜叶菊提取物、银杏叶提取物、甘草提取物和芦丁等产品。

(三) 欧盟市场

2023年,我国对欧盟贸易伙伴中药类产品进出口贸易额为9.5亿美元,同比下降11%,占我国2023年中药类产品贸易总额的约11.4%。其中出口贸易额6.2亿美元,同比下降17.1%,进口贸易额3.2亿美元,同比上涨5.0%。我国与欧盟进出口主要以提取物和中成药为主。我国对德国、西班牙、法国、荷兰等欧盟主要贸易伙伴的进出口贸易额同比降幅均在10%以上。德国是我国对欧盟最大的贸易国,对德国出口的主要是植物提取物,2023年对德出口植物提取物9667.7万美元,占对德出口中药的74.4%;从德国进口的主要是植物药,2023年从德国进口1.1亿美元植物药,占从德国中药进口额的60%。

四、中药外贸展望

2023年，我国中药类商品外贸虽然相较医药整体呈现较强的抗跌韧性，但海外整体需求疲软，来自印度及国内的竞争更加白热化。加之国际政治经济局势复杂多变，全球化产业链格局向区域化产业链格局转化，未来中药外贸将迎来更严峻的挑战。“模式变革”成为中药国际化企业必须考虑新课题。

（一）扩大“朋友圈”，稳固进口增长点

共建“一带一路”国家和地区、RCEP成员国、上海合作组织等是我国全球贸易的重要合作伙伴，也是我国中药材及饮片外贸的主要市场，为产业的可持续发展提供了重要支撑。

根据中国医药保健品进出口商会统计，我国与RCEP国家的中药材及饮片外贸总额从2014年的6175万美元上升至2023年的11.3亿美元，占比也从2014年的36.4%上升至2023年的58.2%。豆蔻、姜黄、丁香、血竭、海马等药材进口均需依赖上述区域，进口量日益增长。而我国的甘草、番红花、阿魏、防风等药材主要进口自上海合作组织成员国，多年来进口额一直保持稳定增长。

2023年10月，国务院印发的《中国（新疆）自由贸易试验区总体方案》提出，扩大周边国家特色中药材进口，对进口睡莲花、秋水仙、洋甘菊、石榴花、玫瑰花、牛舌草等新疆急需中药材批量开展风险评估，加快签订双边议定书。2024年年初，中国—东盟自贸区3.0版第五轮谈判已开启，我国将进一步提升贸易投资自由化水平，积极构建更为紧密的中国—东盟命运共同体。因此，加大与“朋友圈”的紧密互动，是中药材未来贸易的主要方向。

（二）中药国际化企业出海正当其时

回顾中药出海历程，中药出海顺利完成了从1.0到2.0的跃升。中药出海1.0阶段，以中药进出口货物贸易往来为主要形式，企业只关注国内供货阶段，中药在海外销售情况完全不关注。中药出海2.0阶段，个别企业不再只做简单的进出口货物贸易，尝试自建海外销售渠道，设立海外销售、研发中心，将工作重心由国内转移到海外，促进中药海外销售。同时，中药服务贸易与货物贸易共同出海，依托中医药海外中心、中医药国际合作基地开展同当地文化互动效应的中医药文化宣传、中医诊疗等活动加深了海外对中医药的理解，促进中药文化深入融入海外市场。

不管是1.0还是2.0都是局限于产品在国内生产，产品走出海外，不同点只是海外销售模式的改变，由海外华侨独自销售变为部分药企参与销售。在当前复杂的国际环境下，产品走出去障碍重重，显性的贸易障碍已经日益严峻，更不用说隐性的技术性贸易壁垒。不管是

中美贸易的直接影响，还是东南亚更欢迎本土生产的传统药市场偏好，“产能走出去”也即是“中药出海 3.0 版”是当前中药国际化企业该思考的一种模式。二十届三中全会通过的《中共中央关于进一步全面深化改革 推进中国式现代化的决定》提出“深化外商投资和对外投资管理体制改革”。第一次把外商投资和对外投资一同提出，也首次提出了要深化两方面的管理体制改革。完善促进和保障对外投资体制机制，健全对外投资管理服务体系，推动产业链供应链国际合作。中药企业走出去，在东盟国家或者“一带一路”沿线国家开展传统医药产能合作，可以绕开众多贸易限制，通过本土化生产、销售，融入当地产业，与其他国家传统医药企业共同繁荣，走一条全球传统医药企业共建共享的新路径。

第二节
中药国际注册

2023年，我国中药国际化的步伐逐渐加快。在美国、澳大利亚、加拿大、欧盟等多个国家和地区取得显著成果，以处方药、非处方药、膳食补充剂等多种身份获得注册许可，中药创新发展焕发出澎湃活力。这一系列成就不仅能够提高中药在国际上认知度与接受度，使中医药在国际化发展的道路上走得更远、更高，也为推动构建人类卫生健康共同体做出重要贡献。

一、美国

美国植物药注册主要参照FDA2004年起草、2016年修订的《植物药指南》(简称《指南》)(*Botanical Drug Development Guidance for Industry*)。《指南》对植物药(botanical drug products)的定义、不同的法规路径进行了概述，并对植物药研发不同阶段的CMC、临床、非临床提出技术要求，是中药产品在美国进行注册的重要参考。

历时20年，FDA批准的植物药有3个，其处方均为单一植物来源的纯化提取物。2006年获批的Veregen、2012年获批的Fulyzaq(现名Mytesi)以及2023年获批的Filsuvez(birch triterpenes)。

2023年，天士力医药集团股份有限公司复方丹参滴丸治疗慢性稳定性心绞痛适应证与防治急性高原综合征两项国际临床试验正在推进过程中，其中后者已完成Ⅲ期临床试验。康缘药业的桂枝茯苓胶囊正推行FDA Ⅲ期临床研究准备工作。

湖北梦阳药业与美国TCMG集团签署战略合作协议，其产品“生白口服液”在通过美国Sutter医院伦理审查委员会批准的上市后安全性再评价后，TCMG集团将该产品引进Sutter医院。生白口服液以膳食补充剂的身份进入美国医院体系内应用，通过美国院内渠道渗透市场，为中药出海提供了新的契机。

香港浸会大学中药创新研发中心以中药古方“麻子仁丸”为基础研发的用于治疗难治性便秘中药复方新药，获美国 FDA 批准临床试验。

二、欧洲联盟

欧盟是全球最重要的区域一体化组织，也是西方最成熟的植物药市场，中药、植物药等传统药物在欧盟被称为草药药品(herbal medicinal product, HMP)，2004 年《欧盟传统草药指令》(2004/24/EC)的颁布标志着欧盟草药药品注册管理制度的成熟和完善，不仅对统一监管草药具有里程碑式意义，而且为中药国际化发展提供了重要机遇。根据 2001/83/EC 和 2004/24/EC，欧盟 HMP 注册类别包括新药申请、固有应用申请(well-established use, WEU)和传统应用(traditional use registration, TUR)三类。2012 年，地奥心血康以 TUR 的形式，成为我国首个通过欧盟植物药审评的产品，随后，丹参胶囊、板蓝根颗粒、愈风宁心胶囊先后在 2016、2017、2019 年获批，2021 年逍遥片成为国内首个获批的复方中药。

2023 年，安徽宏方药业有限公司顺利通过欧盟药品质量受权人(qualified person, QP)认证，正式获得 QP 签发的符合性报告。

三、加拿大

中药在加拿大划归为天然健康产品(natural health product, NHP)的范畴，按《天然健康产品条例》(*Natural Health Products Regulations*, NHPR)规定，NHP 需满足产品具有疗效、药用成分为天然来源的要求，药用成分通常来自植物、动物、微生物或海洋生物，包括维生素及矿物质、草药制剂、顺势疗法药品、传统药品、微生态制剂(如益生菌)、其他氨基酸和必需脂肪酸等。

2023 年，上海和黄药业独家品种正气片获得加拿大天然药品上市许可证，成为其在国际上获批上市的第二个中药复方品种。以岭药业研发生产的创新中药八子补肾胶囊在加拿大以天然药品身份获批注册。

中国中医科学院中医临床基础医学研究所委托漳州片仔癀药业股份有限公司生产的清肺排毒颗粒在加拿大作为非处方药获批上市，成为我国首个进入发达国家市场的抗疫中药，并在我国已批准的清肺排毒颗粒所有适应证基础上，增加批准了“用于流行性感冒上述症状者”的新适应证。

白云山全资子公司中一药业收到加拿大天然和非处方保健品管理局审核批准颁发的境

外生产场地认证证书。

四、澳大利亚

澳大利亚于1991年2月修订了《1989联邦药物用品管理法》(*Therapeutic Goods Act 1989*),将中草药列入补充药品类管理,澳大利亚因此成为全球第一个承认中药为药物的西方国家。2000年5月,澳大利亚的维多利亚州首先通过《中医药管理法》立法,该法案成为西方国家第一部中医法,2012年7月1日澳大利亚全国立法,树立了全球的里程碑。中药在澳大利亚划归为补充药品(complementary medicine)的范畴,补充药品含草药、维生素、动物性成分、矿物质、氨基酸和顺势疗法等,同样依据风险程度,补充药品分为3种上市途径:登记补充药品、评估登记补充药品、注册补充药品。

2023年4月,白云山中一药业有限公司生产的辛夷鼻炎丸收到澳大利亚药物管理局的药品注册证书,加味藿香正气丸于9月注册获批。

五、欧亚经济联盟

欧亚经济联盟,区域性标准的统一性最高,从GMP体系到质量、有效性和安全性,都形成了统一的标准和要求;按统一的植物药审评技术要求,可走MRP(mutual recognition procedure)程序,但须先按欧亚经济联盟的GMP要求完成GMP现场检查和认证。

2023年,广州白云山中一药业有限公司的三七化痔丸、广州白云山奇星药业有限公司的复方板蓝根颗粒获得俄罗斯联邦消费者权益保护和公益监督局的产品注册证书。天士力医药集团股份有限公司生产的复方丹参滴丸获得俄罗斯保健品(生物活性补充剂)注册批准。绿叶制药集团旗下子公司北大维信自主研发的血脂康胶囊在乌兹别克斯坦获批上市。

六、东南亚国家联盟

东盟没有统一的植物药技术要求,在药品法规和注册要求上共性方面很少,建立了各自的管理要求。植物药在越南主要根据产品处方和生产工艺,是否依据传统中医药理论进行组方和配制,分为传统药和现代植物药。在马来西亚,植物药称为天然药品,主要分为传统药和具有治疗性功能的植物药。在泰国,植物药分为传统药和现代植物药两种,前者有效性安全性主要依据古代典籍和药典专论;后者需要现代的临床试验证据,支持产品的安全性和有效性。

2023年,天士力医药集团股份有限公司的安宫牛黄丸、荆花胃康胶丸、养血清脑颗粒分别获得越南传统药、马来西亚天然药品及泰国传统药注册批准；以岭药业继续蝉联新加坡“亚洲区最具影响力品牌大奖：中医药类最值得信赖品牌”大奖。

七、南美国家联盟

在南美洲，植物药没有统一的管理法规，每个国家建立了相应的药品和保健品准入制度。

2023 年 11 月，绿叶制药集团旗下控股子公司北大维信与阿斯利康巴西、巴西 Herbarium 公司签署合作备忘录，三方共同致力于将中成药血脂康胶囊引进巴西市场。

八、非洲联盟

非洲很多国家，已经建立了植物药管理制度。例如在南非植物药主要是补充药品形式，采用备案制管理；尼日利亚以草药制剂进行管理；贝宁和科特迪瓦的中成药主要以保健品或者食品补充剂形式准入。

天士力医药集团股份有限公司生产的护心丹、养血清脑颗粒获得贝宁与科特迪瓦保健品注册批准。以岭药业的八子补肾胶囊、连花清咳片、通心络胶囊、芪苈强心胶囊和参松养心胶囊 5 款创新专利中药在尼日利亚以“草药与天然药物”身份获批注册；通心络胶囊、参松养心胶囊和芪苈强心胶囊在肯尼亚获批注册。

第三节
国际标准

一、ISO/TC 249 国际标准

(一) ISO/TC 249 国际标准制定

2023 年中医药国际标准化事业稳步发展，截至 2023 年 12 月 31 日，ISO 中医药国际标准发布总数达 101 项，35 项国际标准正在制定过程中。2023 年度 ISO/TC 249 共发布中医药国际标准 9 项，其中中药类 8 项，医疗设备类 1 项，见表 5 - 1。

表 5 - 1 2023 年度国际标准化组织(ISO/TC 249)发布的中医药国际标准

序号	标准编号	发布日期	标 准 名 称
1	ISO/TS 13126:2023	2023 - 02	Traditional Chinese medicine — Determination of ochratoxin A in natural products by liquid chromatography coupled with fluorescence detector
2	ISO 4564:2023	2023 - 05	Traditional Chinese medicine — Scutellaria baicalensis root
3	ISO 22587:2023	2023 - 06	Traditional Chinese medicine — Acupoint magnetotherapy plasters for single use
4	ISO 5228:2023	2023 - 07	Traditional Chinese medicine — Rheum palmatum, Rheum tanguticum, and Rheum officinale root and rhizome
5	ISO 7177:2023	2023 - 07	Traditional Chinese medicine — Coptis chinensis and Coptis japonica rhizome
6	ISO 7450:2023	2023 - 10	Traditional Chinese medicine — Pinellia ternata tuber
7	ISO 4904:2023	2023 - 10	Traditional Chinese medicine — Inner pack of decoction pieces
8	ISO 9306:2023	2023 - 11	Traditional Chinese medicine — Ephedra sinica, Ephedra intermedia, and Ephedra equisetina herbaceous stem
9	ISO 20759:2023	2023 - 12	Traditional Chinese medicine — Artemisia argyi leaf

基于国际贸易市场需求、质量与安全为核心的大宗中药材 ISO 国际标准的制定，对提升药材及产品的国际影响力与竞争力，推动其国际标准化发展和国际贸易意义重大。2023 年正式发布的中药大品种 ISO 标准，在麻黄（ISO 9306：2023）、半夏（ISO 7450：2023）、大黄（ISO 5228：2023）有毒副作用的中药材国际统一的科学标准方面有所重点突破。《中医药—半夏》（ISO 7450：2023）为目前 ISO/TC 249 发布的单味中药材优先级最高的毒性中药材国际标准，主要针对半夏的特殊属性，以中医药理论与临床实践为指导，开展了从生半夏到炮制半夏（法半夏、姜半夏、清半夏）全流程的标准制定；同时结合半夏国际市场的流通情况及临床合理用药需求，对半夏药材的商品规格等级进行了细化规定。半夏 ISO 标准的研制与发布为其他有毒中药材国际标准的制定起到了很好的引领与借鉴作用。此外，也开展了保障中药材及产品安全的赭曲霉毒素 A 检测方法（ISO/TS 13126：2023）和支撑国际市场流通的饮片内包装（ISO 4904：2023）相关 ISO 标准的制定。

除中药类标准外，ISO/TC 249 还发布了一项中医医疗器械标准《中医药—穴位磁贴（ISO 22587：2023）》。穴位磁贴是一种结合现代物理学和传统医学的医疗器械，能够通过磁疗发挥作用，改善微循环、加强机体代谢作用。这项标准的正式发布展现了传统医学与现代科技在医疗设备领域创新发展中相辅相成的态势，有力地促进了中医医疗器械品牌化发展，提升了中医医疗器械的国际影响力与市场竞争力。

2023 年 6 月 5 日，以 ISO/TC 249 为核心国际标准化平台筹建的上海市中医药国际标准化研究院揭牌仪式在上海中医药大学举行，上海市中医药国际标准化研究院是全国首家中医药国际标准化专业机构，重点聚焦中医药全行业领域的标准化和国际化，立足服务于国家战略、企业和建立国际标准体系，以国际标准带动和促进中医药国际国内协同联动发展，推动中医药产业化和市场化，以产业发展促进中医药国际贸易的高质量发展。

依托 ISO/TC 249 十五年在中医药国际标准化领域的资源和平台优势，由 ISO/TC 249 主席沈远东教授主编的《ISO 中医药国际标准理论研究与实践》荣获 2023 年度中华中医药学会科学技术奖学术著作奖二等奖。为了进一步促进世界传统医学的协同、融合发展，发挥中医药在世界传统医学中的引领地位，由沈远东领衔并联合来自中医药、阿育吠陀、整脊疗法、欧洲传统草药、古希腊—阿拉伯伊斯兰传统草药、顺势疗法、日本汉方医学、韩医学、泰医学等十余种传统医学流派代表性权威专家共同编写的《世界传统医学的历史、现状与未来》（海外版）于 2023 年 11 月正式出版，将为传统医学的行政管理部门和从业者提供有益的参考，也将为人类健康和传统医学的全球发展做出积极贡献。

（二）中医药 ISO 国际标准的复审及采标或应用情况

ISO 国际标准正式发布 5 年(international standard, IS)或 3 年(technical specification, TS; publicly available specification, PAS)后需要进行系统审查(systematic review, SR)，它是提供关于该标准的全球相关性的宝贵信息，并确保 ISO 标准的目录和内容是最新的。SR 也是目前唯一的 ISO 中央秘书处(ISO/CS)收集关于 ISO 标准使用情况及其不同成员体采标的一种重要方式。SR 审查结果有三种，即批准(confirmation)、修订(revision or amendment)和废止(withdrawal)。

2023 年，ISO/TC 249 平台共有 12 项 ISO 标准进行了系统审查，相关标准涵盖中药原药材、中药制成品生产工艺、中药材及产品检测方法、中医舌诊图像分析系统设备、中药复方条形码、中药口服或外用产品的标签要求、中西医结合临床术语分类系统、中药供应链管理编码规则等。其中 11 项确认继续使用，1 项确认修改，见表 5-2。从 SR 结果可以看出，中医药 ISO 标准在多个国家或地区采标和应用，也有很多国家或地区计划采标，这充分体现了中医药 ISO 标准的全球相关性及贸易市场的需求性，也正逐步推进中医药的国际标准化进程。

表 5-2　2023 年度国际标准化组织(ISO/TC 249)发布 ISO 标准系统审查结果

序号	标准编号	发布日期	标准名称	标准复审时间	采标或应用国家
1	ISO/TS 22990:2019	2019-05	Traditional Chinese medicine — Categories of clinical terminological system to support the integration of clinical terms from traditional Chinese medicine and Western medicine	2023-02	Ghana, Kenya, Saudi Arabia, Viet Nam
2	ISO 20333:2017	2017-08	Traditional Chinese medicine — Coding rules for Chinese medicines in supply chain management	2023-02	China, Netherlands, United Kingdom, Viet Nam, Kenya
3	ISO 21371:2018	2018-01	Traditional Chinese medicine — Labelling requirements of products intended for oral or topical use	2023-06	Ghana, Italy, Japan, Kenya
4	ISO/TS 20498-3:2020	2020-04	Traditional Chinese medicine — Computerized tongue image analysis system — Part 3: Colour chart	2023-09	Ghana, Japan, Netherlands
5	ISO 20495:2018	2018-04	Traditional Chinese medicine — Skin electrical resistance measurement devices	2023-09	China, Ghana, Netherlands, United Kingdom
6	ISO 20334:2018	2018-06	Traditional Chinese medicine — Coding system of formulae	2023-09	China, Ghana, Kenya, Netherlands, United Kingdom

续 表

序号	标准编号	发布日期	标准名称	标准复审时间	采标或应用国家
7	ISO 19617:2018	2018-04	Traditional Chinese medicine — General requirements for the manufacturing process of natural products	2023-09 (Revised)	Ghana, Japan, Kenya, United Kingdom, Netherlands
8	ISO/TS 20498-4:2020	2020-10	Traditional Chinese medicine — Computerized tongue image analysis system — Part 4: Peripheral visual instruments	2023-10	China, Ghana, Japan, Kenya, Netherlands, Australia
9	ISO 20493:2018	2018-08	Traditional Chinese medicine — Infrared moxibustion-like instrument	2023-11	China, Ghana, Switzerland
10	ISO/TS 21310:2020	2020-07	Traditional Chinese medicine — Microscopic examination of medicinal herbs	2023-12	Ghana, Japan
11	ISO/TS 23030:2020	2020-12	Traditional Chinese medicine — Clinical document specification for prescription of traditional Chinese medicine decoction pieces	2023-12	China, Ghana, Kenya, Netherlands, Portugal
12	ISO 21315:2018	2018-12	Traditional Chinese medicine — Ganoderma lucidum fruiting body	2023-12	China, Ghana, Japan, Kenya, Australia, Korea, Republic of

(三) ISO/TC 249 整体工作情况

2023 年,ISO/TC 249 遵循《ISO 战略 2023》发展要求,进一步加强了国际标准化组织内涵建设、国际标准项目管理能力、中医药 ISO 国际标准质量提升和中医药领域国际标准化专业人才培养等方面相关工作。通过线下和线上结合的方式,ISO/TC 249 分别在上海、辽宁沈阳、浙江绍兴共举办了 13 次工作组会议。除了常规项目的推进之外,药物领域 2 个工作组就中药新型制剂(如中药颗粒剂)国际标准的研制进行深入讨论并达成了较高的共识。

ISO/TC 249 第十三次全体成员大会于 2023 年 6 月 4 日至 8 日在上海中医药大学举行。本次大会由国家标准化管理委员会主办,中国中医科学院中医临床基础医学研究所和上海中医药大学承办,会议得到上海市市场监督管理局、上海市卫生健康委员会和上海市中医药管理局的支持,并由上海市中医药国际标准化研究院协办。此次会议历时 5 天,有来自 ISO 总部、中国、德国、日本、韩国、澳大利亚、沙特阿拉伯、加纳、匈牙利、荷兰、新加坡、西班牙、加拿大、俄罗斯、意大利、越南、伊朗等 16 个成员体,以及世界中医药学会联合会、世界针灸学会联合会、国际标准化组织/老龄社会技术委员会 3 个联络组织的 275 位 ISO/TC 249 注册专家参会,其中 80 余名专家线上参会。ISO 中央秘书处技术官员 Monja Korter 女士也出席了本次大会。

在为期 5 天的大会期间,共举办了 8 场工作组会议,涉及中药材、中药制成品、针灸针、中医医疗器械、中医药术语和信息等各领域的16项新项目提案和34项在研项目。2023年ISO/TC 249新提案中，中国提案7项（占比87.5%），世界中医药学会联合会提案7项，韩国提案2项。在6月8日ISO/TC 249年会闭幕大会上，委员会就增加第一主席顾问团成员数量、联络组织工作、术语协调工作等重要议题和项目推进形成了49条大会决议。

此外，2023年，ISO/TC 249与联络组织广泛开展了互动交流活动，在中医药国际标准研制与推广应用相关领域，进一步探索多维度的合作模式与机制，形成了一批中医药国际标准，正在逐步解决中医药国际化过程中无标准可依的困境。2023年11月5日，国际标准化组织副主席贾维尔·加西亚（Javier Garcia）一行调研ISO/TC 249秘书处，加西亚主席对ISO/TC 249在中医药国际标准化领域取得的丰硕成果和优秀的组织管理能力表示高度赞赏。他期望ISO/TC 249能在将来的标准化工作中，进一步落实联合国可持续发展目标，积极应对气候变化，推动《ISO战略2030》《ISO伦敦宣言》的贯彻实施和相关领域国际标准的制定。

二、中药标准在国际主流药典的发展

（一）《美国药典》标准情况

《美国药典》（*United States Pharmacopeia*, USP）是由美国药典委员会（The United states Pharmacopeial Convention）编纂并发布的官方药典。它不仅在美国得到法律层面的认可，而且在全球超过140个国家中也被视为权威性的质量标准。USP中详细规定了原料药和制剂的质量标准，同时，针对食品补充剂的质量标准在USP中以专门的章节进行阐述。此外，中药质量标准主要被归类在食品补充剂（dietary supplements）章节中。《美国药典》2023年已经出版3个版本，包括USP-NF 2023 Issue 2（2023年02月），Issue 3（2023年06月）和USP-NF 2024 Issue1（2023年11月）[美国药典从第43版起（2020年版）只提供互联网在线版，不再提供印刷版]。

《美国药典论坛》（*Pharmacopeial Forum*, PF）是双月刊在线免费杂志，同样由美国药典委员会发布。目的是作为开发和修订美国药典和国家处方集（USP-NF）标准的重要平台，通过该平台征求公众的意见和建议。对USP-NF标准的更改和增补首先在PF中提出，供公众评议，公示期一般90日。2023年共计出版6期，包括PF49（1）至（6）。2023年出版的6期PF中，共有17个新增植物药相关质量标准公示，其中中药质量标准有酸枣仁和天麻，均为我国学者研究制定，见表5-3。

表5-3　2023年《美国药典论坛》草药质量标准公示情况汇总

编号	中文名	英文名	标准公示
1	欧洲接骨木莓水提取物	European Elder Berry Aqueous Dry Extract	PF49(3)
2	欧洲接骨木莓提取物	European Elder Berry Dry Extract	PF49(3)
3	印度藏茴香	Ajowan Fruit	PF49(4)
4	印度藏茴香油	Ajowan Fruit Oil	PF49(4)
5	印度藏茴香粉末	Ajowan Fruit Powder	PF49(4)
6	西兰花籽提取物	Broccoli Seed Dry Extract	PF49(4)
7	酸枣仁	Sour Jujube Seed	PF49(4)
8	酸枣仁提取物	Sour Jujube Seed Dry Extract	PF49(4)
9	酸枣仁粉末	Sour Jujube Seed Powder	PF49(4)
10	天麻	Gastrodia Rhizome	PF49(5)
11	天麻提取物	Gastrodia Rhizome Dry Extract	PF49(5)
12	天麻粉末	Gastrodia Rhizome Powder	PF49(5)
13	欧洲接骨木莓提取物	European Elder Berry Dry Juice	PF49(6)
14	玛卡	Maca Root	PF49(6)
15	玛卡硫代葡萄糖苷提取物	Maca Root Glucosinolates Dry Extract	PF49(6)
16	玛卡粉末	Maca Root Powder	PF49(6)
17	红车轴	Red Clover	PF49(6)
18	红车轴提取物粉末	Powdered Red Clover Extract	PF49(6)

药品质量标准的制定和修订是一个严格而透明的过程，特别是在《美国药典》中。当药品标准在《美国药典论坛》上公示后，相应的专家委员会会对收集到的意见进行审查和评估。这些药品标准会根据反馈被分类为以下几种状态：

修订(revision)：药品标准在PF公示后获得专家委员会的批准，并将在正式版的USP中发布。此外，对于这些品种，专家委员会还会提供“评论(commentary)”，解释修订的理由和依据。

延迟(deferrals)：表示药品标准在PF公示后尚未得到专家委员会的最终批准，可能需要更多的信息或进一步的修改。

取消(cancellations)：意味着药品标准在PF公示后不会进入投票阶段，通常需要重新提交以供考虑。

所有这些专家委员会的意见都会在其官方网站上在线发布，以确保过程的透明度和可访问性。在中药领域，专家委员会的审核工作由膳食补充剂/草药食品组中的植物膳食补充剂和草药组负责，更具体地，由东亚植物专家小组进行。

根据 2023 年三次专家委员会会议的记录，红曲质量标准建议仍为延迟，需要补充信息。共有 5 个中药最终进入美国药典。其中当归和川芎质量标准公示后，没有收到评论意见，通过评审进入 USP-NF 2023 Issue 2；化橘红质量标准公示后，没有收到评论意见，通过评审进入 USP-NF 2023 Issue 3；枳实和肉桂质量标准公示后，通过评审进入 USP-NF 2024 Issue 1，见表 5－4。其中针对枳实质量标准建议 4 条，主要针对枳实定义的描述、辛弗林同分异构体问题、黄酮成分的薄层辨识问题，均未采纳(comment not incorporated)；针对肉桂质量标准建议 3 条，主要希望将挥发油限度从 1.5％降低到 1.2％，以与其他药典一致；希望参考其他药典统一肉桂宽度和厚度数值；建议在显微鉴别项下增加锡兰肉桂的性状对比，上述建议均被采纳加入肉桂质量标准；针对肉桂粉末质量标准有 2 条建议，主要希望降低肉桂粉末挥发油限度，采纳修改为 1.0％；并在粉末显微鉴别中增加了与锡兰肉桂的区分(根据淀粉粒直径大小)。上述针对中药质量标准的评论及反馈可以部分反映美国药典委及利益相关方对中药质量标准的关注点。

表 5－4　2023 年 USP-NF 中药质量标准审评进展

编号	中文名	英文名	专家委员会意见	标准收载情况
		USP-NF 2023, Issue 2		
1	枳实	Bitter Orange Young Fruit	延迟	PF47(5)
2	枳实粉末	Bitter Orange Young Fruit Powder	延迟	PF47(5)
3	化橘红	Pummelo Peel	延迟	PF48(2)
4	化橘红黄酮提取物	Pummelo Peel Flavonoids Dry Extract	延迟	PF48(2)
5	化橘红粉末	Pummelo Peel Powder	延迟	PF48(2)
6	当归	Dong Quai Root	修订	PF47(3)
7	当归粉末	Dong Quai Root Powder	修订	PF47(3)
8	川芎	Sichuan lovage rhizome	修订	PF47(2)
9	川芎粉末	Sichuan lovage rhizome powder	修订	PF47(2)
		USP-NF 2023, Issue 3		
10	枳实	Bitter Orange Young Fruit	延迟	PF47(5)
11	枳实粉末	Bitter Orange Young Fruit Powder	延迟	PF47(5)
12	肉桂	Cinnamomum cassia bark	延迟	PF48(5)

续　表

编号	中文名	英文名	专家委员会意见	标准收载情况
13	肉桂粉末	Cinnamomum cassia bark powder	延迟	PF48(5)
14	化橘红	Pummelo Peel	修订	PF48(2)
15	化橘红黄酮提取物	Pummelo Peel Flavonoids Dry Extract	修订	PF48(2)
16	化橘红粉末	Pummelo Peel Powder	修订	PF48(2)
		USP-NF 2024，Issue 1		
17	肉桂	Cinnamomum Cassia Bark	延迟	PF48(5)
18	肉桂粉末	Cinnamomum Cassia Bark Powder	延迟	PF48(5)
19	红曲提取物	Red Yeast Dry Extract	延迟	PF48(6)
20	红曲粉末	Red Yeast Rice Powder	延迟	PF48(6)
21	枳实	Bitter Orange Young Fruit	修订	PF47(5)
22	枳实粉末	Bitter Orange Young Fruit Powder	修订	PF47(5)
23	肉桂	Cinnamomum Cassia Bark	修订	PF48(5)
24	肉桂粉末	Cinnamomum Cassia Bark Powder	修订	PF48(5)

（二）《欧洲药典》标准情况

《欧洲药典》(*European Pharmacopoeia*，EP)，作为全球极具权威性的药典之一，由欧洲药品质量管理局负责起草和发布。该药典是欧盟 39 个成员国共同遵循的法定药品质量标准。截至 2023 年，《欧洲药典》已更新至第 11 版，并推出了 8 个非累积的增补版本(11.1～11.8)。

药典中涵盖了草药及其相关制剂的标准，例如缬草根。这不仅包括缬草根本身，还涉及水提取物、醇提取物，以及缬草根的切片和酊剂等。每一个中草药标准正文项下通常包含以下四个核心部分：

1. 定义：明确中草药及其制剂的科学描述。

2. 鉴别：提供鉴别中草药真伪的方法。

3. 检查项：根据中草药特性，可能包括外来杂质、干燥失重、总灰分、酸不溶性灰分等检查项目。

4. 含量测定：规定了中草药中有效成分的含量测定方法。

这些标准确保了中草药的质量和一致性，为中草药的安全性和有效性提供了科学依据。

为了促进《欧洲药典》内容的持续更新，欧洲药典委员会每年召开三次例会，专门讨论并决策哪些内容需要被纳入药典中。2023 年欧洲药典委员会分别在 3 月、6 月和 11 月举行了三届工作会议(175th session of the European Pharmacopoeia Commission，March 2023、

176th session of the European Pharmacopoeia Commission, June 2023、177th session of the European Pharmacopoeia Commission, November 2023),新增益智等 11 个中草药标准,修订绿茶等 14 个中草药标准,具体见表 5-5 和表 5-6。

表 5-5 2023 年《欧洲药典》新增中草药品种

编号	新增中草药品种
1	益智 alpinia oxyphylla fruit (3161) *
2	秋葵 gumweed herb (2951)
3	玫瑰花 rose flower (2949)
4	大麻花 cannabis flower (3028)
5	绿豆荚 green bean pod (2952)
6	首乌藤 polygonum multiflorum stem (2725) *
7	红景天 rhodiola root and rhizome (2893)
8	威灵仙 clematis rhizome and root (2527) *
9	钻果大蒜芥 hedge mustard (2942)
10	枇杷叶 loquat leaf (2978)
11	芝麻籽 sesame seed (2979)

*:中国科学院上海药物研究所果德安团队制定的标准

表 5-6 2023 年《欧洲药典》新修订中草药品种

编号	新修订中草药品种
1	绿茶 green tea (2668)
2	车前草 ribwort plantain (1884)
3	荠菜 shepherd's purse (2947)
4	砂仁 amomum fruit (2554)
5	矢车菊 centaury (1301)
6	豆蔻 round amomum fruit (2555)
7	川芎 szechwan lovage rhizome (2634)
8	黑升麻 black cohosh (2069)
9	绣线菊 meadowsweet (1868)
10	缬草水提取物 valerian dry aqueous extract (2400)
11	缬草醇提取物 valerian dry hydroalcoholic extract (1898)
12	缬草根 valerian root (0453)
13	缬草根切片 valerian root, cut (2526)
14	缬草酊剂 valerian tincture (1899)

(三)《英国药典》标准情况

英国一直有着丰富的草药使用传统。自1864年《英国药典》(*British Pharmacopoeia*，BP)问世以来，它已被超过100个国家采纳使用。2007年，《英国药典》在正式条目中首次收录了甘草，这标志着对英联邦国家使用的中药进行质量监管的重要进展。自那时起，药典所收录的草药品种逐年增加，不仅涵盖了英国本土使用的草药，还纳入了《欧洲药典》中的草药品种。2009年，《英国药典》开始将草药及其制剂作为独立的一个部分进行分类。到了2011年，这一部分的分类进一步扩展，包括了草药、草药制剂和草药产品。在这个过程中，一些草药品种的标准逐渐被《欧洲药典》的相关标准所取代。

2023版《英国药典》法定生效时间为2023年1月1日，其在草药、草药制剂和草药产品的专论里新增苦杏仁等10个品种，修订标准化番泻叶提取物1个品种，具体见表5-7和表5-8。

表5-7　2023年《英国药典》新增草药品种

编号	新增草药品种
1	苦杏仁(bitter apricot seed)*
2	紫锥菊草药榨汁，含乙醇稳定剂(purple coneflower herb expressed juice, stabilised with ethanol)*
3	紫锥菊草药榨汁，不含乙醇稳定剂(purple coneflower herb expressed juice, stabilised without ethanol)*
4	益母草(Chinese motherwort)*
5	羌活(notopterygium rhizome and root)*
6	桃仁(peach seed)*
7	标准化番泻果水提取物(standardised senna fruit dry aqueous extract)*
8	标准化番泻果醇提取物(standardised senna fruit dry hydroalcoholic extract)*
9	玄参(scrophularia root)*
10	浙贝母(thunberg fritillary bulb)*

*：新增专论来源于《欧洲药典》第10版增补本10.1至10.8

表5-8　2023年《英国药典》修订草药品种

编号	新修订草药品种	修订内容
1	标准化番泻叶提取物(standardised senna leaf dry extract)	标题更改[BP2022：标准化番泻小叶提取物(standardised senna leaflet dry extract)]

第六章
中医药标准和专利

第一节 中医药国内标准

习近平总书记指出，要建立健全适合中医药发展的标准体系。这是做好中医药标准化工作的根本遵循。中医药标准化是一项基础性、战略性、全局性工作，是中医药高质量发展的技术支撑，是推进中医药行业治理体系和治理能力现代化的基础性制度。在国家中医药管理局、国家标准化管理委员会的坚强领导下，坚持以习近平新时代中国特色社会主义思想为指导，坚决贯彻党中央、国务院部署，认真落实习近平总书记关于中医药工作的重要论述，紧紧围绕《中华人民共和国标准化法》《深化标准化工作改革方案》《国家标准化发展纲要》有关精神，系统有序地开展中医药标准化工作，为中医药传承创新发展提供有力的技术支撑。

一、基本情况

标准化作为中医药事业产业发展的技术支撑，在国家中医药管理局的领导下，中医药行业紧密围绕中医药政策文件要求，积极推进中医药标准化工作，以中医药标准为引领，促进中医药事业传承创新和产业高质量发展。当前，我国已发布一系列中医药相关标准，包括国家标准、行业标准、团体标准、地方标准，进一步优化中医药标准体系。

（一）中医药国家标准

国家中医药管理局高度重视国家标准工作，于 2023 年 10 月 7 日印发《中医药标准管理办法》，统筹管理中医药推荐性国家标准工作，规定对满足基础通用、与强制性国家标准配套、对中医药行业起引领作用等需要的技术要求，可以制定中医药推荐性国家标准。截至 2022 年底，中医药领域现行推荐性国家标准 79 项（已废止 10 项），其中中医方向 24 项，针灸方向 42 项，中药方向 4 项，种子种苗方向 9 项（表 6－1）。强制性国家标准主要集中于中药管理领域，包括《中国药典》《国家药品标准》等，已形成相对成熟、完善的中药相关标准管理体系，如国家药品监督管理局发布中药配方颗粒国家药品标准200项。

表6-1 1990—2022年中医药领域推荐性国家标准发布情况

序号	类别	标准号	标准中文名称	发布日期	状态
1	针灸	GB 12346-1990	经穴部位	1990-6-7	废止
2	针灸	GB/T 13734-1992	耳穴名称与部位	1992-10-16	废止
3	中医	GB/T 15657-1995	中医病证分类与代码	1995-7-25	废止
4	中医	GB/T 16751.1-1997	中医临床诊疗术语　疾病部分	1997-3-4	废止
5	中医	GB/T 16751.2-1997	中医临床诊疗术语　证候部分	1997-3-4	废止
6	中医	GB/T 16751.3-1997	中医临床诊疗术语　治法部分	1997-3-4	废止
7	中药	GB/T 19618-2004	甘草	2004-12-28	现行
8	中医	GB/T 20348-2006	中医基础理论术语	2006-5-25	现行
9	针灸	GB/T 12346-2006	腧穴名称与定位	2006-9-18	废止
10	针灸	GB/T 21709.10-2008	针灸技术操作规范　第10部分　穴位埋线	2008-4-23	现行
11	针灸	GB/T 21709.7-2008	针灸技术操作规范　第7部分　皮肤针	2008-4-23	现行
12	针灸	GB/T 13734-2008	耳穴名称与定位	2008-4-23	现行
13	针灸	GB/T 21709.9-2008	针灸技术操作规范　第9部分　穴位贴敷	2008-4-23	现行
14	针灸	GB/T 21709.1-2008	针灸技术操作规范　第1部分　艾灸	2008-4-23	现行
15	针灸	GB/T 21709.5-2008	针灸技术操作规范　第5部分　拔罐	2008-4-23	现行
16	针灸	GB/T 21709.8-2008	针灸技术操作规范　第8部分　皮内针	2008-4-23	现行
17	针灸	GB/T 21709.6-2008	针灸技术操作规范　第6部分　穴位注射	2008-4-23	现行
18	针灸	GB/T 21709.4-2008	针灸技术操作规范　第4部分　三棱针	2008-4-23	现行
19	针灸	GB/T 21709.3-2008	针灸技术操作规范　第3部分　耳针	2008-4-23	废止
20	针灸	GB/T 21709.2-2008	针灸技术操作规范　第2部分　头针	2008-4-23	废止
21	针灸	GB/T 22163-2008	腧穴定位图	2008-7-2	现行
22	针灸	GB/T 21709.17-2009	针灸技术操作规范　第17部分：鼻针	2009-2-6	现行
23	针灸	GB/T 21709.19-2009	针灸技术操作规范　第19部分：腕踝针	2009-2-6	现行
24	针灸	GB/T 21709.12-2009	针灸技术操作规范　第12部分：火针	2009-2-6	现行
25	针灸	GB/T 23237-2009	腧穴定位人体测量方法	2009-2-6	现行
26	针灸	GB/T 21709.20-2009	针灸技术操作规范　第20部分：毫针基本刺法	2009-2-6	现行
27	针灸	GB/T 21709.11-2009	针灸技术操作规范　第11部分：电针	2009-2-6	现行
28	针灸	GB/T 21709.14-2009	针灸技术操作规范　第14部分：鍉针	2009-2-6	现行

续 表

序号	类别	标准号	标准中文名称	发布日期	状态
29	针灸	GB/T 21709.18-2009	针灸技术操作规范　第18部分:口唇针	2009-2-6	现行
30	针灸	GB/T 21709.15-2009	针灸技术操作规范　第15部分:眼针	2009-2-6	废止
31	针灸	GB/T 21709.21-2013	针灸技术操作规范　第21部分:毫针基本手法	2013-12-31	现行
32	针灸	GB/T 30233-2013	腧穴主治	2013-12-31	现行
33	针灸	GB/T 30232-2013	针灸学通用术语	2013-12-31	现行
34	针灸	GB/T 21709.13-2013	针灸技术操作规范　第13部分:芒针	2013-12-31	现行
35	针灸	GB/T 21709.22-2013	针灸技术操作规范　第22部分:刮痧	2013-12-31	现行
36	针灸	GB/T 21709.16-2013	针灸技术操作规范　第16部分:腹针	2013-12-31	现行
37	中药	GB/T 31774-2015	中药编码规则及编码	2015-5-29	现行
38	中药	GB/T 31773-2015	中药方剂编码规则及编码	2015-5-29	现行
39	中药	GB/T 31775-2015	中药在供应链管理中的编码与表示	2015-5-29	现行
40	针灸	GB/T 33414-2016	穴位贴敷用药规范	2016-12-30	现行
41	针灸	GB/T 33416-2016	针灸技术操作规范　编写通则	2016-12-30	现行
42	针灸	GB/T 33415-2016	针灸异常情况处理	2016-12-30	现行
43	中医	GB/T 15657-2021	中医病证分类与代码	2021-10-11	现行
44	中医	GB/T 40670-2021	中医药学主题词表编制规则	2021-10-11	现行
45	中医	GB/Z 40669-2021	中医技术操作规范　外科　挂线法	2021-10-11	现行
46	中医	GB/Z 40671-2021	中医技术操作规范　外科　结扎法	2021-10-11	现行
47	中医	GB/Z 40668-2021	中医技术操作规范　皮肤科　中药面膜	2021-10-11	现行
48	中医	GB/Z 40666-2021	中医技术操作规范　皮肤科　中药蒸气浴	2021-10-11	现行
49	中医	GB/Z 40667-2021	中医技术操作规范　皮肤科　中药离子喷雾	2021-10-11	现行
50	中医	GB/T 40665.1-2021	中医四诊操作规范　第1部分:望诊	2021-11-26	现行
51	中医	GB/T 40665.2-2021	中医四诊操作规范　第2部分:闻诊	2021-11-26	现行
52	中医	GB/T 40665.3-2021	中医四诊操作规范　第3部分:问诊	2021-11-26	现行
53	中医	GB/T 40665.4-2021	中医四诊操作规范　第4部分:切诊	2021-11-26	现行
54	中医	GB/T 16751.2-2021	中医临床诊疗术语　第2部分:证候	2021-11-26	现行
55	中医	GB/Z 40893.1-2021	中医技术操作规范　儿科　第1部分:小儿内治给药方法	2021-11-26	现行
56	中医	GB/Z 40893.2-2021	中医技术操作规范　儿科　第2部分:小儿常用外治法	2021-11-26	现行

续 表

序号	类别	标准号	标准中文名称	发布日期	状态
57	中医	GB/Z 40893.3-2021	中医技术操作规范　儿科　第3部分:小儿针灸疗法	2021-11-26	现行
58	中医	GB/Z 40893.4-2021	中医技术操作规范　儿科　第4部分:小儿推拿疗法	2021-11-26	现行
59	中医	GB/Z 40893.5-2021	中医技术操作规范　儿科　第5部分:小儿拔罐疗法	2021-11-26	现行
60	中医	GB/Z 40893.6-2021	中医技术操作规范　儿科　第6部分:小儿灯火燋法	2021-11-26	现行
61	中医	GB/Z 40902-2021	中医技术操作规范　皮肤科　中药药浴	2021-11-26	现行
62	针灸	GB/T 12346-2021	经穴名称与定位	2021-11-26	现行
63	针灸	GB/T 40997-2021	经外奇穴名称与定位	2021-11-26	现行
64	针灸	GB/T 40976-2021	灸用艾绒	2021-11-26	现行
65	针灸	GB/T 40975-2021	清艾条	2021-11-26	现行
66	针灸	GB/T 40972-2021	针灸临床实践指南制定及其评估规范	2021-11-26	现行
67	针灸	GB/T 21709.3-2021	针灸技术操作规范　第3部分:耳针	2021-11-26	现行
68	针灸	GB/T 40973-2021	针灸门诊基本服务规范	2021-11-26	现行
69	针灸	GB/T 21709.2-2021	针灸技术操作规范　第2部分:头针	2021-11-26	现行
70	针灸	GB/T 21709.15-2021	针灸技术操作规范　第15部分:眼针	2021-12-31	现行
71	中药材种子(种苗)	GB/T 41221-2021	中药材种子检验规程	2021-12-31	现行
72	中药材种子(种苗)	GB/T 41364-2022	中药材种子(种苗)　平贝母	2022-3-9	现行
73	中药材种子(种苗)	GB/T 41363-2022	中药材种子(种苗)　丹参	2022-3-9	现行
74	中药材种子(种苗)	GB/T 41365-2022	中药材种子(种苗)　白术	2022-3-9	现行
75	中药材种子(种苗)	GB/T 41362-2022	中药材种子(种苗)　明党参	2022-3-9	现行
76	中药材种子(种苗)	GB/T 41360-2022	中药材种子(种苗)　菘蓝	2022-3-9	现行
77	中药材种子(种苗)	GB/T 41361-2022	中药材种子(种苗)　金莲花	2022-3-9	现行
78	中药材种子(种苗)	GB/T 41277-2022	中药材(植物药)新品种评价技术规范	2022-3-9	现行
79	中药材种子(种苗)	GB/T 41624-2022	中药材种子(种苗)　三七	2022-7-11	现行

（二）中医药行业标准

《中医药标准管理办法》规定，对没有推荐性国家标准、需要在中医药行业范围内统一的技术要求，可以制定中医药行业标准。中医药行业标准由国家中医药管理局及有关主管部门组织制定和发布。截至2022年底，国家中医药管理局发布的中医药行业标准主要集中在中医领域，已发布行业标准9项，国家卫生健康委、国家食品药品监督管理局各发布1项（表6-2）。另外，商务部用于国内贸易、工业和信息化部用于机械制造、国家认证认可监督管理委员会用于出入境检验检疫、农业农村部用于农业生产等发布中药有关行业标准40余项（表6-3）。

表6-2　1994—2022年中医行业标准发布情况

序号	标准号	标准名称	行业领域	状态	批准日期
1	ZY/T 001.1-1994	中医内科病证诊断疗效标准	中医药	现行	1994-6-28
2	ZY/T 001.2-1994	中医外科病证诊断疗效标准	中医药	现行	1994-6-28
3	ZY/T 001.3-1994	中医妇科病证诊断疗效标准	中医药	现行	1994-6-28
4	ZY/T 001.4-1994	中医儿科病证诊断疗效标准	中医药	现行	1994-6-28
5	ZY/T 001.5-1994	中医眼科病证诊断疗效标准	中医药	现行	1994-6-28
6	ZY/T 001.6-1994	中医耳鼻喉科病证诊断疗效标准	中医药	现行	1994-6-28
7	ZY/T 001.7-1994	中医肛肠科病证诊断疗效标准	中医药	现行	1994-6-28
8	ZY/T 001.8-1994	中医皮肤科病证诊断疗效标准	中医药	现行	1994-6-28
9	ZY/T 001.9-1994	中医骨伤科病证诊断疗效标准	中医药	现行	1994-6-28
10	WS/T 500.33-2016	电子病历共享文档规范第33部分：中医住院病案首页	卫生	现行	2016-8-23
11	YY/T 1489-2016	中医脉图采集设备	医药	现行	2016-7-29

表6-3　2007—2022年中药领域行业标准发布情况（部分）

序号	标准号	标准名称	行业领域	状态	批准日期
1	SN/T 1957-2007	进出口中药材及其制品中五氯硝基苯残留量检测方法　气相色谱-质谱法	出入境检验检疫	现行	2007-8-6
2	JB/T 20088-2006	中药材截断机	机械	现行	2006-5-25
3	JB/T 20116-2009	中药汤剂包装机	机械	现行	2009-11-17
4	SB/T 11038-2013	中药材流通追溯体系专用术语规范	国内贸易	现行	2013-12-4
5	SB/T 11039-2013	中药材追溯通用标识规范	国内贸易	现行	2013-12-4
6	SB/T 11095-2014	中药材仓库技术规范	国内贸易	现行	2014-7-30

续 表

序号	标准号	标准名称	行业领域	状态	批准日期
7	SB/T 11094 - 2014	中药材仓储管理规范	国内贸易	现行	2014 - 7 - 30
8	SB/T 11150 - 2015	中药材气调养护技术规范	国内贸易	现行	2015 - 11 - 9
9	SN/T 4167 - 2015	出口中药材检疫监督管理规范	出入境检验检疫	现行	2015 - 2 - 9
10	SN/T 4062 - 2014	出口植物性中药材中稀土元素的测定方法	出入境检验检疫	现行	2014 - 11 - 19
11	SN/T 4261 - 2015	出口中药材中苯并(a)芘残留量的测定	出入境检验检疫	现行	2015 - 5 - 26
12	SN/T 4063 - 2014	出口植物性中药材中汞含量的测定 直接进样—冷原子吸收光谱法	出入境检验检疫	现行	2014 - 11 - 19
13	SN/T 4065 - 2014	出口植物性中药材中富马酸单甲酯和富马酸二甲酯残留量的测定　液相色谱法	出入境检验检疫	现行	2014 - 11 - 19
14	SN/T 4064 - 2014	出口植物性中药材中多种元素的测定方法	出入境检验检疫	现行	2014 - 11 - 19
15	SN/T 4061 - 2014	出口辐照植物性中药材鉴定方法-热释光法	出入境检验检疫	现行	2014 - 11 - 19
16	JB/T 20111 - 2016	中药材热风穿流式烘干箱	机械	现行	2016 - 4 - 5
17	JB/T 20113 - 2016	中药材颚式破碎机	机械	现行	2016 - 4 - 5
18	SN/T 4458 - 2016	出口中药材微生物学检验	出入境检验检疫	现行	2016 - 3 - 9
19	WS/T 500.5 - 2016	电子病历共享文档规范　第 5 部分:中药处方	卫生	现行	2016 - 8 - 23
20	SB/T 11174.2 - 2016	中药材商品规格等级　第 2 部分:太子参	国内贸易	现行	2016 - 9 - 18
21	SB/T 11174.5 - 2016	中药材商品规格等级　第 5 部分:大黄	国内贸易	现行	2016 - 9 - 18
22	SB/T 11173 - 2016	中药材商品规格等级通则	国内贸易	现行	2016 - 9 - 18
23	SB/T 11174.1 - 2016	中药材商品规格等级　第 1 部分:白术	国内贸易	现行	2016 - 9 - 18
24	SB/T 11174.4 - 2016	中药材商品规格等级　第 4 部分:厚朴	国内贸易	现行	2016 - 9 - 18
25	SB/T 11174.3 - 2016	中药材商品规格等级　第 3 部分:三七	国内贸易	现行	2016 - 9 - 18
26	SN/T 4527 - 2016	出口中药材中多种有机氯、拟除虫菊酯类农药残留量的测定	出入境检验检疫	现行	2016 - 6 - 28
27	JB/T 20181 - 2017	中药大蜜丸扣壳机	机械	现行	2017 - 1 - 9
28	JB/T 20182 - 2017	中药大蜜丸蜡封机	机械	现行	2017 - 1 - 9
29	SB/T 11182 - 2017	中药材包装技术规范	国内贸易	现行	2017 - 1 - 13
30	SB/T 11183 - 2017	中药材产地加工技术规范	国内贸易	现行	2017 - 1 - 13
31	SN/T 4604 - 2016	进出口中药材中真菌毒素的测定	出入境检验检疫	现行	2016 - 8 - 23
32	SN/T 4653 - 2016	出口中药材中氨基甲酸酯类农药残留量的检测方法　液相色谱-质谱/质谱法	出入境检验检疫	现行	2016 - 8 - 23

续 表

序号	标准号	标准名称	行业领域	状态	批准日期
33	JB/T 20183 - 2017	中药大蜜丸蜡壳印字机	机械	现行	2017 - 4 - 12
34	SN/T 4894 - 2017	进境动物源性中药材指定企业检疫技术规范	出入境检验检疫	现行	2017 - 8 - 29
35	NY/T 3481 - 2019	根茎类中药材收获机　质量评价技术规范	农业	现行	2019 - 8 - 1
36	NY/T 2807 - 2015	兽用中药检验员	农业	现行	2015 - 10 - 9
37	NY/T 2147 - 2012	兽用中药制剂工	农业	现行	2012 - 3 - 1
38	JB/T 20199 - 2021	中药自动化煎制系统	机械	现行	2021 - 8 - 21
39	NB/T 10780 - 2021	空气源热泵烘干中药材技术通则	能源	现行	2021 - 11 - 16
40	HJ 1256 - 2022	排污单位自行监测技术指南　中药、生物药品制品、化学药品制剂制造业	环境保护	现行	2022 - 4 - 27

（三）中医药地方标准

《地方标准管理办法》规定，为满足地方自然条件、风俗习惯等特殊技术要求，省级标准化行政主管部门和经其批准的、设区的市级标准化行政主管部门可以在农业、工业、服务业以及社会事业等领域制定地方标准。各省（区、市）高度重视地方标准工作，积极推进中医药地方标准制修订。目前广东省、吉林省、北京市、江西省、山东省、安徽省、海南省、河北省、江苏省、广西壮族自治区、山西省、湖北省、内蒙古自治区、云南省、浙江省等省（区、市）制定了中医药相关地方标准。

（四）中医药团体标准

为推动中医药标准高质量发展，规范、引导和监督中医药团体标准化工作，2023 年 5 月 8 日，国家中医药管理局印发《中医药团体标准管理办法》（以下简称“《办法》”），《办法》中所指的中医药团体标准是国家中医药管理局业务主管（联系）的社会团体为满足中医药服务和创新需要，协调相关主体共同制定的标准，包括但不限于中医药技术、指南、规范及管理服务等类别。团体标准作为新的标准形式纳入《中华人民共和国标准化法》。团体标准具有快速响应需求、填补标准空白、组织形式灵活、制定周期较短等特点，近年来发展迅速，较快地弥补中医药标准需求，已成为中医药标准化体系的重要组成部分。在全国中医药学术团体中，中华中医药学会是中医药行业成立最早、规模最大的全国性学术团体，汇集全国中医药各领域的权威专家和学者，公信力影响力较高，也是国家标准委、中国科协首批开展团体标准试点的社会团体。结合全国团体标准信息平台已公开数据，截至 2022 年底，中华中医药学会已发布团体标准885项，中国针灸学会发布团体标准39项，中国中西医结合学会已发布团体标准27项，中国中药协会发布团体标准24项，中国中医药信息学会发布团体标准109项，中国民族医药学会发布团体标准22项，中国中医药研究促进会发布团体标准6项，中国药膳研究会发布团体标准3项。

二、2023年中医药标准化工作进展

全国中医标准化技术委员会2023年年会在北京召开，全国中医标准化技术委员会主任委员、中国工程院院士张伯礼指出，要深入把握中医药标准化工作的新要求，围绕学习习近平总书记关于中医药、标准化工作的重要论述，坚持贯彻落实《国家标准化发展纲要》要求，开展中医药标准化要紧扣时代之问、要服务实践之需、要提升自身之质。要进一步完善标准体系，推动建立国家标准项目库，创新标准化工作机制，拓展标准化工作国际合作，高质量完成工作任务。全国中医标准化技术委员会正式启动《中医体质分类与判定》《中医基础理论术语》《中医药-中医临床术语系统分类框架》《中医药-中西医结合临床术语系统分类框架》4项国家标准项目制修订工作。中华中医药学会设立第一批中医药标准化人才培养中心，由天津中医药大学承担。

（一）国家标准

2023年，共有11项国家标准发布，8项国家标准计划立项，中医药标准化体系进一步完善。11项新发布国家标准主要集中在中医领域，见表6-4。8项国家标准计划主要为中医、针灸领域，见表6-5。另外，经国家药品监督管理局批准，第四批48个、第五批25个中药配方颗粒国家药品标准正式颁布。

表6-4　2023年中医药领域推荐性国家标准发布情况

类别	标准号	标准中文名称	发布日期	状态
中医	GB/T 42467.1-2023	中医临床名词术语　第1部分：内科学	2023/3/17	现行
中医	GB/T 42467.2-2023	中医临床名词术语　第2部分：外科学	2023/3/17	现行
中医	GB/T 42467.3-2023	中医临床名词术语　第3部分：皮肤科学	2023/3/17	现行
中医	GB/T 42467.4-2023	中医临床名词术语　第4部分：肛肠科学	2023/3/17	现行
中医	GB/T 42467.5-2023	中医临床名词术语　第5部分：骨伤科学	2023/3/17	现行
中医	GB/T 42467.6-2023	中医临床名词术语　第6部分：妇科学	2023/3/17	现行
中医	GB/T 42467.7-2023	中医临床名词术语　第7部分：儿科学	2023/3/17	现行
中医	GB/T 42467.8-2023	中医临床名词术语　第8部分：眼科学	2023/3/17	现行

续 表

类别	标准号	标准中文名称	发布日期	状态
中医	GB/T 42467.9-2023	中医临床名词术语　第9部分:耳鼻喉科学	2023/3/17	现行
中医	GB/T 16751.1-2023	中医临床诊疗术语　第1部分:疾病	2023/3/17	现行
中医	GB/T 16751.3-2023	中医临床诊疗术语　第3部分:治法	2023/3/17	现行

表6-5　2023年中医药领域推荐性国家标准计划项目情况

类别	计划编号	标准计划名称	制修订
中医	20231799-T-468	中医药—中医临床术语系统分类框架	制定
中医	20231800-T-468	中医体质分类与判定	制定
中医	20231805-Z-468	中医药　中西医结合临床术语系统分类框架	制定
针灸	20232714-T-468	针灸技术操作规范　第6部分　穴位注射	修订
针灸	20232910-T-468	针灸技术操作规范　第4部分　三棱针	修订
中医	20233759-T-468	中医基础理论术语	修订
针灸	20233761-T-468	穴位贴敷用药规范	修订
针灸	20233763-T-468	针灸异常情况处理	修订

(二) 团体标准

国家中医药管理局印发《中医药团体标准管理办法》,指出要规范、引导和监督中医药团体标准化工作,用于中医药团体标准的制定、实施和监督。为进一步贯彻落实《中医药团体标准管理办法》《关于促进团体标准规范优质发展的意见》要求,建立以需求为导向的团体标准制定模式,团体标准组织要找准团体标准的制定需求,紧密围绕新技术、新产业、新业态、新模式,制定原创性、高质量的团体标准,填补标准空白。中华中医药学会、中国中西医结合学会、中华医学会等社会组织在国家中医药管理局、国家标准化管理委员会的领导下,奋发有为,积极推进中医药团体标准制定工作。受国家中医药管理局委托,中华中医药学会、中国中西医结合学会、中华医学会联合发布52项重大疑难疾病中西医结合诊疗指南,中华中医药学会发布20项重点人群和慢性病治未病干预指南、10项中医养生保健服务(非医疗)技术操作规范。同时,中华中医药学会承担中国科协2023年学会公共服务能力提升项目——高质量原创性团体标准研制与应用专项,研制发布了一批高质量原创性中医药团体标准。2023年,中华中医药学会发布团体标准197项(其中52项为中华中医药学会、中国中西医结合学会、中华医学会联合发布),中国中药协会发布团体标准9项,中国民族医药学会发布团体标准1项，见表6-6。

表6-6　2023年中医药领域团体标准发布情况(全国级社会团体)

序号	名称	编号	发布时间	备注
1	纤维肌痛综合征诊疗指南	T/CACM 1432-2023	2023年1月10日	
2	颈源性头痛针刀临床诊疗指南	T/CACM 1433-2023	2023年1月10日	
3	踝管综合征针刀临床诊疗指南	T/CACM 1434-2023	2023年1月10日	
4	第三腰椎横突综合征针刀临床诊疗指南	T/CACM 1435-2023	2023年1月10日	
5	肩关节周围炎针刀临床诊疗指南	T/CACM 1436-2023	2023年1月10日	
6	膝骨关节炎针刀临床诊疗指南	T/CACM 1437-2023	2023年1月10日	
7	髌下脂肪垫损伤针刀临床诊疗指南	T/CACM 1438-2023	2023年1月10日	
8	腕管综合征针刀临床诊疗指南	T/CACM 1439-2023	2023年1月10日	
9	中医药科技查新技术规范	T/CACM 1440-2023	2023年1月10日	
10	儿科系列常见病中药临床试验设计与评价技术指南　第12部分:急性上呼吸道感染	T/CACM 1333.12-2023	2023年1月10日	
11	儿科系列常见病中药临床试验设计与评价技术指南　第13部分:急性咽炎和扁桃体炎	T/CACM 1333.13-2023	2023年1月10日	
12	儿科系列常见病中药临床试验设计与评价技术指南　第14部分:急性支气管炎	T/CACM 1333.14-2023	2023年1月10日	
13	儿科系列常见病中药临床试验设计与评价技术指南　第15部分:肺炎支原体肺炎	T/CACM 1333.15-2023	2023年1月10日	
14	儿科系列常见病中药临床试验设计与评价技术指南　第16部分:反复呼吸道感染	T/CACM 1333.16-2023	2023年1月10日	
15	儿科系列常见病中药临床试验设计与评价技术指南　第17部分:遗尿症	T/CACM 1333.17-2023	2023年1月10日	
16	儿科系列常见病中药临床试验设计与评价技术指南　第18部分:小儿积滞	T/CACM 1333.18-2023	2023年1月10日	
17	肛裂中西医结合诊疗指南	T/CACM 1441-2023	2023年2月13日	
18	早期结直肠癌中西医结合诊疗指南	T/CACM 1442-2023	2023年2月13日	
19	中医药临床实践指南形成推荐意见技术要素及条目	T/CACM 1443-2023	2023年2月13日	
20	失眠障碍中西医结合诊疗指南	T/CACM 1444-2023	2023年5月25日	
21	偏头痛中西医结合诊疗指南	T/CACM 1445-2023	2023年6月14日	
22	脑卒中中西医结合防治指南	T/CACM 1446-2023	2023年6月14日	
23	子宫内膜异位症中西医结合诊疗指南	T/CACM 1447-2023	2023年6月14日	
24	卵巢早衰中西医结合诊疗指南	T/CACM 1448-2023	2023年6月14日	

续 表

序号	名称	编号	发布时间	备注
25	先兆流产中西医结合诊疗指南	T/CACM 1449－2023	2023年6月14日	
26	民间中医特色诊疗技术筛选指标体系	T/CACM 1450－2023	2023年2月24日	
27	气滞证诊断标准	T/CACM 1451－2023	2023年2月24日	
28	肾虚血瘀证诊断标准	T/CACM 1452－2023	2023年2月24日	
29	IgA肾病气阴两虚证诊断标准	T/CACM 1453－2023	2023年2月24日	
30	湿证诊断标准	T/CACM 1454－2023	2023年2月24日	
31	中药新药致心律失常(QT间期延长)临床安全性评价技术规范	T/CACM 1455－2023	2023年2月24日	
32	腰椎间盘突出症中医循证实践指南	T/CACM 1456－2023	2023年3月3日	
33	中医推拿术语	T/CACM 1457－2023	2023年3月3日	
34	尘肺病中医证候诊断标准	T/CACM 1458－2023	2023年3月3日	
35	老年人中医体质治未病干预指南	T/CACM 1459－2023	2023年3月23日	
36	成年人中医体质治未病干预指南	T/CACM 1460－2023	2023年3月23日	
37	偏颇体质人群治未病干预指南	T/CACM 1461－2023	2023年3月23日	
38	围绝经期综合征(更年期综合征)重点人群治未病干预指南	T/CACM 1462－2023	2023年3月23日	
39	女性生理周期调养治未病干预指南(修订)	T/CACM 1112－2023	2023年3月23日	
40	糖尿病前期治未病干预指南	T/CACM 1463－2023	2023年3月23日	
41	儿童青少年近视治未病干预指南	T/CACM 1464－2023	2023年3月23日	
42	高血压病治未病干预指南	T/CACM 1465－2023	2023年3月23日	
43	慢性阻塞性肺疾病治未病干预指南	T/CACM 1466－2023	2023年3月23日	
44	血管性痴呆治未病干预指南	T/CACM 1467－2023	2023年3月23日	
45	儿童反复呼吸道感染治未病干预指南	T/CACM 1468－2023	2023年3月23日	
46	缺血性脑卒中(大动脉粥样硬化型)治未病干预指南	T/CACM 1469－2023	2023年3月23日	
47	胃癌前病变治未病干预指南	T/CACM 1470－2023	2023年3月23日	
48	非酒精性单纯性脂肪肝治未病干预指南	T/CACM 1471－2023	2023年3月23日	
49	食管癌前病变治未病干预指南	T/CACM 1472－2023	2023年3月23日	
50	结直肠癌前病变治未病干预指南	T/CACM 1473－2023	2023年3月23日	
51	慢性心力衰竭治未病干预指南	T/CACM 1474－2023	2023年3月23日	
52	哮喘治未病干预指南	T/CACM 1475－2023	2023年3月23日	
53	医疗机构小儿推拿技术规范	T/CACM 1476－2023	2023年3月23日	

续 表

序号	名称	编号	发布时间	备注
54	冬病夏治穴位贴敷疗法治未病干预指南	T/CACM 1477－2023、T/CAAM 0004－2022	2023年3月23日	
55	溃疡性结肠炎中医诊疗指南	T/CACM 1478－2023	2023年3月23日	
56	冠状动脉微血管病中医诊疗指南	T/CACM 1479－2023	2023年3月23日	
57	雪莲培养物	T/CACM 1480－2023	2023年4月4日	
58	药用植物细胞培养技术规程	T/CACM 1481－2023	2023年4月4日	
59	神志病中西医结合诊疗指南　第13部分:恶劣心境	T/CACM 1373.13－2023	2023年4月17日	
60	神志病中西医结合诊疗指南　第14部分:发作性睡病	T/CACM 1373.14－2023	2023年4月17日	
61	神志病中西医结合诊疗指南　第15部分:焦虑障碍	T/CACM 1373.15－2023	2023年4月17日	
62	神志病中西医结合诊疗指南　第16部分:进食障碍	T/CACM 1373.16－2023	2023年4月17日	
63	神志病中西医结合诊疗指南　第17部分:躯体形式障碍	T/CACM 1373.17－2023	2023年4月17日	
64	神志病中西医结合诊疗指南　第18部分:神经衰弱	T/CACM 1373.18－2023	2023年4月17日	
65	神志病中西医结合诊疗指南　第19部分:围绝经期精神障碍	T/CACM 1373.19－2023	2023年4月17日	
66	神志病中西医结合诊疗指南　第20部分:心理性勃起障碍	T/CACM 1373.20－2023	2023年4月17日	
67	神志病中西医结合诊疗指南　第21部分:抑郁障碍	T/CACM 1373.21－2023	2023年4月17日	
68	神志病中西医结合诊疗指南　第22部分:注意缺陷多动障碍	T/CACM 1373.22－2023	2023年4月17日	
69	中医红外热像采集与分析技术规范	T/CACM 1482－2023	2023年4月17日	
70	14种动物药中甲基汞和无机砷的测定方法及限量	T/CACM 1483－2023	2023年4月17日	
71	中药材、中药饮片、土壤及水体中三嗪类除草剂扑草净的快速检测　胶体金免疫层析法	T/CACM 1484－2023	2023年4月17日	
72	水蛭(蚂蟥)质量控制技术规范	T/CACM 1485－2023	2023年4月17日	
73	广地龙质量控制技术规范	T/CACM 1486－2023	2023年4月17日	
74	心脉瘀阻证诊断标准	T/CACM 1487－2023	2023年5月8日	
75	心脉瘀阻证疗效评价标准	T/CACM 1488－2023	2023年5月8日	
76	高度近视中西医结合诊疗指南	T/CACM 1489－2023	2023年5月29日	

续　表

序号	名称	编号	发布时间	备注
77	阿尔茨海默病中西医结合诊疗指南	T/CACM 1490－2023	2023 年 5 月 29 日	联合发布
78	癫痫中西医结合诊疗指南	T/CACM 1491－2023	2023 年 5 月 29 日	联合发布
79	2 型糖尿病中西医结合诊疗指南	T/CACM 1492－2023	2023 年 5 月 29 日	联合发布
80	儿童紫癜性肾炎中西医结合诊疗指南	T/CACM 1493－2023	2023 年 5 月 29 日	联合发布
81	儿童功能性消化不良中西医结合诊疗指南	T/CACM 1494－2023	2023 年 5 月 29 日	联合发布
82	复发性流产中西医结合诊疗指南	T/CACM 1495－2023	2023 年 5 月 29 日	联合发布
83	冠状动脉微血管病中西医结合诊疗指南	T/CACM 1496－2023	2023 年 5 月 29 日	联合发布
84	化疗所致周围神经病理性疼痛中西医结合诊疗指南	T/CACM 1497－2023	2023 年 5 月 29 日	联合发布
85	脊髓占位病变(腰骶部)术后尿潴留中西医结合诊疗指南	T/CACM 1498－2023	2023 年 5 月 29 日	联合发布
86	卵巢储备功能下降中西医结合诊疗指南	T/CACM 1499－2023	2023 年 5 月 29 日	联合发布
87	耐药肺结核中西医结合诊疗指南	T/CACM 1500－2023	2023 年 5 月 29 日	联合发布
88	女性不孕症中西医结合诊疗指南	T/CACM 1501－2023	2023 年 5 月 29 日	联合发布
89	新型冠状病毒感染重型、危重型中西医结合诊疗指南	T/CACM 1502－2023	2023 年 5 月 29 日	联合发布
90	腰椎管狭窄中西医结合诊疗指南	T/CACM 1503－2023	2023 年 5 月 29 日	联合发布
91	幼年特发性关节炎中西医结合诊疗指南	T/CACM 1504－2023	2023 年 5 月 29 日	联合发布
92	支气管哮喘中西医结合诊疗指南	T/CACM 1505－2023	2023 年 5 月 29 日	联合发布
93	子宫腺肌病中西医结合诊疗指南	T/CACM 1506－2023	2023 年 5 月 29 日	联合发布
94	乳腺癌中西医结合诊疗指南		2023 年 5 月 29 日	联合发布
95	原发性肝癌中西医结合诊疗指南		2023 年 5 月 29 日	联合发布
96	乳腺癌术后内分泌治疗期中西医结合诊疗指南		2023 年 5 月 29 日	联合发布
97	冠状动脉粥样硬化中西医结合诊疗指南		2023 年 5 月 29 日	联合发布
98	糖尿病肾脏疾病中西医结合诊疗指南		2023 年 5 月 29 日	联合发布
99	肝硬化中西医结合诊疗指南		2023 年 5 月 29 日	联合发布
100	帕金森病运动并发症中西医结合诊疗指南		2023 年 5 月 29 日	联合发布
101	非创伤性股骨头坏死中西医结合诊疗指南		2023 年 5 月 29 日	联合发布
102	膝骨关节炎中西医结合诊疗指南		2023 年 5 月 29 日	联合发布
103	IgA 肾病中西医结合诊疗指南		2023 年 5 月 29 日	联合发布
104	中药药源性肾损伤临床评价指南		2023 年 5 月 29 日	联合发布
105	慢性肾衰竭中西医结合诊疗指南		2023 年 5 月 29 日	联合发布

续 表

序号	名称	编号	发布时间	备注
106	儿童青少年近视中西医结合防控诊疗指南		2023年5月29日	联合发布
107	胃癌中西医结合诊疗指南		2023年5月29日	联合发布
108	肺癌中西医结合诊疗指南		2023年5月29日	联合发布
109	食管癌中西医结合诊疗指南		2023年5月29日	联合发布
110	结肠癌和直肠癌中西医结合诊疗指南		2023年5月29日	联合发布
111	脑梗死中西医结合诊疗指南		2023年5月29日	联合发布
112	脑出血中西医结合诊疗指南		2023年5月29日	联合发布
113	急性心肌梗死中西医结合诊疗指南		2023年5月29日	联合发布
114	心绞痛(冠状动脉血运重建术后)中西医结合诊疗指南		2023年5月29日	联合发布
115	糖尿病足病中西医结合诊疗指南		2023年5月29日	联合发布
116	Graves病中西医结合诊疗指南		2023年5月29日	联合发布
117	广泛性焦虑障碍中西医结合诊疗指南		2023年5月29日	联合发布
118	抑郁症中西医结合诊疗指南		2023年5月29日	联合发布
119	脊髓型颈椎病中西医结合诊疗指南		2023年5月29日	联合发布
120	肝豆状核变性中西医结合诊疗指南		2023年5月29日	联合发布
121	肝纤维化中西医结合诊疗指南		2023年5月29日	联合发布
122	慢加急性肝衰竭中西医结合诊疗指南		2023年5月29日	联合发布
123	急性胰腺炎中西医结合诊疗指南		2023年5月29日	联合发布
124	溃疡性结肠炎中西医结合诊疗指南		2023年5月29日	联合发布
125	萎缩性胃炎胃癌前病变中西医结合诊疗指南		2023年5月29日	联合发布
126	痛风中西医结合诊疗指南		2023年5月29日	联合发布
127	系统性红斑狼疮中西医结合诊疗指南		2023年5月29日	联合发布
128	再生障碍性贫血中西医结合诊疗指南		2023年5月29日	联合发布
129	产褥期抑郁中西医结合诊疗指南	T/CACM 1507-2023	2023年6月8日	
130	老年性谵妄中西医结合诊疗方案	T/CACM 1508-2023	2023年6月8日	
131	特发性膜性肾病中西医结合诊疗指南	T/CACM 1509-2023	2023年6月8日	
132	更年期综合征中西医结合诊疗指南	T/CACM 1510-2023	2023年6月8日	
133	儿童流行性感冒中西医结合诊疗指南	T/CACM 1511-2023	2023年6月8日	
134	儿童变应性鼻炎中西医结合诊疗指南	T/CACM 1512-2023	2023年6月8日	
135	儿童心肌炎中西医结合诊疗指南	T/CACM 1513-2023	2023年6月8日	

续 表

序号	名称	编号	发布时间	备注
136	膝骨关节炎中西医结合诊疗指南	T/CACM 1514－2023	2023年6月8日	
137	肩袖损伤中西医结合诊疗指南	T/CACM 1515－2023	2023年6月8日	
138	痛风及高尿酸血症中西医结合诊疗指南	T/CACM 1516－2023	2023年6月8日	
139	结直肠癌疼痛中西医结合诊疗指南	T/CACM 1517－2023	2023年6月8日	
140	重症急性胰腺炎中西医结合诊疗指南	T/CACM 1518－2023	2023年6月8日	
141	2级高血压中西医结合诊疗指南	T/CACM 1519－2023	2023年6月8日	
142	卵巢癌中西医结合诊疗指南	T/CACM 1520－2023	2023年6月8日	
143	癌性疼痛中西医结合诊疗指南	T/CACM 1521－2023	2023年6月8日	
144	癌因性疲乏中西医结合诊疗指南	T/CACM 1522－2023	2023年6月8日	
145	骨继发恶性肿瘤中西医结合诊疗指南	T/CACM 1523－2023	2023年6月8日	
146	中医体重管理临床指南	T/CACM 1524－2023	2023年6月28日	
147	老年功能性便秘治未病干预指南	T/CACM 1525－2023	2023年8月30日	
148	产褥期治未病干预指南	T/CACM 1526－2023	2023年8月30日	
149	儿童哮喘治未病干预指南	T/CACM 1527－2023	2023年8月30日	
150	易感冒人群(成人)治未病干预指南	T/CACM 1528－2023	2023年8月30日	
151	血脂异常易发人群治未病干预指南	T/CACM 1529－2023	2023年8月30日	
152	肥胖高危人群治未病干预指南	T/CACM 1530－2023	2023年8月30日	
153	腰椎间盘突出症高危人群治未病干预指南	T/CACM 1531－2023	2023年8月30日	
154	骨质疏松症治未病干预指南	T/CACM 1532－2023	2023年8月30日	
155	排便异常偏颇体质人群治未病干预指南	T/CACM 1533－2023	2023年8月30日	
156	无症状胆囊结石治未病干预指南	T/CACM 1534－2023	2023年8月30日	
157	鼻鼽治未病干预指南	T/CACM 1535－2023	2023年8月30日	
158	推拿预防颈椎病治未病干预指南	T/CACM 1536－2023	2023年8月30日	
159	儿童腺样体肥大中医诊疗指南	T/CACM 1537－2023	2023年9月7日	
160	儿童鼻鼽中医诊疗指南	T/CACM 1538－2023	2023年9月7日	
161	儿童哮喘中医诊疗指南	T/CACM 1539－2023	2023年9月7日	
162	野生药用植物受威胁及保护等级评估指南	T/CACM 1540－2023	2023年8月16日	
163	元胡止痛口服液	T/CACM 1541－2023	2023年8月16日	
164	连翘种苗扦插繁育技术规程	T/CACM 1542－2023	2023年8月16日	
165	草果精油	T/CACM 1543.1－2023	2023年8月16日	
166	陈皮精油	T/CACM 1543.2－2023	2023年8月17日	

续 表

序号	名称	编号	发布时间	备注
167	姜黄精油	T/CACM 1543.3 - 2023	2023 年 8 月 18 日	
168	木香精油	T/CACM 1543.4 - 2023	2023 年 8 月 19 日	
169	生姜精油	T/CACM 1543.5 - 2023	2023 年 8 月 20 日	
170	石菖蒲精油	T/CACM 1543.6 - 2023	2023 年 8 月 21 日	
171	小茴香精油	T/CACM 1543.7 - 2023	2023 年 8 月 22 日	
172	肾阳虚证疗效评价规范	T/CACM 1544 - 2023	2023 年 11 月 6 日	
173	神经根型颈椎病中医循证实践指南	T/CACM 1545 - 2023	2023 年 11 月 6 日	
174	子宫内膜异位症相关疼痛中医诊疗指南	T/CACM 1546 - 2024	2023 年 11 月 29 日	
175	多囊卵巢综合征中西医结合诊疗指南	T/CACM 1547 - 2023	2023 年 12 月 12 日	
176	干燥综合征	T/CACM 1548 - 2023	2023 年 11 月 29 日	
177	糖尿病肾脏疾病中西医结合诊疗指南	T/CACM 1549 - 2023	2023 年 11 月 29 日	
178	激素依赖性哮喘中医诊疗指南	T/CACM 1550 - 2023	2023 年 12 月 12 日	
179	肿瘤治疗相关心血管毒性中医防治指南	T/CACM 1551 - 2023	2023 年 12 月 12 日	
180	中医慢性非传染性疾病管理技术通则	T/CACM 1552 - 2023	2023 年 12 月 12 日	
181	女性压力性尿失禁中医诊疗指南	T/CACM 1553 - 2023	2023 年 12 月 20 日	
182	肛瘘中医诊疗指南(修订)	T/CACM 1554 - 2023	2023 年 12 月 20 日	
183	青少年特发性脊柱侧凸治未病干预指南	T/CACM 1555 - 2023	2023 年 12 月 20 日	
184	骨质疏松高风险人群中医辨识规范	T/CACM 1556 - 2023	2023 年 12 月 20 日	
185	年龄相关性白内障中医诊疗指南(修订)	T/CACM 1557 - 2023	2023 年 12 月 20 日	
186	肺结节中医证候诊断规范	T/CACM 1558 - 2023	2023 年 12 月 20 日	
187	胃癌中医康复指南	T/CACM 1559 - 2023	2023 年 12 月 12 日	
188	中医养生保健服务(非医疗)技术操作规范　推拿	T/CACM 1560.1 - 2023	2023 年 12 月 27 日	
189	中医养生保健服务(非医疗)技术操作规范　刮痧	T/CACM 1560.2 - 2023	2023 年 12 月 27 日	
190	中医养生保健服务(非医疗)技术操作规范　拔罐	T/CACM 1560.3 - 2023	2023 年 12 月 27 日	
191	中医养生保健服务(非医疗)技术操作规范　艾灸	T/CACM 1560.4 - 2023	2023 年 12 月 27 日	
192	中医养生保健服务(非医疗)技术操作规范　耳部按摩	T/CACM 1560.5 - 2023	2023 年 12 月 27 日	
193	中医养生保健服务(非医疗)技术操作规范　穴位贴敷	T/CACM 1560.6 - 2023	2023 年 12 月 27 日	
194	中医养生保健服务(非医疗)技术操作规范　小儿推拿	T/CACM 1560.7 - 2023	2023 年 12 月 27 日	

续 表

序号	名称	编号	发布时间	备注
195	中医养生保健服务(非医疗)技术操作规范　中药药浴	T/CACM 1560.8-2023	2023年12月27日	
196	中医养生保健服务(非医疗)技术操作规范　足浴	T/CACM 1560.9-2023	2023年12月27日	
197	中医养生保健服务(非医疗)技术操作规范　熏蒸	T/CACM 1560.10-2023	2023年12月27日	
198	银质针技术操作规范	T/CMAM ZH1—2023	2023年12月14日	
199	中药固体废弃物制备有机肥技术规范	T/CATCM 027—2023	2023年12月8日	
200	中药液体废弃物循环利用指导原则	T/CATCM 026—2023	2023年12月8日	
201	中药工业固体废弃物循环利用指导原则	T/CATCM 025—2023	2023年12月8日	
202	中药农业固体废弃物循环利用指导原则	T/CATCM 024—2023	2023年12月8日	
203	龙葵果质量规范	T/CATCM 023—2023	2023年12月8日	
204	鹿茸片质量规范	T/CATCM 022—2023	2023年3月1日	
205	鹿角胶质量规范	T/CATCM 021—2023	2023年12月8日	
206	龟甲胶质量规范	T/CATCM 020—2023	2023年12月8日	
207	黑蚱野生抚育和蝉蜕采收技术规程	T/CATCM 018—2023	2023年5月29日	
208	李氏钩针技术操作规范	T/CEMA 001—2023	2023年2月27日	

(三)标准化为抗疫转段贡献专家智慧

防疫政策优化调整后，为解决转阴后的诸多常见症，按照急事急办的原则紧急立项，由张伯礼院士、晁恩祥国医大师牵头，结合临床一线经验、临床研究证据及国家和各省市新冠感染及康复相关治疗推荐方案，组织22个单位制定了《中医药治疗新型冠状病毒感染核酸/抗原转阴后常见症专家共识》并发布解读，直播及回放点击量达到767万，对于指导新冠感染转阴后常见症的科学规范防治、促进患者早期康复发挥了积极作用。

为充分发挥中医药在“防重症、保健康”方面的特色优势，改善新冠病毒感染后引起的疲乏、咳嗽、心悸等长期弥漫性损伤症状，由张伯礼院士、晁恩祥国医大师牵头，继紧急立项制定《中医药治疗新型冠状病毒感染核酸/抗原转阴后常见症专家共识》后，再次组织全国24家单位、50余名权威专家联合制定了《新型冠状病毒感染后长期症状中医诊疗专家共识》，对新冠病毒康复期进行了全周期的认识，注重辨证论治和通治的结合，突出推荐方案的有效性、安全性、实用性和可及性，为新冠病毒感染恢复期的中医诊疗提供了重要指导和参考。

第二节 中医药国内外专利

随着专利制度在我国的普及与不断推进，中医药领域的技术发明创造不断涌现，中医药技术领域的知识产权主要是专利权、商标权和著作权。

党的十八大以来，习近平总书记就中医药工作作出一系列重要论述，为新时代中医药事业高质量发展明确了任务、指明了方向。中医药的现代化和国际化，知识产权要先行，中药新药开发对专利的依存度较高，知识产权策略也是药物开发的重要内容。随着中药现代化近 30 年的推进与发展，中药领域的技术发明创造不断涌现，专利权成为中药主要知识产权形式，包括产品专利、方法专利和用途专利等类型。中药专利已经取得长足进步，专利申请的数量不断增加，中药专利申请在递交、审查、授权等流程方面，已经完全和国际接轨，专利申请撰写质量和授权率显著提升，中药专利侵权基本得到法律的有效制止，中药专利保护的市场价值得以体现。中药领域的专利运用价值在大部分专利产品中都得到体现，包括专利许可、转让、融资、并购等方面。

2023 年 12 月，国家知识产权局公布了《专利审查指南(2023)》。在“实质审查”部分中，新增了“关于中药领域发明专利申请审查的若干规定”内容，充分考虑了中药发明创新的特点和研发规律，对中药发明专利申请的审查作出了更为明确和具体的规定，突出了中医药的特色，有利于促进标准执行一致，从而推动行业创新发展。

一、数据基础

(一) 专利分析检索策略

专利技术科学、严谨、深入的分析必须基于国内外所有相关的专利数据，为了确保专利数据的完整性和准确性，尽量避免减少误差，采用如下检索策略：

（1）以 innojoy 为原始数据库，以各局官网数据为辅助及验证；数据的时间范围为申请日 2023 年 1 月 1 日至 2023 年 12 月 31 日；

（2）检索式为(((SIC=（A61K36% or A61K35% or A61P9% or A61P1% or G01N30% or G01N1% or B01D11% or A61P3% or A61H39% or A61K48% or A61H33% or A61K9% or G16H20% or G06V40% or A23L1% or A61K8% or A61J3% or A23F3% or C12G3% or A61K31% or A23L2%)) and DESCR=（中药 or 中医药 or 中草药 or 药用植物 or 道地药材 or 药材 or 穴位 or 经络 or 针灸 or 刺络 or 中药贴剂 or 舌诊 or 舌象)) or (TI,ABST,CLM+=中医 or TI,ABST,CLM+=中药 or TI,ABST,CLM+=药材 or TI,ABST,CLM+=草药 or TI,ABST,CLM+=针灸 or TI,ABST,CLM+=推拿 or TI,ABST,CLM+=经络 or TI,ABST,CLM+=穴位 or TI,ABST,CLM+=经穴 or TI,ABST,CLM+=君药 or TI,ABST,CLM+=臣药 or TI,ABST,CLM+=佐药 or TI,ABST,CLM+=舌诊 or TI,ABST,CLM+=舌象 or TI,ABST,CLM+=刺络 or TI,ABST,CLM+=君臣佐使 or TI,ABST,CLM+=证候 or TI,ABST,CLM+=方剂 or TI,ABST,CLM+=中药材 or TI,ABST,CLM+=中草药 or TI,ABST,CLM+=中成药 or TI,ABST,CLM+=地道药材 or TI,ABST,CLM+=药用植物 or TI,ABST,CLM+=刺血疗法 or TI,ABST,CLM+=砭法 or TI,ABST,CLM+=梅花针 or TI,ABST,CLM+=腧穴 or TI,ABST,CLM+=手捻针 or TI,ABST,CLM+=舌针 or TI,ABST,CLM+=刺络放血 or TI,ABST,CLM+=拔罐 or TI,ABST,CLM+=眼针 or TI,ABST,CLM+=头皮针 or TI,ABST,CLM+=点刺 or TI,ABST,CLM+=留针 or TI,ABST,CLM+=辨病论治 or TI,ABST,CLM+=炮制 or TI,ABST,CLM+=取穴 or TI,ABST,CLM+=推拿)) not CLM=（药柜 or 洗碗机 or 害虫 or 氧化锆 or 药物重定位 or 天然气 or 炸药 or 药品销售 or 泄漏检查 or 建筑工程 or 跳伞 or 藤编相框 or 混凝土 or 权益管理 or 防水卷材 or 库房 or 宠物 or 农残净化 or 桥梁 or 消音棉 or 缝纫) and ADY='2023'

在上述检索式基础上，对其结果进行浏览并剔除杂音，得到 2023 年中医药类专利申请总数为 29 192 项，合并申请后为 27 140 项申请。较 2022 年同策略检索下的 30 823 项申请略有减少。

（二）数据说明

由于专利信息公开以及申请实质审查制度等因素，其中法律状态只代表检索时的各项申请法律状态；另外检索结果中未将中医药在动物领域中的应用成果纳入其中。

二、2023年国内专利概况

(一) 专利类型

2023年专利类型分布如表6-7所示,发明专利17 572项占据主导,占比为64.8%,实用新型8 536项占比31.6%,其余为3.8%的外观设计专利。发明专利占据2023年申请的主导,中医药领域对于基础研发及核心成果保护仍为主要体现。

表6-7 2023年专利类型及数量

专利类型	专利数量(项)
发明	17 572
新型	8 536
外观	1 032
合计	27 140

(二) 法律状态

2023年专利法律状态如表6-8所示,2023年专利申请中授权量占比42.91%,发明专利实审阶段为48.89%,申请公开阶段为3.81%,无效申请包括撤回以及驳回的为4.39%。

表6-8 法律状态及数量占比

法律状态	法律状态	数量(项)
有权	授权	11 637
审中	实审	13 259
	公开	1 034
无权	撤回	1 114
	驳回	75

(三) 地域分布

2023年专利申请量排名前10的省市如表6-9所示,广东省依然位居第一,且数量呈现绝对优势,与第2名江苏省相差900余项申请,第3名山东省至第10名湖北省之间则呈现小幅度下降的梯度。综合前10名的地域分布,与2022年排序完全一致,依然呈现南强北弱的态势。

表 6-9　申请量排名前 10 的省(区、市)及数量

省(区、市)	专利数量(项)	省(区、市)	专利数量(项)
广东	3174	浙江	1573
江苏	2232	河南	1316
山东	2065	安徽	1239
北京	1735	上海	1179
四川	1588	湖北	1048

(四) 技术分类

如表 6-10 所示,2023 年的专利申请技术 IPC 分类大组最多的是 A61K36,数量为 6204 余项,占据申请总数的 22.9%,第二是 A61K31 领域 3526 项,占据申请总数的 12.9%,从排名前十的分类可以看出,A61K 医用、牙科用或梳妆用的配制品仍旧是中医药产业中技术创新最集中的领域,其次为 A61P 化合物或药物制剂的特定治疗活性。

表 6-10　2023 年专利技术分类大组及数量

大组	IPC 释义	专利数量(项)
A61K36	A:人类生活必需 A61:医学或兽医学;卫生学 A61K:医用、牙科用或梳妆用的配制品(专门适用于将药品制成特殊的物理或服用形式的装置或方法 A61J3/00;空气除臭,消毒或灭菌,或者绷带、敷料、吸收垫或外科用品的化学方面,或材料的使用入 A61L;肥皂组合物入 C11D) A61K36/00:含有来自藻类、苔藓、真菌或植物或其派生物,例如传统草药的未确定结构的药物制剂	6204
A61K31	A:人类生活必需 A61:医学或兽医学;卫生学 A61K:医用、牙科用或梳妆用的配制品(专门适用于将药品制成特殊的物理或服用形式的装置或方法 A61J3/00;空气除臭,消毒或灭菌,或者绷带、敷料、吸收垫或外科用品的化学方面,或材料的使用入 A61L;肥皂组合物入 C11D) A61K31/00:含有机有效成分的医药配制品	3526
A61K9	A:人类生活必需 A61:医学或兽医学;卫生学 A61K:医用、牙科用或梳妆用的配制品(专门适用于将药品制成特殊的物理或服用形式的装置或方法 A61J3/00;空气除臭,消毒或灭菌,或者绷带、敷料、吸收垫或外科用品的化学方面,或材料的使用入 A61L;肥皂组合物入 C11D) A61K9/00:以特殊物理形状为特征的医药配制品	3335
A61K47	A:人类生活必需 A61:医学或兽医学;卫生学 A61K:医用、牙科用或梳妆用的配制品(专门适用于将药品制成特殊的物理或服用形式的装置或方法 A61J3/00;空气除臭,消毒或灭菌,或者绷带、敷料、吸收垫或外科用品的化学方面,或材料的使用入 A61L;肥皂组合物入 C11D) A61K47/00:以所用的非有效成分为特征的医用配制品,例如载体或惰性添加剂;化学键合到有效成分的靶向剂或改性剂	2233

续 表

大组	IPC 释义	专利数量(项)
A61H39	A:人类生活必需 A61:医学或兽医学;卫生学 A61H:理疗装置,例如用于寻找或刺激体内反射点的装置;人工呼吸;按摩;用于特殊治疗或保健目的或人体特殊部位的洗浴装置(电疗法、磁疗法、放射疗法、超声疗法入 A61N) A61H39/00:理疗用的定位或刺激人体特定反射点的仪器,例如针刺(通过采用电流或磁场的方法定位入 A61B5/05;通过检测生物电信号的方法定位入 A61B5/24)	2110
A61K35	A:人类生活必需 A61:医学或兽医学;卫生学 A61K:医用、牙科用或梳妆用的配制品(专门适用于将药品制成特殊的物理或服用形式的装置或方法 A61J3/00;空气除臭,消毒或灭菌,或者绷带、敷料、吸收垫或外科用品的化学方面,或材料的使用入 A61L;肥皂组合物入 C11D) A61K35/00:含有其有不明结构的原材料或其反应产物的医用配制品	1952
A61P29	A:人类生活必需 A61:医学或兽医学;卫生学 A61P:化合物或药物制剂的特定治疗活性 A61P29/00:非中枢性止痛剂,退热药或抗炎剂,例如抗风湿药;非甾体抗炎药(NSAIDs)	1745
A61P1	A:人类生活必需 A61:医学或兽医学;卫生学 A61P:化合物或药物制剂的特定治疗活性 A61P1/00:治疗消化道或消化系统疾病的药物	1719
A61J3	A:人类生活必需 A61:医学或兽医学;卫生学 A61J:专用于医学或医药目的的容器;专用于把药品制成特殊的物理或服用形式的装置或方法;喂饲食物或口服药物的器具;婴儿橡皮奶头;收集唾液的器具 A61J3/00:专用于将药品制成特殊的物理或服用形式的装置或方法(化学方面见有关大类)	1485
A61P31	A:人类生活必需 A61:医学或兽医学;卫生学 A61P:化合物或药物制剂的特定治疗活性 A61P31/00:抗感染药,即抗生素、抗菌剂、化疗剂	1478

(五) 申请人分析

2023 年中医药类专利申请人类型如表 6-11 所示,企业申请数量为 18951 项,占比总申请量的 69.8%,企业在创新技术保护上占有人力财力等绝对优势,为中医药类专利主要研发主力阵营。其次为占据科研高地的院校申请人 6068 项,第三是个人申请 2593 项,最后是组织申请 707 项。从数量上较 2022 年,院校申请量有所上涨,个人申请量明显下降,这也与目前严格审查标准提高申请质量的趋势相符,在人力和财力都不充裕的情况下,一些基础研究薄弱、技术创新不足、申请动机不纯等质量低下的申请,就被提前拒之门外。

表 6-11　2022 年专利申请人类型

申请人类型	专利数量(项)	申请人类型	专利数量(项)
企业	18 951	个人	2 593
院校	6 068	组织	707

由图 6-1、表 6-12 所示，2023 年排名前二十的申请人中，除第三名的中国中医科学院中药研究所之外，其余 19 个申请人均为高等院校，其技术分类也以 A61K 为主。

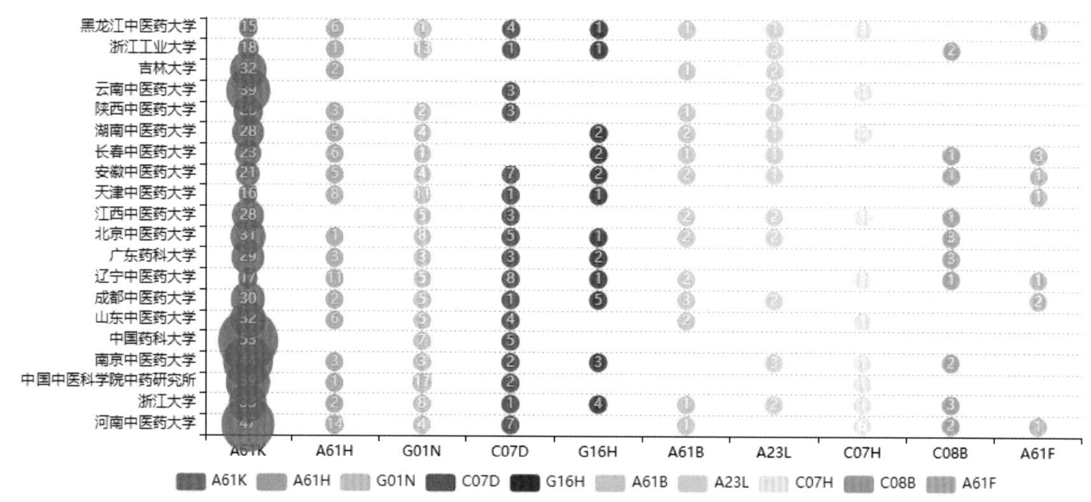

图 6-1　2023 年排名前 20 申请人专利技术主分类小类分布

表 6-12　2022 年排名前 20 的申请人专利技术主分类小类分布

申请人	A61K	A61H	G01N	C07D	G16H	A61B	A23L	C07H	C08B	A61F
河南中医药大学	47	14	4	7	0	1	0	6	2	1
浙江大学	33	2	8	1	4	1	2	1	3	0
中国中医科学院中药研究所	39	1	17	2	0	0	0	1	0	0
南京中医药大学	44	3	3	2	3	0	3	1	2	0
中国药科大学	53	0	7	5	0	0	0	0	0	0
山东中医药大学	32	6	5	4	0	2	0	1	0	0
成都中医药大学	30	2	5	1	5	3	2	0	0	2
辽宁中医药大学	17	11	5	8	1	2	0	3	1	1

续 表

申请人	A61K	A61H	G01N	C07D	G16H	A61B	A23L	C07H	C08B	A61F
广东药科大学	29	3	3	3	2	0	0	0	3	0
北京中医药大学	31	1	8	5	1	2	2	0	3	0
江西中医药大学	28	0	5	3	0	2	2	1	1	0
天津中医药大学	16	8	11	1	1	0	0	0	0	1
安徽中医药大学	21	5	4	7	2	2	1	0	1	1
长春中医药大学	23	6	1	0	2	1	1	0	1	3
湖南中医药大学	28	5	4	0	2	2	1	1	0	0
陕西中医药大学	26	3	2	3	0	1	1	0	0	0
云南中医药大学	39	0	0	3	0	0	2	1	0	0
吉林大学	32	2	0	0	0	1	2	0	0	0
浙江工业大学	18	1	13	1	1	0	3	0	2	0
黑龙江中医药大学	15	6	1	4	1	1	1	3	0	1

根据技术影响力(基于专利被引证的计算,专利被其他专利引用的次数越多,技术影响力越高)和市场影响力(基于专利家族规模的计算,同族专利数量越多,市场竞争力越强)二者因素进行分析,具有明显的技术影响力的申请人为浙江大学,其技术被引证次数为 9 次,而市场影响力最突出的申请人是河南中医药大学,其在技术保护布局上优势明显(图 6-2 和表 6-13)。

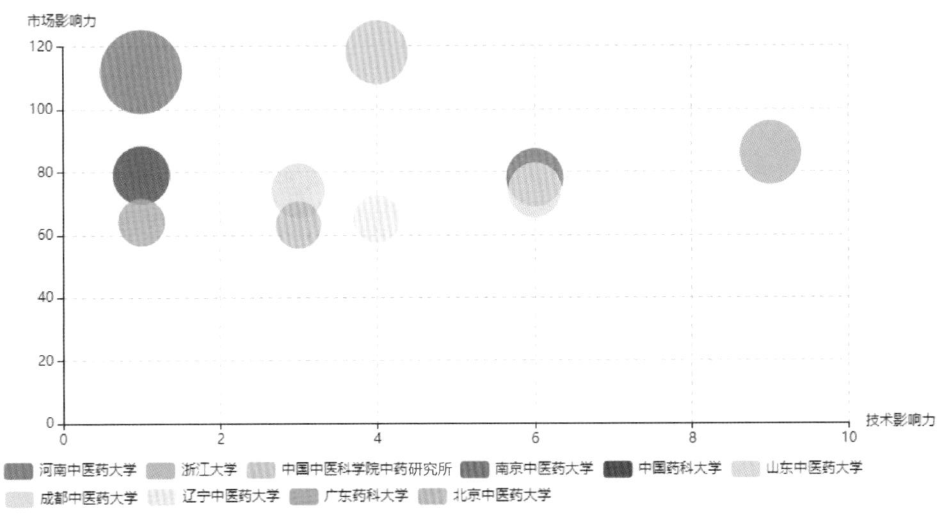

图 6-2 2023 年排名前 10 的申请人竞争力分析

表6-13　排名前10申请人竞争力分析表

申请人	被引证次数(次)	同族数量(项)	专利数量(项)
河南中医药大学	1	112	112
浙江大学	9	86	86
中国中医科学院中药研究所	4	118	86
南京中医药大学	6	78	78
中国药科大学	1	79	78
山东中医药大学	3	74	74
成都中医药大学	6	74	73
辽宁中医药大学	4	65	65
广东药科大学	1	64	64
北京中医药大学	3	63	63

三、2023年中国境外中医药类专利概况

在中国境外范围内检索中医药相关专利，得到2023年申请共1 185项，合并申请后1 170项。

（一）受理局申请量

如表6-14所示，2023年中国境外受理局申请量排名，第一是美国，共接收中医药类专利申请854项，第二是韩国，共有106项申请，另外WIPO接收到85项申请，EP欧专局接收11项申请。

表6-14　2023年中国境外专利受理局排名及数量

受理局	专利数量(项)	受理局	专利数量(项)
US-美国	854	DE-德国	28
KR-韩国	106	EP-欧专局	11
WO-世界知识产权组织	85	GB-英国	3
JP-日本	64	FR-法国	1

（二）申请人分析

中国境外中医药类专利申请人最多的为CAREFUSION 303 INC，它是美国一家致力于医疗器械开发的护理联合303公司。前10名申请人中，有2所高等院校，7家公司，另外还

有一家我国的研究机构，美国申请人占据一半(图 6－3 和表 6－15)。

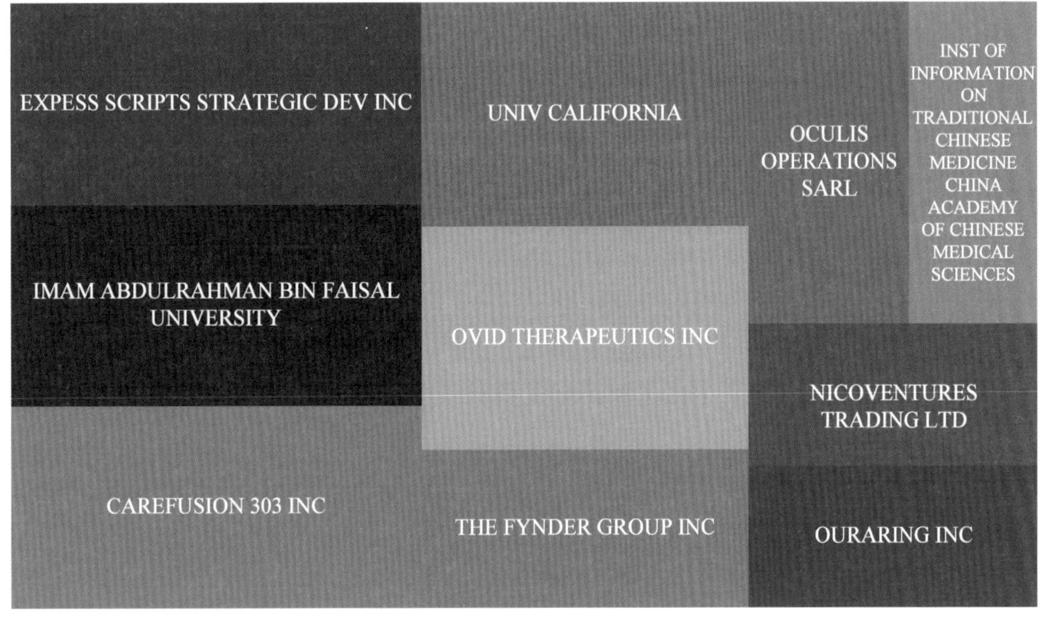

图 6－3　2023 年中国境外申请人排名前 10

表 6－15　2023 年中国境外排名前 10 申请人及数量

申请人	简介	专利数量(项)
CAREFUSION 303 INC	护理联合 303 公司，美国医疗器械，商标为 NAC	8
IMAM ABDULRAHMAN BIN FAISAL UNIVERSITY	伊玛目阿卜杜勒拉赫曼本费萨尔大学，位于沙特阿拉伯东部	8
EXPRESS SCRIPTS STRATEGIC DEV INC	ESI 集团，全称为 Express Scripts(快捷药方公司)，是全美最大的独立 PBM(药品福利管理)公司	8
OVID THERAPEUTICS INC	美国 OVID 生物制药公司	7
UNIV CALIFORNIA	加利福尼亚大学	7
OCULIS OPERATIONS SARL	OCULIS 总部位于瑞士的生物制药公司，致力于眼部的护理	5
THE FYNDER GROUP INC	美国芬德集团	5
OURARING INC	芬兰 Oura Ring，智能穿戴监测健康设备研发商	4
NICOVENTURES TRADING LTD	Nicoventures 贸易销售公司，位于英国伦敦	4
INST OF INFORMATION ON TRADITIONAL CHINESE MEDICINE CHINA ACADEMY OF CHINESE MEDICAL SCIENCES	中国中医科学院中医药信息学研究所	4

(三) 技术类型

由图 6-4、表 6-16 中可以看到，2023 年中国境外中医药类专利申请技术领域，前 3 位的分别为 A61K31、A61K9 和 A61K47。较 2022 年，在 A61K47 领域的技术研发已经超过 A61K36。从前面的分析中我们知道，我国境内在中医药领域的研发创新领域最多的为 A61K36，其次为 A61K31，这也说明了目前中医药领域的技术研发国内外发展方向基本保持一致。

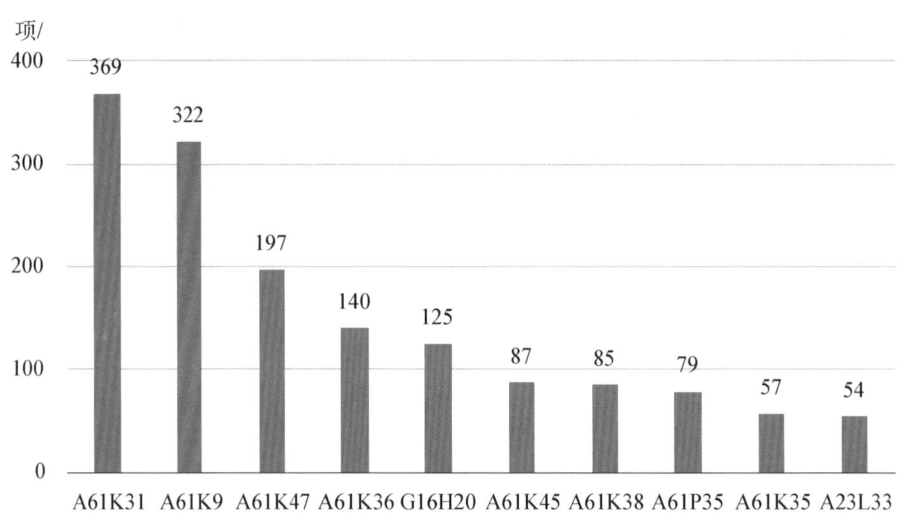

图 6-4 2023 年中国境外专利申请技术主分类大组及数量

表 6-16 2023 年中国境外专利申请技术分类大组及数量

大组	IPC 释义	专利数量(项)
A61K31	A:人类生活必需 A61:医学或兽医学;卫生学 A61K:医用、牙科用或梳妆用的配制品(专门适用于将药品制成特殊的物理或服用形式的装置或方法 A61J3/00;空气除臭,消毒或灭菌,或者绷带、敷料、吸收垫或外科用品的化学方面,或材料的使用入 A61L;肥皂组合物入 C11D) A61K31/00:含有机有效成分的医药配制品	369
A61K9	A:人类生活必需 A61:医学或兽医学;卫生学 A61K:医用、牙科用或梳妆用的配制品(专门适用于将药品制成特殊的物理或服用形式的装置或方法 A61J3/00;空气除臭,消毒或灭菌,或者绷带、敷料、吸收垫或外科用品的化学方面,或材料的使用入 A61L;肥皂组合物入 C11D) A61K9/00:以特殊物理形状为特征的医药配制品	322

续 表

大组	IPC 释义	专利数量(项)
A61K47	A:人类生活必需 A61:医学或兽医学;卫生学 A61K:医用、牙科用或梳妆用的配制品(专门适用于将药品制成特殊的物理或服用形式的装置或方法 A61J3/00;空气除臭,消毒或灭菌,或者绷带、敷料、吸收垫或外科用品的化学方面,或材料的使用入 A61L;肥皂组合物入 C11D) A61K47/00:以所用的非有效成分为特征的医用配制品,例如载体或惰性添加剂;化学键合到有效成分的靶向剂或改性剂	197
A61K36	A:人类生活必需 A61:医学或兽医学;卫生学 A61K:医用、牙科用或梳妆用的配制品(专门适用于将药品制成特殊的物理或服用形式的装置或方法 A61J3/00;空气除臭,消毒或灭菌,或者绷带、敷料、吸收垫或外科用品的化学方面,或材料的使用入 A61L;肥皂组合物入 C11D) A61K36/00:含有来自藻类、苔藓、真菌或植物或其派生物,例如传统草药的未确定结构的药物制剂〔8〕	140
G16H20	G:物理 G16:特别适用于特定应用领域的信息通信技术[ICT] G16H:医疗保健信息学,即专门用于处置或处理医疗或健康数据的信息和通信技术[ICT][2018.01] G16H20/00:特别适用于治疗或健康改善计划的 ICT,例如用于处理处方,用于引导治疗或监测患者对医嘱的执行[2018.01]	125
A61K45	A:人类生活必需 A61:医学或兽医学;卫生学 A61K:医用、牙科用或梳妆用的配制品(专门适用于将药品制成特殊的物理或服用形式的装置或方法 A61J3/00;空气除臭,消毒或灭菌,或者绷带、敷料、吸收垫或外科用品的化学方面,或材料的使用入 A61L;肥皂组合物入 C11D) A61K45/00:在 A61K31/00 至 A61K41/00 各组中不包含的含有效成分的医用配制品[2006.01]	87
A61K38	A:人类生活必需 A61:医学或兽医学;卫生学 A61K:医用、牙科用或梳妆用的配制品(专门适用于将药品制成特殊的物理或服用形式的装置或方法 A61J3/00;空气除臭,消毒或灭菌,或者绷带、敷料、吸收垫或外科用品的化学方面,或材料的使用入 A61L;肥皂组合物入 C11D) A61K38/00:含肽的医药配制品(含β内酰胺环的肽入 A61K31/00;其分子中除形成其环的肽键外没有其他任何肽键的环状二肽,如哌嗪2,5二酮入 A61K31/00;基于麦角林的肽入 A61K31/48;含有按统计学分布氨基酸单元的大分子化合物的肽入 A61K31/74;含有抗原或抗体的医药配制品入 A61K39/00;特征在于非有效成分的医药配制品,如作为药物载体的肽入 A61K47/00)〔6〕	85
A61P35	A:人类生活必需 A61:医学或兽医学;卫生学 A61P:化合物或药物制剂的特定治疗活性〔7〕 A61P35/00:抗肿瘤药[2006.01]	79
A61K35	A:人类生活必需 A61:医学或兽医学;卫生学 A61K:医用、牙科用或梳妆用的配制品(专门适用于将药品制成特殊的物理或服用形式的装置或方法 A61J3/00;空气除臭,消毒或灭菌,或者绷带、敷料、吸收垫或外科用品的化学方面,或材料的使用入 A61L;肥皂组合物入 C11D) A61K35/00:含有其有不明结构的原材料或其反应产物的医用配制品〔2〕	57

大组	IPC 释义	专利数量(项)
A23L33	A:人类生活必需 A23:其他类不包含的食品或食料;及其处理 A23L:不包含在 A21D 或 A23B 至 A23J 小类中的食品、食料或非酒精饮料;它们的制备或处理,例如烹调、营养品质的改进、物理处理(不能为本小类完全包含的成型或加工人 A23P);食品或食料的一般保存(用于烘焙的面粉或面团的保存人 A21D)[2006.01] A23L33/00:改变食品的营养性质;营养制品;其制备或处理[2016.01]	54

(四)中医药高价值专利概况

《"十四五"国家知识产权保护和运用规划》中指出,"十四五"时期"每万人口高价值发明专利拥有量"为 12 件,其中高价值专利是指:战略性新兴产业的发明专利、在海外有同族专利权的发明专利、维持年限超过 10 年的发明专利、实现较高质押融资金额的发明专利、获得国家科学技术奖与中国专利奖的发明专利。根据国家知识产权局统计,截至 2023 年底,我国(不含港澳台地区)发明专利拥有量达到 401.5 万件,其中,高价值发明专利拥有量 166.5 万件。经统计,截至 2023 年底,中医药领域各类高价值发明专利数据如表 6-17 所示。

表 6-17 截至 2023 年年底中医药高价值专利概况 单位:件

战略新兴产业	在海外有同族专利权	专利维持年限超过 10 年	实现较高质押融资金额	获得国家科学技术奖与中国专利奖
36 268	52 944	32 920	—	166

对于表 6-17 中专利维持年限而言,专利维持年限的长短取决于多种因素,包括专利的技术重要性、市场价值以及法律环境等。一般来说,维持年限越长,说明该专利的技术稳定性和权利稳定性较好,这可能会增加其在市场上的商业价值,图 6-5 中展示了中医药领域

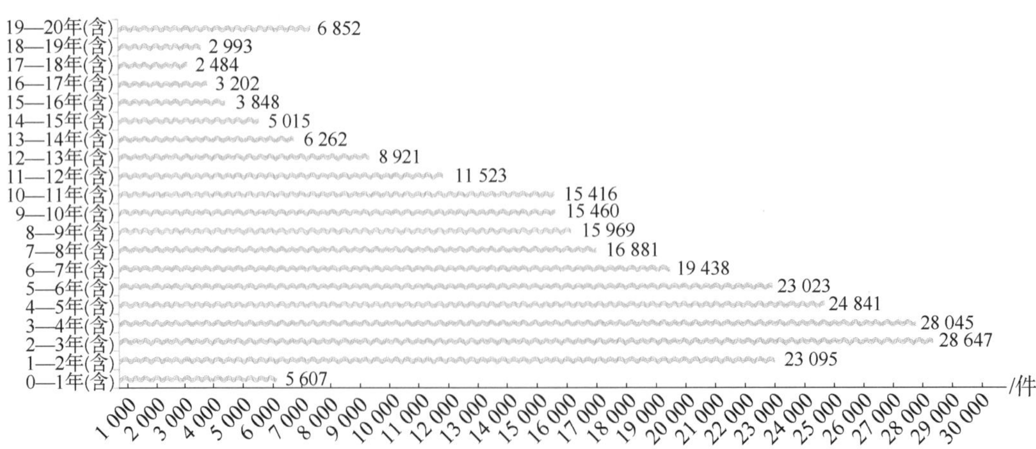

图 6-5 中医药领域专利维持年限分布

专利维持年限情况。

截至 2023 年底，我国国内维持年限超过 10 年的有效发明专利达到 60.2 万件，占总有效专利的约 15%，中医药领域维持年限超过 10 年的有效发明专利达到 32 920 件，占总有效专利的约 30%，体现了中医药领域创新主体维持专利有效性的意愿较高。

（五）专利转化运用

据国家知识产权局 2022 年专利调查报告，2022 年中国总体有效发明专利实施率为 48.0%，而高校有效发明专利实施率仅为 16.9%。截至 2023 年底，中医药领域高校发明专利转化运用率与全国基本持平（表 6－18），图 6－6～图 6－9 分别统计了中医药领域专利许可及转让前 10 名高校及科研院所。

表 6－18　截至 2023 年年底中医药专利转让许可概况

分类	总有效专利（项）	转让（项）	许可（项）	转化率（%）
中医药领域	105 890	24 712	2 208	25.42
高校（中医药）	18 899	2 543	343	15.27
科研院所（中医药）	6 811	988	225	17.81

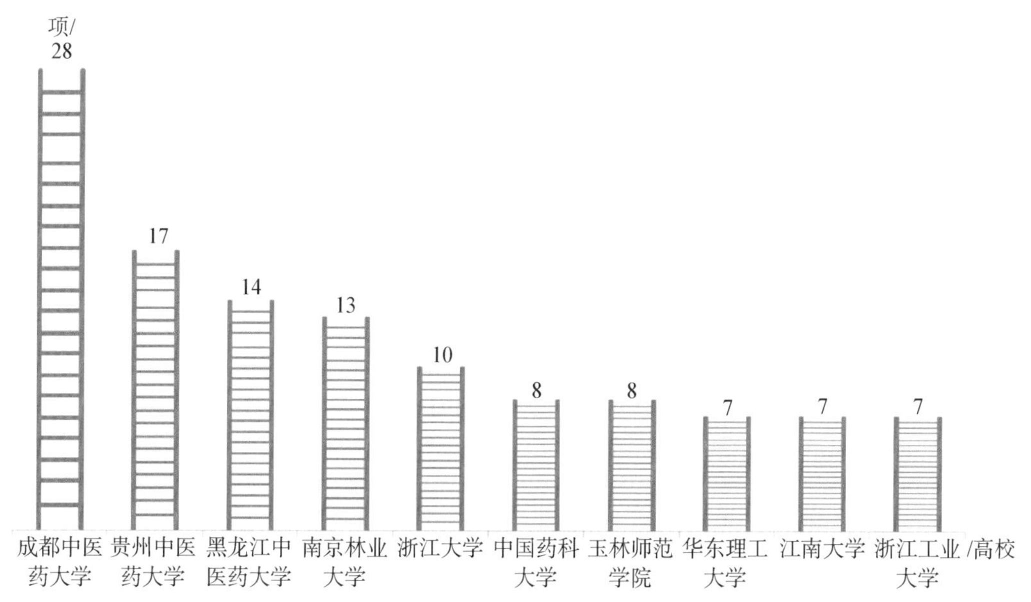

图 6－6　中医药领域专利许可前 10 名高校

成都中医药大学作为全国知识产权试点高校，高度重视中医药知识产权工作，积极开展“提升专利质量”“培育核心专利”等工作，重点围绕“中药大健康产品、中医特色医疗和中医药数字人工智能”三大热点领域，开展中医药高价值专利培育工作。2021 年该校启动国家

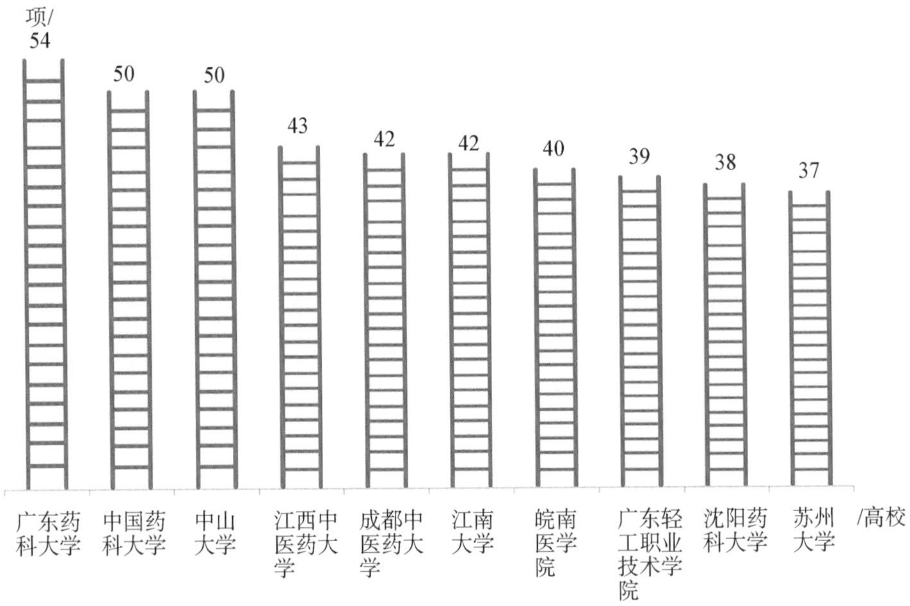

图 6-7 **中医药领域专利转让前 10 名高校**

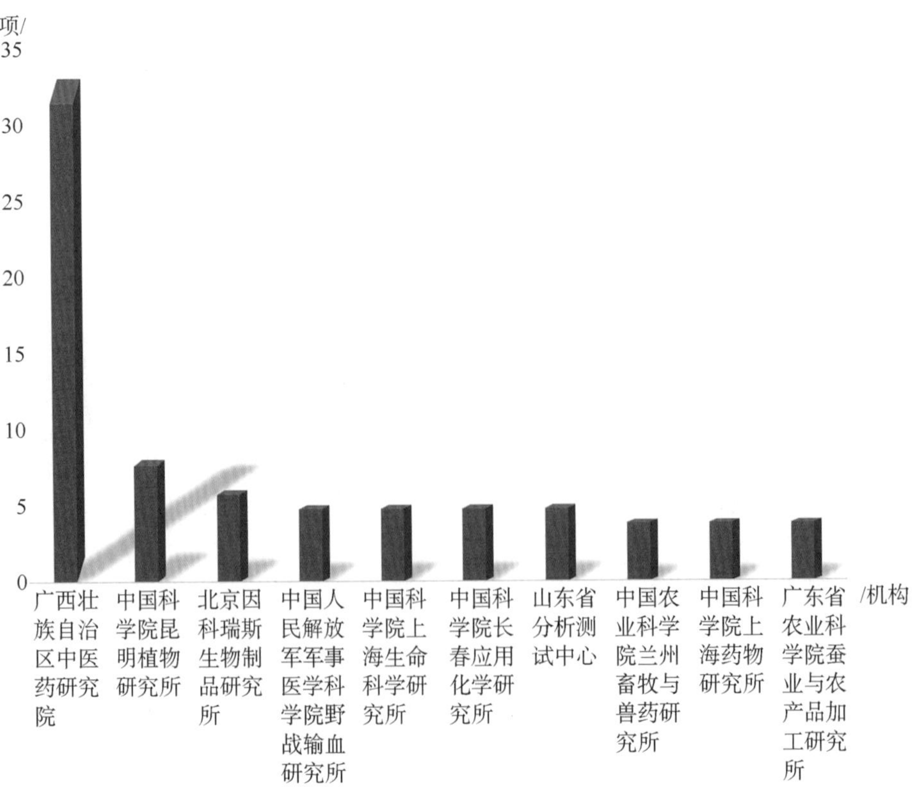

图 6-8 **中医药领域专利许可前 10 名科研院所**

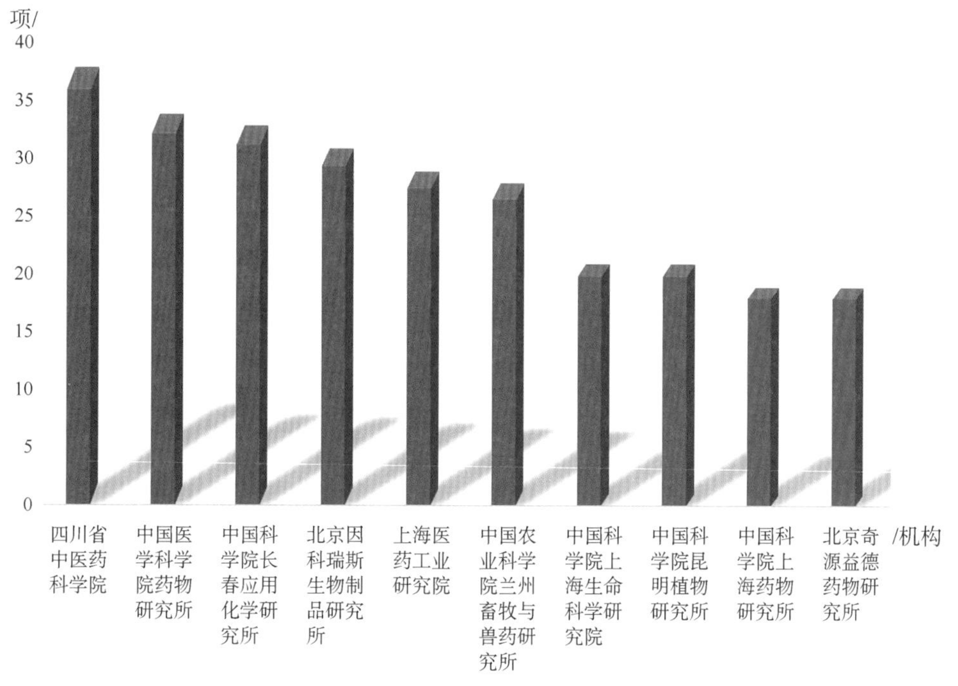

图 6-9　中医药领域专利转让前 10 位科研院所

重大重点科研项目知识产权全流程精准化管理工作，挖掘布局一大批高价值专利。此外，该校在赋权推优方面积极作为，通过以成果转化为导向的高价值专利管理模式运营高价值专利，在高价值专利培育的同时，还赋予项目团队不低于 10 年的职务科技成果长期使用权，实现科研人员携带高价值科技成果进入大学科技园孵化项目、实行转化的工作格局。学校《中医药高价值专利培育》成功入选 2022“科创中国”全球百佳技术转移案例“科技成果转移转化案例”榜单。

中国药科大学面向国家和地方生物医药产业重大需求，通过产学研联动，将“创新源”与“市场源”紧密结合，构筑了一条生物医药领域从知识创新、技术创新、工程放大到产业化的完整技术转移链，建立了具有药大特色的专利成果运用转化管理体系。“CPU-216”是如李志裕团队从中药黄芩中提取出黄酮类活性化合物，经验证具有很好的抗肿瘤作用，团队围绕该创新药申请 4 项发明专利，并在 2022 年以 1 亿元价格转让给南京芩领医药科技有限公司用于开发抗肿瘤 1 类新药，治疗急性髓系白血病等难治的肿瘤疾病，目前已经完成临床前研究，并进入审评阶段。近五年中国药科大学与南京生物医药企业紧密合作，科技成果转化颇有成效，已在南京转化落地发明专利 50 多项，重大新药研制工作走在全国高校前列。

广西中医药研究院长期致力于中药壮瑶药基础研究和创新发展，掌握了一批拥有自主知识产权的核心技术。近年来，该研究院申请发明专利137项，获授权发明专利65项，实用新型专利3项，计算机软件著作2项，涵盖了中药材标准物质制备、检测方法、活性应用、装备制造、信息查询等方面内容，实现发明专利转让多项，开放专利授权实施许可38项，将“知产”盘活，让“纸上专利”转变为生产力，为中医药科技创新和成果转化奠定坚实的基础。

2023年以来，该院启动“三年攻关行动”，在推进科研运用成果转化方面出台了一系列实招硬招，编制了科研发展事业经费管理办法，遴选7个项目先期入库，其中3个项目获准支持；组建重点科研项目攻坚团队，启动新机制培育下的重点研究室3个。该院争取国家级省级科研立项74项，申报科技进步奖11项，授权发明专利16项、实用新型5项、外观设计2项；获受理新药临床试验申请1项，开展稳定性试验和长期毒性实验及主要药效学研究1项，完成预实验1项；自主或合作研发中兽药新药4个，开发宠物用健康产品6个，在强科研源头、重转化落实、抓成果见效上效果显著。

附　录

附录一
中医药振兴发展重大工程实施方案

中医药是我国重要的卫生、经济、科技、文化和生态资源，传承创新发展中医药是新时代中国特色社会主义事业的重要内容，是中华民族伟大复兴的大事。为贯彻落实党中央、国务院决策部署，加大“十四五”期间对中医药发展的支持和促进力度，着力推动中医药振兴发展，制定本实施方案。

一、总体要求

（一）指导思想。以习近平新时代中国特色社会主义思想为指导，深入贯彻党的二十大精神，统筹推进“五位一体”总体布局，协调推进“四个全面”战略布局，认真落实党中央、国务院决策部署，坚持稳中求进工作总基调，立足新发展阶段，完整、准确、全面贯彻新发展理念，构建新发展格局，坚持以人民健康为中心，加大投入与体制机制创新并举，统筹力量集中解决重点领域、重要环节的突出问题，破除制约高质量发展的体制机制障碍，着力改善中医药发展条件，发挥中医药特色优势，提升中医药防病治病能力与科研水平，推进中医药振兴发展。

（二）基本原则。

增强能力，服务群众。加大支持力度，加快发展覆盖全生命周期的中医药健康服务，促进中西医协同发展，统筹推进中医药医疗、教育、科研、产业、文化等发展，满足人民群众日益增长的中医药需求。

遵循规律，发挥优势。坚持守正创新，继承不泥古，创新不离宗，遵循中医药自身发展规律，充分利用现代科学成果和技术方法，巩固和发扬中医药特色优势，推进中医药现代化、产业化，推动中医药走向世界。

提高质量，均衡发展。推进高素质人才队伍和优质高效中医药服务体系建设，健全中医药协同创新体系，促进中药质量提升和产业高质量发展。提升基层中医药服务水平，促进中医药优质资源扩容和区域均衡布局。

创新机制，激发活力。在实施重大工程的同时，配套完善符合中医药特点的体制机制和政策措施，充分调动各方积极性，形成合力，激发中医药振兴发展的巨大潜力和活力。

（三）建设目标。到 2025 年，优质高效中医药服务体系加快建设，中医药防病治病水平明显提升，中西医结合服务能力显著增强，中医药科技创新能力显著提高，高素质中医药人才队伍逐步壮大，中药质量不断提升，中医药文化大力弘扬，中医药国际影响力进一步提升，符合中医药特点的体制机制和政策体系不断完善，中医药振兴发展取得明显进展，中医药成为全面推进健康中国建设的重要支撑。

二、中医药健康服务高质量发展工程

着力彰显优势、夯实基层、补齐短板，健全中医药服务体系，促进优质中医医疗资源均衡布局，发挥中医药整体医学优势，提供融预防保健、疾病治疗和康复于一体的中医药健康服务。

（一）中医药服务体系“扬优强弱补短”建设。

1. 建设目标。推进建设优质高效中医药服务体系，基本实现县办中医医疗机构全覆盖，显著提升中医药重大疾病防控救治和应急处置能力，推动优质医疗资源扩容和均衡布局，更好满足群众就近享有高质量中医医疗服务需求。

2. 建设任务。一是在国家医学中心和国家区域医疗中心建设项目总体布局中，依托现有资源，择优遴选建设若干国家中医医学中心；支持高水平中医医院作为输出医院，在优质中医医疗资源短缺、转外就医多的地区，依托当地现有资源，院地合作、省部共建，实施若干国家区域中医医疗中心建设项目。二是建设一批国家中医优势专科，强化设备配备，优化完善中医诊疗方案，提升中医临床疗效。三是以地市级中医医院为重点，建设 130 个左右中医特色突出、临床疗效显著、示范带动作用明显的中医特色重点医院。四是依托现有资源，建设一批中医康复中心，推动地方加强中医康复科建设，提升中医药康复服务能力和水平。五是布局 35 个左右国家中医疫病防治基地，开展中医医院传染病防治能力建设。六是加强县级中医医院“两专科一中心”建设，每个县级中医医院建成 2 个中医特色优势专科和 1 个县域中医药适宜技术推广中心；在县级医院提标扩能项目中，支持脱贫地区、“三区三州”、原中央苏区、易地扶贫搬迁安置地区县级中医医院基础设施建设；依托基础条件比较好的乡镇卫生院，在"三区三州"建设 64 个中医县域医疗中心。七是加强基层医疗卫生机构中医馆建设，实现全部社区卫生服务中心和乡镇卫生院设置中医馆、配备中医医师，提升中医馆服务能力。八是实施名医堂工程，按照品牌化、优质化、规范化、标准化的建设要求，分层级规划布局建设一批名医堂，推动名医团队入驻，服务广大基层群众。

3. 配套措施。一是各级中医药主管部门要会同卫生健康部门、疾控部门进一步健全中西医协同疫病防治机制，确保中医药第一时间参与传染病防治和突发事件卫生应急处置，深度介入预防、治疗和康复全过程。二是各地要切实履行建设主体责任，落实土地、规划等建设条件，加强土地节约集约利用，严格土地使用标准，统筹考虑当地中医药发展基础和建设条件，因地制宜开展建设。三是各地要统筹加大政策支持力度，推进管理体制改革，支持中医医院建立健全现代医院管理制度，落实"两个允许"要求，深化人事薪酬制度改革，完善医院补偿机制，落实中医药服务价格、医保支付倾斜政策，鼓励在中药制剂和中医技术应用等方面制定更加灵活的政策。

4. 部门分工。国家发展改革委、国家中医药局、财政部、国家卫生健康委、人力资源社会保障部、自然资源部、住房城乡建设部、国家医保局、国家疾控局、国家药监局等负责，排第一位的为牵头单位，下同。

（二）中医治未病能力建设。

1. 建设目标。结合实施健康中国行动，通过实施区域中医治未病中心试点建设和重点人群中医药健康促进项目，总结探索中医治未病理念融入健康维护和疾病防治全过程的方式，形成可推广的中医治未病健康工程升级模式。

2. 建设任务。一是推动若干地级市开展区域中医治未病中心试点建设，探索相关政策机制，推广适宜技术，普及健康知识，进一步带动提升区域中医治未病服务能力。二是实施重点人群中医药健康促进项目，开展中医适宜技术防控儿童青少年近视试点、妇幼健康中医适宜技术推广试点。

3. 配套措施。制定落实健康中国行动中医药健康促进专项政策措施。各地要积极实施中医药健康促进行动，加大支持力度，积极探索发挥中医治未病价值作用的政策机制。区域中医治未病中心建设试点城市和重点人群中医药健康促进项目单位要创新思路，探索积累有益经验。

4. 部门分工。国家中医药局、财政部、国家卫生健康委、国家疾控局等负责。

（三）中医药老年健康服务能力建设。

1. 建设目标。积极应对人口老龄化，发展中医药老年健康服务，发挥中医药在老年人慢性病、重大疑难疾病治疗和疾病康复中的重要作用和优势，增加中医药老年健康服务供给，创新服务模式，建成老年医学中医药高地。

2. 建设任务。一是推动有条件的省份依托现有资源，开展老年中医药健康（治未病）中心试点，探索完善中医药老年健康服务模式，提升临床、康复、护理、慢性病管理、科学研究、健康管理能力。二是推动二级以上中医医院加强老年病科建设，增加老年病床数量，开展老年病及相关慢性病防治和康复护理。

3. 配套措施。国家中医药局要进一步完善中医医院老年病科建设标准，制定省级老年中医药健康（治未病）中心建设指南。各地要将中医药老年健康服务纳入本地区健康服务或养老服务相关规划，加大对中医药老年健康服务的支持力度。在中医药老年健康人才培养、学科建设、岗位管理、薪酬分配等方面给予更灵活的政策支持。加强中医药健康、养老服务模式和服务内容探索创新，形成好的经验和做法。

4. 部门分工。国家中医药局、国家卫生健康委、人力资源社会保障部、民政部等负责。

（四）中医药数字便民和综合统计体系建设。

1. 建设目标。基本建成国家中医药综合统计体系、中药质量信息数据标准和统计体系，实现公立中医医院信息互联互通标准化成熟度测评、电子病历系统应用水平分级评价达到国家要求，利用现代信息技术，改善患者就医体验。

2. 建设任务。一是围绕“互联网＋医疗健康”“五个一”服务要求，开展智慧中医医院建设，支撑便民惠民服务。二是制定国家中医药综合统计制度，依托现有资源建设国家、省级两级平台，构建统一规范的数据标准和资源目录体系，基本建成国家中医药综合统计体系。三是开展中医医院信息化基础达标建设，推进中医医院通用电子信息系统的开发和试点应用。四是制定国家中药质量信息统计制度，依托现有资源建设国家、省级两级平台，构建统一规范的中药质量信息数据标准和统计体系。

3. 配套措施。国务院有关部门要统筹规划国家中医药综合统计体系，加强部门协调，建设国家级工作平台。各地要将综合统计、信息化工作纳入规划，落实主体责任，配备专职人员，加大实施保障力度，有针对性地开展区域综合试点和各类专项试点。项目单位要高度重视中医药综合统计、信息化建设工作，加强人才队伍建设。

4. 部门分工。国家中医药局、国家药监局、国家统计局牵头负责，财政部、科技部、教育部、国家卫生健康委、农业农村部、国家林草局、工业和信息化部等负责。

三、中西医协同推进工程

建立中西医协同长效机制，健全中西医临床协同体系，提升中西医协同攻关水平，“宜中则中、宜西则西”，为人民群众提供更高水平的中西医结合医疗服务。

（一）中西医结合医疗模式创新建设。

1. 建设目标。建设推广“有机制、有团队、有措施、有成效”的中西医结合医疗模式，提高中西医结合临床水平。

2. 建设任务。建设 50 个左右中西医协同“旗舰”医院、一批中西医协同“旗舰”科室，辐射带动提升区域中西医结合整体水平。

3. 配套措施。各地要支持组建区域中西医协同医疗联合体，将中西医结合工作纳入医院等级评审和绩效考核。项目单位要把建立中西医协同机制和多学科诊疗体系纳入医院章程，将中西医联合查房、会诊纳入医院管理制度，在各主要临床科室配备中医医师，打造中西医协同团队。

4. 部门分工。国家中医药局、国家发展改革委、国家卫生健康委等负责。

（二）重大疑难疾病中西医临床协同建设。

1. 建设目标。促进中西医医疗资源有效整合和中西医医疗技术优势互补，推进诊疗模式改革创新和医学领域创新发展，显著提高部分重大疑难疾病的临床疗效，形成一批独具特色的中西医结合诊疗方案和专家共识。

2. 建设任务。聚焦癌症、心脑血管病、糖尿病、感染性疾病等重大疑难疾病、慢性病和传染性疾病，以提高临床疗效为重点，遴选一批项目单位开展中西医联合攻关。

3. 配套措施。国家中医药局要统筹实施好重大疑难疾病中西医临床协作项目。各地要在人力、物力等方面加大支持力度，结合本地实际，开展省级重大疑难疾病中西医临床协同试点。项目单位要围绕解决重大疑难疾病治疗难点，整合资源、协同攻关，创新诊疗模式。

4. 部门分工。国家中医药局、国家卫生健康委、中央军委后勤保障部、财政部、国家疾控局等负责。

四、中医药传承创新和现代化工程

重点围绕国家战略需求及中医药重大科学问题，布局一批中医药科技创新重点项目和关键技术装备项目，加强中医药科技创新体系建设，提升传承创新能力，加快推进中医药现代化。

（一）中医药科技创新平台建设。

1. 建设目标。跨领域、跨行业整合多学科资源，完善以国家中医药传承创新基础研究、临床研究、技术创新平台为主要支撑的中医药科技创新体系，优化中医药领域科技布局。

2. 建设任务。依托现有资源，建设若干中医药相关多学科交叉融合的全国重点实验室、中医类国家临床医学研究中心和30个左右国家中医药传承创新中心、100个左右国家中医药局重点实验室，提升中医药科技服务能力及协同创新能力。依托国家和省级药品检验机构，建设30个左右国家药监局中药市场质量监控和评价重点实验室、30个左右国家药监局中药安全监测和风险评估重点实验室，整体提升药品检验机构的中药质量评价能力。

3. 配套措施。各地要加大实施保障力度，在运行管理、岗位管理、人才聘用、职称晋升等方面创新机制。支持国家中医药传承创新中心按照有关规定自主开展职称评审。在省级科研项目中加大对中医药科技创新平台的支持力度。注重培育省级中医药科技创新平台，功能互补、错位发展。

4. 部门分工。国家中医药局、科技部、国家发展改革委、中央军委后勤保障部、国家卫生健康委、国家药监局、人力资源社会保障部等负责。

（二）中医药古籍文献传承。

1. 建设目标。提升中医药古籍原生性、再生性保护能力，提高中医药古籍资源的利用效率。

2. 建设任务。一是依托现有数字平台建设中医药古籍数字图书馆，建立中医药古籍人工智能技术应用平台和中医药知识服务系统，推动中医药古籍数字化挖掘，打造中医药古籍数字化服务应用产品。二是依托现有机构，改善中医药行业古籍保护条件，全面开展中医药古籍文物定级、建档、备案工作，加大濒危珍贵古籍保护修复力度，提升中医药古籍保护及利用能力。

3. 配套措施。各地要发挥高等院校和科研院所、中医医疗机构等在古籍保护和现代化应用方面的资源和人才优势。项目单位要把古籍保护工作摆上重要日程，纳入重点工作计划，落实建设经费，加强专业团队建设，改善古籍保护条件。

4. 部门分工。国家中医药局、文化和旅游部、国家文物局、财政部等负责。

（三）中医药科技重点项目研究。

1. 建设目标。布局一批中医药科研项目，系统化诠释中医药科学问题，提升重大疾病临床疗效、中药质量水平，科学阐释中医药机理，完善中医药现代化研究体系。

2. 建设任务。一是开展中医药防治重大疑难疾病临床方案优化研究、中医药疗效与作用机制研究、临床循证研究及评价研究，组织筛选50个中医优势病种。二是开展中医药基础理论研究，推动中医理论的原始创新，阐明作用机制，助力临床精准诊疗。三是研发一批临床疗效好、科技含量高、创新性强、拥有自主知识产权的中药新药。

3. 配套措施。各地要加强政策保障，建立完善多学科联合攻关的中医药科技创新机制。项目单位要加强科研人才培养，完善激励机制，推动产学研医政深度融合。

4. 部门分工。国家中医药局、科技部、人力资源社会保障部、国家药监局等负责。

（四）中医药关键技术装备研究。

1. 建设目标。推动实施中医药现代化关键技术装备项目，提升中医药技术装备水平、产业创新能力及产业化水平，在关键技术装备方面取得突破，为科学研究和产业发展提供支持和保障。

2. 建设任务。一是开展中医特色诊断治疗装备研究，研发中医数字化辅助诊断装备、中医特色疗法智能化装备、中医治未病现代化装备。二是开展中药品质智能辨识与控制工程化技术装备研究，研发推广中药材生产与品质保障、中药饮片智能炮制控制与调剂工程化、中成药制造核心工艺数字化与智能控制等技术装备。三是开展中医药技术装备共性标准等可度量技术规范体系建设和应用转化，研发中医现代"铜人"，开展中医药技术装备在慢性病防控中的应用示范。

3. 配套措施。各地要加强政策保障，引导社会资本参与关键技术装备研发。项目单位要落实知识产权与成果转化收益分配制度，完善激励机制，调动广大中医药科技人员参与关键技术装备研究开发的积极性。

4. 部门分工。国家中医药局、科技部、工业和信息化部、国家卫生健康委、国家药监局等负责。

（五）做大做强中国中医科学院。

1. 建设目标。建设形成布局合理、优势明显的学科体系，发挥中国中医科学院示范引领作用，打造成为中医药科技创新核心基地和创新人才高地。

2. 建设任务。一是调整优化中国中医科学院科技发展布局，加大对基础研究、弱势和小众学科的支持力度，做强一批在国内外有影响力的优势学科。二是加强青蒿素研究中心、中国中医药循证医学中心、中医药疫病防控中心等建设，形成具有行业领先水平的科技创新高地。三是实施中国中医科学院人才强院计划，加强中医药教育教学和人才培养。四是指导省级中医药科研院所加强能力建设。

3. 配套措施。中国中医科学院要深化体制机制改革，创新科研组织模式，赋予科研人员更大的自主权，在岗位设置、薪酬等方面建立更加灵活的政策机制。

4. 部门分工。国家发展改革委、国家中医药局、财政部、教育部、科技部、人力资源社会保障部、国家卫生健康委、国家疾控局等负责。

五、中医药特色人才培养工程(岐黄工程)

加强中医药高层次人才、基层人才队伍建设和人才培养平台建设，建立符合中医药特点的人才培养体系，创新中医药人才发展体制机制，建设以领军人才为引领，青年优秀人才、骨干人才、基层实用人才为主体的高素质中医药特色人才队伍。

（一）高层次人才培养计划。

1. 建设目标。培养具有较大社会影响力和国际竞争力的中医药领军人才、学科团队，搭建高层次人才梯队。

2. 建设任务。一是实施中医药领军人才支持项目，遴选培养 50 名岐黄学者和 200 名青年岐黄学者，组建 10 个国家中医药多学科交叉创新团队和一批国家中医药传承创新团队。二是实施中医药优秀人才研修项目，培养 1 200 名中医临床、少数民族医药、西医学习中医等方面的优秀人才。三是实施中医药骨干人才培养项目，遴选一批全国老中医药专家学术经验继承指导老师和继承人，培养一批中医药骨干师资和中药、护理、康复、管理等方面骨干人才，规范化培训一批中医医师。四是实施综合医院中医药高层次人才支持项目，开展西医学习中医高级人才培养和全国老中医药专家学术经验继承工作，建设一批传承工作室，培养一批中医药骨干人才。

3. 配套措施。国家中医药局负责制定项目实施方案，完善相应的遴选、评价、管理、投入等机制，负责开展终期评价，做好不同层次人才项目衔接，搭建高层次人才发展平台。各地负责过程管理，加强政策等配套衔接，在重大项目建设、评选表彰等方面予以优先支持，形成支持合力。项目单位负责项目日常管理，保证培养对象培训期间的工资及福利待遇。

4. 部门分工。国家中医药局、财政部、国家卫生健康委、人力资源社会保障部、教育部、中央军委后勤保障部等负责。

（二）基层人才培养计划。

1. 建设目标。基层中医药人才队伍规模不断扩大，素质逐步提升，更好适应群众就近享受中医药服务的需求。

2. 建设任务。一是实施基层中医药人才培养项目，招录 7 500 名左右中医专业农村订单定向免费培养医学生，支持 1.25 万名中医类别全科医生开展规范化培训、转岗培训，培养

5 000 名中医助理全科医生，为中医馆培训一批骨干人才。二是实施革命老区中医药人才振兴项目，在革命老区、国家乡村振兴重点帮扶县等地区，加大中医专业农村订单定向免费培养医学生的培养力度，支持建设全国基层名老中医药专家传承工作室。

3. 配套措施。国务院有关部门负责制定项目实施方案，不定期组织开展考核评估。各地负责过程管理，完善培养使用、待遇保障等政策，落实农村订单定向免费培养医学生就业安置和履约管理相关要求，积极引导人才向基层流动，确保项目实施效果。项目单位负责项目日常管理，保证培养对象培训期间的工资及福利待遇。

4. 部门分工。国家中医药局、财政部、国家卫生健康委、人力资源社会保障部、教育部等负责。

（三）人才平台建设计划。

1. 建设目标。推进中医药学科发展，建设形成一批高水平的人才培养平台，中医药人才培养能力不断提升。

2. 建设任务。一是建设一批重点学科和中医药类一流本科专业。二是建设一批中医临床教学基地。依托已建成的各类机构，遴选若干标准化的中医医师规范化培训实践技能考核基地。三是为第四届国医大师、第二届全国名中医建设传承工作室，新增建设一批老药工、全国名老中医药专家和全国基层名老中医药专家传承工作室。

3. 配套措施。国务院有关部门负责制定项目实施方案，完善相应的遴选、评价、管理、投入等机制，组织项目的实施和评估，集聚高层次人才参与平台建设。各地要加强政策保障，负责过程管理。项目单位要落实团队、场地、设施等软硬件要求，建立管理制度，进行定期评估和报告。

4. 部门分工。国家中医药局、财政部、国家卫生健康委、教育部、中央军委后勤保障部等负责。

六、中药质量提升及产业促进工程

围绕中药种植、生产、使用全过程，充分发挥科技支撑引领作用，加快促进中药材种业发展，大力推进中药材规范种植，提升中药饮片和中成药质量，推动中药产业高质量发展。

（一）中药材种业质量提升。

1. 建设目标。中药材种质资源收集保存、鉴定评价、优良品种选育与良种繁育能力进一步提升，优质种子种苗大规模推广应用，中药资源监测能力明显提高，从源头保障中药材质量。

2. 建设任务。一是支持国家药用植物种质资源库建设。二是引导地方建设一批中药材种子种苗专业化繁育基地，推动制定种子种苗标准。三是依托第四次全国中药资源普查工作成果，健全中药资源动态监测体系。

3. 配套措施。出台中药材种子管理办法，从法规层面规范中药材种子种苗生产经营资质和经营行为，打击种业违法行为。加强部门协同，形成中药资源管理合力。

4. 部门分工。国家中医药局、农业农村部等负责。

(二) 中药材规范化种植。

1. 建设目标。道地药材生产布局更加优化，珍稀濒危中药材人工繁育技术取得突破，中药材生产先进适用技术实现有效转化和示范推广，进一步推动中药材资源可持续利用。

2. 建设任务。一是引导地方建设一批道地药材生产基地。二是建设一批珍稀濒危中药材野生抚育、人工繁育基地。三是制定常用300种中药材种植养殖技术规范和操作规程。四是广泛开展中药材生态种植、野生抚育和仿野生栽培，开发30—50种中药材林下种植模式并示范推广。五是统一中药材追溯标准与管理办法，依托现有追溯平台，建立覆盖主要中药材品种的全过程追溯体系。六是依托现有药品监管体系，搭建一批中药材快速检测平台。

3. 配套措施。国务院有关部门出台全国道地药材目录，推进实施中药材生产质量管理规范(GAP)，加强道地药材产区规划和规范化种植。各地要强化道地药材资源保护和生产管理，在项目、政策等方面予以倾斜，建立部门协同机制，统筹力量协同推进中药材质量提升。

4. 部门分工。农业农村部、国家中医药局、国家林草局、国家药监局等负责。

(三) 中药炮制技术传承创新。

1. 建设目标。深入研究中药炮制理论和技术，阐释中药炮制机理，完善中药饮片质量标准，保证饮片质量。

2. 建设任务。一是建设一批中药炮制技术传承基地，挖掘与传承中药炮制理论和技术。二是开展一批常用中药饮片的质量标准、生产工艺等研究。

3. 配套措施。国务院有关部门出台全国中药饮片炮制规范，完善中药饮片质量控制体系。各地要加强对区域特色饮片和炮制技术的挖掘、整理、传承。

4. 部门分工。国家中医药局、财政部、国家药监局等负责。

(四) 中成药综合评价体系建设。

1. 建设目标。涵盖临床有效性安全性评价、质量标准、生产工艺、制剂技术等的中成药综合评价体系基本建成，符合中医药特点的中药新药审评体系进一步完善。

2. 建设任务。一是建立健全中成药临床综合评价方法，系统开展100种中成药的临床综合评价，丰富中成药在用药指征、目标人群、最佳剂量等精准用药信息方面的内涵。二是针对100种中成药建立系统完善、适应发展需求、覆盖生产全流程的标准体系，形成多层次的现代质量控制体系。三是初步建立中医药理论、人用经验和临床试验相结合的审评证据体系，构建符合中药特点的安全评价方法和标准体系。四是开展中成药质量评价方法研究，建立常用中成药质量优劣评价标准。五是完善中药警戒制度，加强中药不良反应监测“哨点”建设。

3. 配套措施。国务院有关部门制定中成药生产质量管理规范，优化完善以《中华人民共和国药典》为核心的中药国家标准的制修订工作机制，协调推动中成药综合评价结果运用和转化。

4. 部门分工。国家中医药局、国家药监局等负责。

七、中医药文化弘扬工程

重点支持中医药博物馆体系建设，深入挖掘和传承中医药精华精髓，推动中医药文化融入群众生产生活、贯穿国民教育始终，实现中医药文化创造性转化、创新性发展。

（一）中医药博物馆建设。

1. 建设目标。国家中医药博物馆及其数字博物馆基本建成并投入试运行，形成布局合理、特色鲜明、功能完备的中医药博物馆体系，更好展示中医药藏品所蕴含的历史价值文化内涵。

2. 建设任务。加快推进国家中医药博物馆选址立项、基础建设和数字化建设。支持中医药博物馆创建国家一、二、三级博物馆。开展中医药相关文物、史料及代表性见证物的征藏工作，充实完善中医药收藏体系，建设中医药博物馆资源共享平台，构建中医药博物馆数字资源共建共享机制。推动建设一批中医药主题文化园，推出一批精品中医药展览，开发一批具有鲜明中医药特色的文化创意产品。

3. 配套措施。国务院有关部门要在国家中医药博物馆立项、选址、建设方面加大支持力度。各地要将中医药博物馆纳入当地公共文化服务重点项目建设，建立多部门共建共商机制。项目单位要拓展相关经费渠道，提高建设水平，丰富馆藏藏品。引导和鼓励社会力量通过多种方式支持博物馆建设。

4. 部门分工。国家中医药局、国家发展改革委、文化和旅游部、国家文物局、自然资源部、住房城乡建设部等负责。

（二）中医药文化建设。

1. 建设目标。中医药文化传播体系建立健全，形成一批中医药文化精品，中小学中医药文化教育进一步丰富，公民中医药健康文化素养水平在“十四五”末提升至25%左右。

2. 建设任务。一是提炼中医药文化精神标识，挖掘阐释并推广普及名医名家、医籍名方等中医药文化经典元素。二是支持创作高质量的中医药图书、纪录片、影视剧以及各类新媒体产品，打造有代表性的中医药文化节目和中医药动漫作品。三是实施中医药文化传播行动，推动建设一批中医药文化宣传教育基地并达到国家级建设标准，推动建设若干中医药文化体验场馆，支持建设中医药健康文化知识角，广泛开展中医药文化主题活动。四是中小学进一步丰富中医药文化教育，开展中医药文化专题教育活动，建设校园中医药文化角和学生社团。五是培养建立中医药文化传播工作队伍。

3. 配套措施。国家中医药局要组织中医药文化有关研究工作，协调有关部门加大实施保障力度。各地要把中医药文化工作纳入中华优秀传统文化传承发展工程总体框架，对本地区中医药文化资源进行调查整理、挖掘研究，将中医药文化纳入中华优秀传统文化进校园总体安排，有条件的地方积极探索将中医药文化纳入中小学教育教学活动。积极引导社会力量参与中医药文化建设工作。

4. 部门分工。国家中医药局、财政部、国家卫生健康委、中央宣传部、文化和旅游部、国家文物局、教育部、广电总局等负责。

八、中医药开放发展工程

重点支持中医药产学研用开放发展，提升中医药国际影响力，推动中医药传播、应用与发展，助力构建人类卫生健康共同体。

（一）中医药开放发展平台建设。

1. 建设目标。中医药机构参与全球中医药各领域合作的平台更加多样，机制更加灵活，中医药海外认可度和接受度进一步提升。

2. 建设任务。鼓励社会力量持续建设一批高质量中医药海外中心。依托国内中医药机构，拓展建设一批高水平中医药国际合作基地。鼓励和支持社会力量采取市场化方式，与有合作潜力和意愿的国家共同建设一批友好中医医院、中医药产业园。支持中国中医药循证医学中心与世界卫生组织合作，建设传统医学领域的国际临床试验注册平台。

3. 配套措施。指导和鼓励社会资本设立中医药“一带一路”发展基金，参与平台建设工作。各地要明确派出人员晋升、待遇的激励保障政策，对开展中医药领域对外投资合作的企业给予支持。

4. 部门分工。国家中医药局、国家发展改革委、商务部、国务院国资委、国家卫生健康委等负责。

(二)中医药国际影响力提升计划。

1. 建设目标。中医药对外交流合作更加广泛,国际影响力进一步提升。

2. 建设任务。培育世界一流多语种中医药学术期刊,加强与境外知名期刊合作,支持在国际知名学术期刊发表中医药研究成果,在跨国科研合作计划中加大中医药参与力度。建设粤港澳大湾区中医药高地,推动粤港澳大湾区中医药创新发展。

3. 配套措施。国务院有关部门要支持中医药参与相关国际科技创新合作,支持有关高等院校和科研院所建设"一带一路"联合实验室,推动出台中医药传统知识保护条例,建立中医药传统知识保护数据库。

4. 部门分工。国家中医药局、外交部、科技部、商务部、国家卫生健康委、国家药监局等负责。

(三)中医药国际贸易促进计划。

1. 建设目标。中医药服务出口基地在探索外贸新业态新模式中发挥积极作用,中医药国际贸易体制机制不断完善,中医药产品和服务国际贸易总额以及中医药行业贸易便利化水平持续提升。

2. 建设任务。高质量建设中医药服务出口基地,探索中医药服务出口新业态新模式,培育中医药服务国际知名品牌。巩固中医医疗保健、教育培训等传统服务贸易优势,发展"互联网+中医药贸易"。鼓励有实力、信誉好的企业在共建"一带一路"国家构建中医药跨国营销网络,建设中医药产品物流配送中心。支持中医药企业通过中国进出口商品交易会、中国国际服务贸易交易会等平台"走出去"。

3. 配套措施。在中国进出口商品交易会、中国国际服务贸易交易会等开展中医药"走出去"相关活动并探索设立中医药相关展示板块。持续开展中医药服务贸易统计试点工作,完善中医药服务贸易统计方法和指标,进一步优化进出口管理与服务,研究调整中药产品税则号列,提升中医药产品和服务通关便利化水平。各地要完善对中医药服务出口企业的金融等支持政策。

4. 部门分工。国家中医药局、商务部、国家药监局、海关总署、财政部等负责。

(四)中医药国际抗疫合作计划。

1. 建设目标。中医药在新型冠状病毒感染等重大传染病防控国际合作中的参与度显著提升,更多抗疫类中药产品在海外注册和应用。

2. 建设任务。积极推进中医药参与新型冠状病毒感染等重大传染病防控国际合作,组织中医药抗疫国际学术交流活动。建设高水平的中医疫病防治团队,加强抗疫技术和产品国际合作。加强抗疫类中药产品海外注册公共服务平台建设。

3. 配套措施。国务院有关部门要积极组织各地和中医药机构参加有关国际性高级别论坛,推动中医药防治重大传染病合作,完善中医药参与国际关注的公共卫生紧急事件应对机制。各地要出台鼓励企业开展抗疫类中药产品海外注册和应用的政策措施,明确对参与国际抗疫合作人员的激励保障政策。

4. 部门分工。国家中医药局、外交部、国际发展合作署、国家卫生健康委、国家药监局等负责。

九、国家中医药综合改革试点工程

充分调动地方积极性、主动性和创造性,先行先试,以点带面,为全面深化中医药改革探索途径、积累经验。

(一) 国家中医药综合改革示范区建设。

1. 建设目标。通过改革体制机制,鼓励在服务模式、产业发展、质量监管等方面先行先试,加快建立健全中医药法规、发展政策举措、管理体系、评价体系和标准体系,提升中医药治理体系和治理能力现代化水平,打造一批中医药事业和产业高质量发展高地,发挥示范带动作用。

2. 建设任务。以省(自治区、直辖市)为主体,分批规划建设10个左右国家中医药综合改革示范区。一是系统落实国家重大战略和中医药传承创新发展任务,加快推动省域中医药高质量发展。二是重点推进综合改革和制度创新在不同领域形成示范。三是在中医药管理体制、服务体系、服务模式、评价体系、人才培养、科技创新、产业发展、文化传播等方面,针对亟需突破的重点难点问题,深化改革,形成经验。

3. 配套措施。国务院有关部门要积极推进示范区布局,强化统筹指导,沟通协调解决问题,在项目、政策等方面予以倾斜,定期开展评估,总结推广经验。各省(自治区、直辖市)要承担主体责任,将示范区建设作为重点工作积极推进,健全示范区建设机制,明确工作职责,完善配套措施,加强改革探索,及时总结经验。

4. 部门分工。国家中医药局、国家发展改革委、国家卫生健康委、工业和信息化部、国家药监局等负责。

（二）医保、医疗、医药联动促进中医药传承创新发展试点建设。

1. 建设目标。遴选部分城市开展试点，鼓励地方发扬首创精神，加快推进有利于促进中医药传承创新发展的医保、医疗、医药联动改革，完善更好发挥中医药特色优势的医改政策。

2. 建设任务。以国家中医药综合改革示范区、综合医改试点省份为重点，在全国选择若干地级市开展试点，优先考虑基层中医药工作示范市。支持试点城市加快健全完善中医药服务体系，制定实施医疗保障支持中医药发展政策措施，建立健全现代医院管理制度，实施中医药健康促进活动，探索形成有利于发挥中医药特色优势的医改政策体系，总结并推广好的经验和做法。

3. 配套措施。国家中医药局要会同有关部门制定试点工作总体方案，加强指导，及时发现并推广各地经验。各试点城市要结合本地实际制定工作方案，健全工作机制，积极组织实施，深入探索体制机制创新，形成典型经验和有益做法。

4. 部门分工。国家中医药局、国家卫生健康委、国家发展改革委、财政部、国家医保局、人力资源社会保障部、国家药监局、国家疾控局等负责。

十、保障措施

（一）强化项目实施。国家中医药局、国家卫生健康委、国家发展改革委要牵头建立跨部门工作机制，各有关地方、部门和单位要按照职责分工，协同做好落实工作。国务院中医药工作部际联席会议有关成员单位要将重大工程实施纳入本单位重点工作，明确工作任务，加强组织协调，抓好落地落实。各有关地方和项目单位要强化主体责任，精心实施项目。

（二）做好资金保障。各地各有关部门要完善投入保障机制，建立持续稳定的中医药发展多元投入机制。科学界定政府和市场投入责任，鼓励引导社会资本参与中医药振兴发展，各级政府在卫生健康投入中统筹安排中医药事业发展经费并加大支持力度。合理划分中央与地方财政事权和支出责任，形成合理投入机制。加强项目统筹规划和预算申报管理，避免资金安排分散重复，优先保障重大专项和重点项目。依法依规加强资金使用管理，保障财政资金专款专用。完善内控机制，提高项目管理水平。强化项目实施的事前事中事后监管，建立绩效评价机制，提高资金使用绩效。

（三）加强监测评估。国家中医药局、国家卫生健康委、国家发展改革委要牵头组织成立专家组，制定评估方案，开展重大工程实施动态监测、中期评估和总结评估。充分发挥第三方评估作用，强化全周期监测，增强评估的客观性、准确性和科学性。加强评估结果应用，建立动态调整机制，对评估中发现的问题，立行立改、即知即改。

（四）注重宣传解读。要加强政策解读，大力宣传中医药振兴发展特别是重大工程实施的进展和成效，宣传中医药维护健康的特色和优势。及时总结提炼地方好的经验和做法，加强典型报道，发挥示范引领作用。及时回应社会关切，提升对中医药的认可度，营造全社会关心和支持中医药发展的良好氛围。

——国务院办公厅关于印发中医药振兴发展重大工程实施方案的通知(2023年2月10日)

附录二
中医药领域科技奖励

一、2023年度国家科学技术奖获奖情况

2023年度国家科学技术奖在中医药领域共评选出二等奖5项，均为科技进步奖。获奖情况如附表2-1。

附表2-1　国家科学技术奖获奖情况

获奖编号	项目名称	完成人	完成单位	提名单位
J-234-2-01	中医药防治新冠病毒感染诊疗技术体系创建与应用	张伯礼、刘清泉、张俊华、张炜、张晗、夏文广、赵玉斌、宋新波、杨丰文、郑文科	天津中医药大学、首都医科大学附属北京中医医院、湖北省中西医结合医院、石家庄市人民医院、上海中医药大学附属曙光医院、武汉市中医医院、浙江大学	国家中医药管理局
J-234-2-02	中药材生态种植理论和技术体系的构建及示范应用	郭兰萍、黄璐琦、高文远、刘晖晖、杨野、王晓、韩邦兴、刘大会、周涛、康传志	中国中医科学院中药研究所、中国中医科学院、天津大学、华润三九医药股份有限公司、山东省分析测试中心、皖西学院、贵州中医药大学	国家中医药管理局
J-234-2-03	经典方剂类方研究模式与中药配伍禁忌规律性发现的关键技术及应用	段金廒、范欣生、张艳军、唐于平、曹龙祥、ZHAOTAO、钟赣生、王宇光、宿树兰、郭立玮	南京中医药大学、天津中医药大学、陕西中医药大学、济川药业集团有限公司、山东步长制药股份有限公司、北京中医药大学、中国人民解放军军事科学院军事医学研究院	中华中医药学会
J-234-2-04	中医体质辨识体系建立及应用	王济、王琦、杨志敏、朱爱松、徐云生、李玲孺、李英帅、郑燕飞、白明华、黄鹂	北京中医药大学、广州中医药大学第二附属医院、浙江中医药大学、山东中医药大学、博奥生物集团有限公司	国家中医药管理局

续 表

获奖编号	项目名称	完成人	完成单位	提名单位
J-234-2-05	中药质量检测技术集成创新与支撑体系创建及应用	果德安、季申、刘志强、刘艳芳、吴婉莹、李楚源、穆竟伟、钱勇、宋凤瑞、胡青	中国科学院上海药物研究所、上海市食品药品检验所、中国科学院长春应用化学研究所、中国科学院大连化学物理研究所、上海诗丹德标准技术服务有限公司、上海凯宝药业股份有限公司、广州白云山和记黄埔中药有限公司	国家中医药管理局

二、中华中医药学会获奖情况

2023 年度中华中医药学会科学技术奖(含子奖项)共评选出一等奖 9 项、二等奖 23 项、三等奖 40 项、政策研究奖(3 项)、学术著作奖一等奖(5 项)、二等奖(10 项)、三等奖(30 项)、中青年创新人才及奖及优秀管理人才奖(16 项)、岐黄国际奖(1 项)及 2023 年度中华中医药学会李时珍医药创新奖(4 项)。其中,科学技术奖一等奖(9 项)获奖情况如附表 2-2。

附表 2-2　中华中医药学会科学技术奖一等奖项目情况

项目名称	完成单位	主要完成人
基于中药药性理论的中药性味功效物质基础研究创新模式与技术体系构建及应用	黑龙江中医药大学、广东药科大学、哈尔滨医科大学、黑龙江珍宝岛药业股份有限公司	杨炳友、王秋红、刘艳、匡海学、王琦、闫久江、管伟、潘娟、刘源、陈玉梅、谭金燕、殷鑫、李晓毛、孙延平、王长福
基于中医思维的肺癌全周期防治体系构建与应用	中国中医科学院广安门医院、甘肃省肿瘤医院、上海中医药大学附属岳阳中西医结合医院、吉林省肿瘤医院	花宝金、郑红刚、刘瑞、夏小军、许玲、张越、张兴、李丛煌、郭秋均、亓润智、鲍艳举、施展、何姝霖、胡佳奇、李玥
中医诊断标准与辨证方法的创新研究与应用	湖南中医药大学、湖南中医药大学第二附属医院、科凌力智能医学软件(深圳)有限公司	彭清华、胡志希、周小青、朱文锋、郭振球、刘旺华、袁肇凯、杨志波、梁昊、蒋鹏飞、李科威、邓文祥、李丹阳、郭瑾、廉坤
符合中药特点的药效与安全性评价技术及其应用	中国中医科学院中药研究所、中国人民解放军军事科学院军事医学研究院、聚协昌(北京)药业有限公司、山东步长制药股份有限公司、浙江苏可安药业有限公司	梁爱华、高月、Muhammad Raza Shah、林顺潮、赵雍、李春英、田婧卓、白建疆、赵超、苏艳、易艳、王连嵋、韩佳寅、张宇实、潘辰
川产道地药材品质控制与产业化关键技术应用	成都中医药大学、四川大学、四川省医学科学院·四川省人民医院、华润三九(雅安)药业有限公司、成都第一制药有限公司、四川新荷花中药饮片股份有限公司	彭成、裴瑾、谢晓芳、熊亮、李敏、王曙、童荣生、朱雅宁、刘昭华、刘静
“辨体论治”防治过敏性疾病的系列研究及应用	北京中医药大学	王济、王琦、郑燕飞、周玉美、吴志生、倪诚、李英帅、李玲孺、申荣旻、成金俊、梁雪、白明华、马丽娟、孙紫薇、董丽丹

续 表

项目名称	完成单位	主要完成人
中药材生态种植技术研究与示范应用	中国中医科学院中药研究所、天津大学、皖西学院、湖北中医药大学、山东省分析测试中心、贵州中医药大学、昆明理工大学、华润三九医药股份有限公司	郭兰萍、高文远、康传志、韩邦兴、刘大会、王晓、周涛、杨野、刘晖晖、王铁霖、张燕、王升、吕朝耕、葛阳、万修福
基于"虚瘀浊毒"病机基础的阿尔茨海默病精准防治体系的构建与应用	中国中医科学院西苑医院、中国中医科学院望京医院	李浩、裴卉、刘南阳、马丽娜、曹宇、张婷婷、刘剑刚、刘美霞、韦云、王志勇、杨洋、王慧婵
中医芳香疗法传承创新与应用	云南中医药大学、云南省中医医院、四川大学华西医院、昆明市中医医院、颇黎芳香医药科技(上海)有限公司、曲靖市中医医院、云南中宜本草生物科技有限公司、云南神威施普瑞药业有限公司	熊磊、解宇环、明溪、马云淑、郜发宝、张荣平、赵毅、陈柏君、王进进、秦冬冬、贺建昌、王纳、赵华祥、董玮、杨靖

三、中国中西医结合学会获奖情况

2023 年度中国中西医结合学会科学技术奖共评出一等奖 7 项、二等奖 11 项、三等奖 19 项、科普奖 1 项。其中科学技术奖一等奖(7 项)获奖情况如附表 2-3。

附表 2-3 中国中西医结合学会科学技术奖一等奖项目情况

项目名称	完成单位	主要完成人
中西医结合标准化代谢性疾病管理体系的构建及示范应用	成都中医药大学附属医院、重庆大学附属中心医院、上海市第六人民医院、银川脑心同治互联网医院、重庆中联信息产业有限责任公司、四川中瑞创智科技有限公司	陈秋、邓武权、胡承、刘桠、周鹏、樊科、杨芝明、孙丽莎、文青、芮顺利、王湛
益气养阴、熄风定悸法治疗房颤的理论研究与临床应用	中国中医科学院广安门医院、中国医学科学院阜外医院、山东中医药大学附属医院、首都医科大学附属北京安贞医院、北京中医药大学东直门医院、中国中医科学院西苑医院	胡元会、唐闽、褚瑜光、石树青、石晶晶、陆峰、葛长江、贾秋蕾、张菀桐、宋庆桥、寿鑫甜、杜柏、吴华芹、王欢、邱志凌、袁果真
清肠温中方防治溃疡性结肠炎的临床及机制研究	北京中医药大学东方医院、上海市第十人民医院、天津中医药大学第一附属医院、山西省中医院、成都中医药大学附属医院、北京中医药大学、中国中医科学院中医药信息研究所、扬子江药业集团江苏龙凤堂中药有限公司	李军祥、石磊、毛堂友、史瑞、王志斌、刘占举、周正华、苏娟萍、冯培民、彭桂英、刘兆兰、朱玲、王永香
从痈论治重症急性胰腺炎的中西医结合微创诊疗平台构建及推广应用	大连医科大学附属第一医院、天津市南开医院、云谱康(大连)生物科技有限公司、辽宁中医药大学附属医院、大连市中医医院、大连汉方药业有限公司	尚东、张桂信、项红、尹沛源、白长川、崔云峰、赵亮、冷爱晶、高允海、曲淑清、曲佳琳、夏士林、刘建均、陈海龙、齐清会、张庆凯、王长淼、梁国刚、李爽、宋慧一、关溪

续 表

项目名称	完成单位	主要完成人
中药质量检测技术创新与平台创建及应用	中国科学院上海药物研究所、上海市食品药品检验研究院、上海中医药大学、上海诗丹德标准技术服务有限公司、上海凯宝药业股份有限公司	果德安、季申、吴婉莹、穆竟伟、张彤、谢天培、胡青、姚长良、钱勇、屈华、张建青、周恒、丁越、毕启瑞、魏文龙
基于“肾精亏虚，精室血瘀”治疗弱精子症体系构建与应用	中国中医科学院西苑医院、天津中医药大学第一附属医院、首都医科大学附属北京中医医院	郭军、王福、耿强、晏斌、韩强、高庆和、张继伟、曾银、杜冠潮、赵明、刘胜京
高血压中西医防治理论体系与方药创新	福建中医药大学、中国中医科学院西苑医院、江阴天江药业有限公司	彭军、陈可冀、褚剑锋、付长庚、陈盛君、沈阿灵、林珊、蔡巧燕、魏丽慧、龙霖梓、陈达鑫、张铃、王协和、谢秋容、曲华、黄明艳、李松、李媚、方翌

四、中国针灸学会获奖情况

2023年度中国针灸学会科学技术奖共评出一等奖4项、二等奖7项、三等奖6项、科普奖2项。其中科学技术奖一等奖(4项)获奖情况如附表2-4。

附表2-4 中国针灸学会科学技术奖一等奖项目情况

项目名称	完成单位	主要完成人
靳三针疗法治疗脑卒中后痉挛性偏瘫的关键技术创新以及诊疗体系构建	广州中医药大学第一附属医院、上海市中医医院、广州医科大学附属脑科医院、北部战区总医院	庄礼兴、贺君、徐世芬、韩为、包永欣、庄珣、范靖琪、王澍欣、王南卜、梁诗敏、刘鑫、徐展琼、涂海涛、张宾、黎颖佳
艾灸得气理论的创建与临床推广应用	江西中医药大学、江西中医药大学附属医院、赣南医学院第一附属医院、厦门市中医院	陈日新、谢丁一、吕志迈、朱道成、邱东升、李巧林、李海燕、王绥卓、曹颖
艾灸起效的关键因素及生物学基础	成都中医药大学、安徽中医药大学、上海中医药大学附属岳阳中西医结合医院	余曙光、唐勇、吴巧凤、尹海燕、胡玲、罗玲、吴璐一、张承舜、吴子建、周海燕、杨莎、余常、杨馨、何昭璇
基于心肌细胞钙循环调控为主的针药改善心血管疾病效应机制	中国中医科学院针灸研究所、锦州医科大学	喻晓春、高俊虹、王洪新、辛娟娟、刘群、戴求福、马淑骅、陆凤燕、王圆圆、周晨、赵玉雪、王玉敏、张雯晰

五、世界中医药学会联合会获奖情况

2023年度世界中医药学会联合会奖励共评出中医药国际贡献奖—著作奖一等奖20项，二等奖25项，三等奖35项。其中著作奖一等奖(20项)获奖情况如附表2-5。

附表2-5　中医药国际贡献奖—著作奖一等奖项目情况

项目名称	主要完成人
风湿病中医临床诊疗丛书	王承德
高等中医药院校质量文化追求与培育	郭宏伟
国医大师张琪学术经验集	张佩青
缺血再灌注损伤与中医药	韩晶岩
时空针灸学	朱勉生(法国)
石学敏针灸学(英文,西班牙文,法文)	石学敏
王玉川医学全集(上下册)	翟双庆
我的结合医学人生:陈可冀院士(英文)	陈可冀
新冠病毒感染中医诊疗与研究	仝小林
燕赵医学	吴以岭
阴阳游(英文)	徐安龙
针尖上的科学与艺术	吴滨江(加拿大)
中药生态农业	郭兰萍
中医骨伤科学临床研究	王拥军、冷向阳、施杞
中医临床安全合理用药	刘良
中医健康管理学	李灿东
中医体质学	王琦
中医针灸图解(中,阿,英,法)	刘保延、杨金生
转化医学	赵军宁
走近国医大师洪广祥(英文)	刘良徛、洪广祥

六、2023年度全国各省份中医药成果获奖情况

2023年度全国各省份科学技术奖中涉及中医药领域的科技进步奖一等奖、自然科学奖一等奖获奖情况如附表6(按照省级行政区代码排序)。部分省(区、市)如河北省、内蒙古自治区、吉林省、黑龙江省、上海市、江苏省、安徽省、福建省、江西省、河南省、湖北省、湖南省、广西壮族自治区、重庆市、四川省、贵州省、云南省、西藏自治区、陕西省、青海省、台湾省、香港特别行政区、澳门特别行政区暂未公开信息,附表2-6。

附表 2-6　2023 年度全国各省份科学技术奖中涉及中医药领域的科技进步奖一等奖、自然科学奖一等奖项目情况

省份	奖项名称	项目名称	完成单位	主要完成人
天津市	天津市科学技术进步一等奖	针刺基本手法的科学基础及转化应用	天津中医药大学、上海中医药大学、天津大学	郭义、刘阳阳、杨华元、郭永明、于海涛、陈泽林、赵雪、王江、徐枝芳、席强、周涛、周丹
北京市	北京市科技进步奖一等奖	中药材生态种植理论和技术体系的构建及示范应用	中国中医科学院中药研究所、中国中医科学院、天津大学、昆明理工大学、皖西学院、湖北中医药大学、山东省分析测试中心、贵州中医药大学	郭兰萍、黄璐琦、高文远、杨野、王铁霖、韩邦兴、刘大会、王晓、周涛、康传志、张燕、吕朝耕、葛阳、王升、万修福
山西省	山西省科技进步奖一等奖	山西省第四次全国中药资源普查及普查成果数字化建设	山西中医药大学	张朔生、杜晨晖、詹海仙、裴香萍、王永辉、平莉莉、尚彩玲、贺润丽、刘计权、王璞
辽宁省	辽宁省科技进步奖一等奖	牛蒡质量评价、规范种植及产品开发关键技术创新与应用	辽宁中医药大学、徐川工程学院、大益食品(徐州)有限公司、徐州天马敬安食品有限公司	康廷国、窦德强、许亮、董玉玮、张娜、邢艳萍、曲扬、丁朋、胡传银、韩雪堂、冉小库
浙江省	浙江省科学技术进步一等奖	组分中药智能创制关键技术及冠心宁片产业化示范	浙江大学、天津中医药大学、正大青春宝药业有限公司、浙江中医药大学	程翼宇、张伯礼、王毅、刘雳、赵筱萍、瞿海斌、林徐剑、龚行楚、赵璐、黄明、仲怿、王木兰、童佳钧
山东省	山东省科技进步奖一等奖	中药口服制剂智能制造核心关键技术与生产新模式的建立和应用	山东大学、鲁南制药集团股份有限公司、山东沃华医药科技股份有限公司、山东新马制药装备有限公司、济宁华能制药厂有限公司、山东明仁福瑞达制药股份有限公司	臧恒昌、周军、关永霞、曾英姿、李连、殷文平、聂磊、李振、刘杰、范建伟、程世娟、唐云峰、张运诗、张惠
广东省	广东省科学进步一等奖	肾主骨理论防治退行性骨病科学内涵阐释系列创新与规模应用	暨南大学、广州中医药大学第三附属医院、河南省洛阳正骨医院(河南省骨科医院)、北京中医药大学、广州白云山敏修堂药业股份有限公司、博济医药科技股份有限公司	张荣华、朱晓峰、黄宏兴、王攀攀、蔡宇、李小云、刘又文、张东伟、江涛、韩清民、张虹、王丽丽
	广东省科学进步一等奖	中医治未病健康辨识与干预关键技术创建及推广应用	广州中医药大学第二附属医院、北京中医药大学、中国中医科学院中医临床基础医学研究所、四川省崇州锦海医疗器械有限公司、广州市奥正计算机科技有限公司	陈欣燕、谢雁鸣、林嬿钊、姚海强、原嘉民、宾炜、徐福平、傅昊阳、谭菲、蔡坚雄、孙晨、方晓东
海南省	海南省科学进步一等奖	沉香新品种选育和产业化关键技术创建与应用	中国热带农业科学院热带生物技术研究所、茂名市瑜丰沉香创意产业有限公司、海南那大农业开发有限公司、海南娜古芳沉香科技有限公司、海南热带农业资源研究院	戴好富、梅文莉、王昊、李薇、杨理、温全君、刘宝元、曾军、杨锦玲、陈惠琴

续 表

省份	奖项名称	项目名称	完成单位	主要完成人
	海南省科学进步一等奖	槟榔加工产业提质增效技术与装备集成创新及产业化	海南省农业科学院农产品加工设计研究所、海南口味王科技发展有限公司、湖南和畅实业集团有限公司	康效宁、吉建邦、匡凤姣、王海灿、王世萍、康宗华、代佳慧、代文婷、冯彦勇、陈雪梅
甘肃省	甘肃省科技进步一等奖	枸杞资源高值化利用关键技术开发及应用	中国科学院兰州化学物理研究所、陕西功能食品工程中心有限公司、酒泉市林果服务中心、甘肃中医药大学、瓜州昊泰生物科技有限公司	邸多隆、邢连喜、刘建飞、刘志虎、邵士俊、杨军丽、邱洪灯、郭玫、刘建书、王登才、刘红
宁夏回族自治区	宁夏科技进步一等奖	枸杞生产机械研制及农机农艺融合技术研究与示范	宁夏农林科学院枸杞科学研究所、农业农村部南京农业机械化研究所、宁夏枸杞产业发展中心、宁夏科杞现代农业机械技术服务有限公司、百瑞源枸杞股份有限公司、宁夏中杞生态农业科技有限公司、宁夏科芯农业科技有限公司	石志刚、曹有龙、万如、梅松、张曦燕、王孝、周旋、李云翔、何鹏力、唐建宁、仇智虎、杨利斌、李越鲲、张志娟、秦垦
	宁夏科技进步一等奖	枸杞重大害虫监测预报及绿色防控关键技术研究与应用	宁夏农林科学院植物保护研究所、中国农业大学、宁夏枸杞产业发展中心、中国科学院动物研究所、宁夏回族自治区气象科学研究所、宁夏回族自治区农业技术推广总站、中宁县枸杞产业发展服务中心、玺赞庄园枸杞有限公司、宁夏菊花台庄园枸杞种植有限公司	张蓉、王芳、祁伟、刘畅、巫鹏翔、赵紫华、孙伟、何嘉、彩万志、乔彩云、李剑萍、张润志、周兴隆、董婕、刘娟
	宁夏科技进步一等奖	氧化苦参碱及其组合物治疗顽固性皮肤病的临床研究与应用	宁夏医科大学总医院	施惠娟、陈冬梅、周慧、宋洪彬、邹倩、司佳薇、郭雅涛、张小鸣、王立鹏、赵倩颖、李承、李永雯、薛潇潇、于佳宇、王芳
新疆维吾尔自治区	新疆维吾尔自治区科技进步一等奖	新疆中药资源系统调查种质保护生产区划与转化应用	新疆维吾尔自治区中药民族药研究所、中国测绘科学研究院、中测国检(北京)科技有限责任公司(原中测国检(北京)、测绘仪器检测中心)、新疆医科大学、石河子大学、新疆维吾尔自治区药物研究所、新疆昌吉职业技术学院、中国科学院、新疆生态与地理研究所	贾晓光、李晓瑾、王果平、樊丛照、朱军、孙成忠、赵亚琴、石磊岭、田树革、何江、宋海龙、陈国岭
	新疆维吾尔自治区科技进步一等奖	中医药防治糖脂代谢紊乱性疾病的物质基础、作用机理及临床应用研究	新疆医科大学、北京中医药大学、新疆维吾尔药业有限责任公司、成都市第五人民医院	曾斌芳、姜广建、毛新民、尹强、王燕、安甜、姚蓝、王景霞、孙芸、智勇、杨秀岩、陈彦竹

附录三
中医药人才项目

一、2023年度中华中医药学会科学技术奖·中青年创新人才及优秀管理人才奖

根据中华中医药学会《关于2023年度中华中医药学会科学技术奖·中青年创新人才及优秀管理人才奖候选人推荐工作的通知》(中会科技发〔2023〕4号)要求,经中华中医药学会青年委员会遴选,共评选出中青年创新人才及优秀管理人才16人(按编号排序),见附表3-1和附表3-2。

附表3-1　2023年度中华中医药学会科学技术奖·中青年创新人才

序号	编号	姓名	单　位
1	CXRC2023-01	李晋玉	北京中医药大学东直门医院
2	CXRC2023-02	陈恒文	中国中医科学院广安门医院
3	CXRC2023-03	程亚伟	海南省中医院
4	CXRC2023-04	马致洁	首都医科大学附属北京友谊医院
5	CXRC2023-05	庞博	中国中医科学院广安门医院
6	CXRC2023-06	曾克武	北京大学
7	CXRC2023-07	赵林华	中国中医科学院广安门医院
8	CXRC2023-08	李旻辉	内蒙古自治区中医医院
9	CXRC2023-09	李怡芳	暨南大学
10	CXRC2023-10	赵家有	中国中医科学院研究生院

附表 3-2　2023 年度中华中医药学会科学技术奖·优秀管理人才

序号	编号	姓名	单　位
1	GLRC2023-01	王家红	北京中医药大学
2	GLRC2023-02	王显	北京中医药大学东直门医院
3	GLRC2023-03	崔书克	南阳市中医院/南阳市中医药发展局
4	GLRC2023-04	刘二伟	天津中医药大学
5	GLRC2023-05	关胜江	河北省中医院
6	GLRC2023-06	郑瑾	空军军医大学第二附属医院

二、第九届中国科协青年人才托举工程

按照第九届中国科协青年人才托举工程项目立项要求，各立项单位共遴选出第九届中国科协青年人才托举工程人选 752 人(不包含特殊科技领域人选)，其中中医药人选领域 10 名(按单位首字母排序)，见附表 3-3。

附表 3-3　第九届中国科协青年人才托举工程人选(中医药领域)

序号	研究领域	单位	姓名
1	中医内科	河南中医药大学第一附属医院	刘素彤
2	中西医结合临床基础	中国中医科学院广安门医院	汪九重
3	中医内科	上海中医药大学附属龙华医院	张文
4	中药泌尿与生殖药理	西北大学	陈丹倩
5	中药药效物质	山东第一医科大学	陈启鑫
6	中药资源	中国人民解放军海军军医大学	陈瑞兵
7	中医内科	中国中医科学院广安门医院	武庆娟
8	中医针灸	北京中医药大学	曹瑾
9	中医内科	中国中医科学院广安门医院	常兴
10	中药药效物质	大连医科大学	赵文宇

三、第十届“树兰医学奖”和“树兰医学青年奖”

2023 年 12 月 9 日，第十届“树兰医学奖”颁奖典礼在郑州市举行，乔杰院士、高月教授、何建行教授荣获“树兰医学奖”。李伟、吕奔、范骁辉、肖百龙、邵振华、陈罡、孙树洋、王奇慧、

刘玮、胡明根、于晓、张俊华等12位青年医学科学家获得“树兰医学青年奖”，见附表3-4和附表3-5。

附表3-4 第十届树兰医学奖

序号	研究领域	单位及职称	姓名
1	中医(中药药理学)	中国人民解放军军事科学院	高月
2	临床医学(妇产科学)	北京大学第三医院	乔杰
3	临床医学(胸心外科学)	广州医科大学附属第一医院	何建行

附表3-5 第十届树兰医学青年奖

序号	研究领域	单位及职称	姓名
1	基础医学(发育生物学)	中国科学院动物研究所	李伟
2	临床医学(血液内科学)	中南大学湘雅三医院	吕奔
3	中医(中药学)	浙江大学长三角智慧绿洲创新中心	范骁辉
4	基础医学(神经科学)	清华大学药学院	肖百龙
5	基础医学(生物化学与分子生物学)	四川大学华西医院	邵振华
6	临床医学(神经外科学)	苏州大学附属第一医院	陈罡
7	口腔医学(口腔颌面外科学)	上海交通大学医学院附属第九人民医院	孙树洋
8	基础医学(细胞生物学)	中国科学院微生物研究所	王奇慧
9	预防医学(公共卫生学)	中国人民解放军军事科学院军事医学研究院	刘玮
10	临床医学(普通外科学)	中国人民解放军总医院第一医学中心	胡明根
11	基础医学(病理生理学)	山东大学基础医学院	于晓
12	中医(中医内科学)	天津中医药大学中医药研究院	张俊华